万川
reflections

一步万里阔

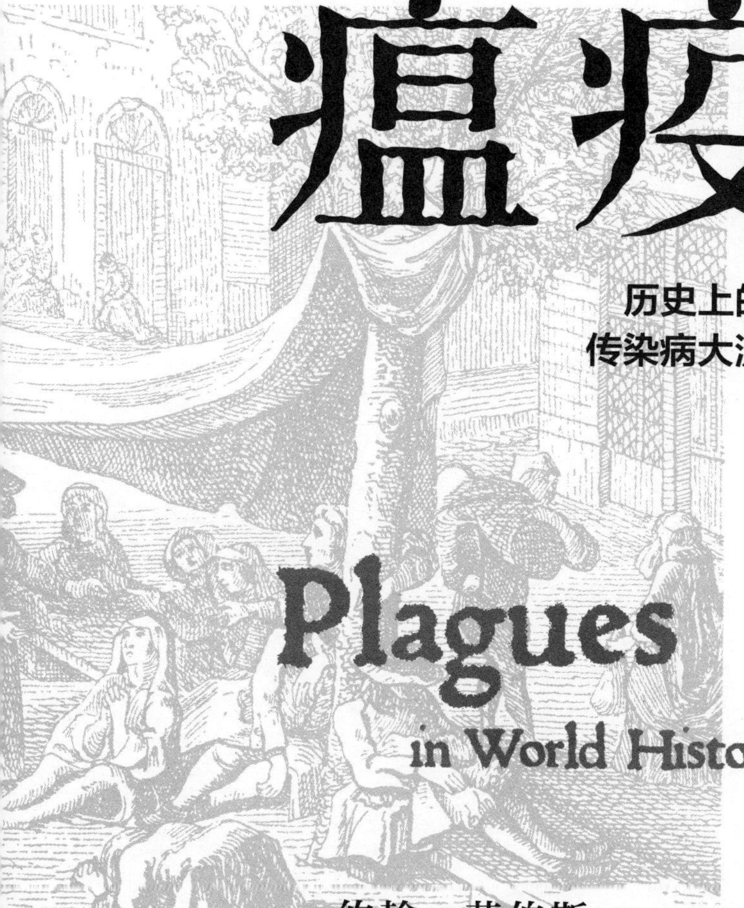

瘟疫

历史上的传染病大流行

Plagues in World History

〔美〕约翰·艾伯斯 著　　徐依儿 译

John Aberth

中国工人出版社

目 录

绪论

我们为什么研究瘟疫史？瘟疫并非令人愉快的研究话题，瘟疫的历史载满了痛苦和死亡。瘟疫的出现与消失充满了随意性，往往无法探究，因此它困扰着绝大多数历史学家。每一场瘟疫的结局都不可谓圆满。 1

然而，瘟疫也有迷人之处。对于部分心理扭曲的人而言，大规模死亡的“魅力”在于能够引发恐惧和惶恐，展现恶意和残酷；对人性抱有希望的人们也能够在瘟疫暴发期间发现善意、慷慨、勇气和英雄精神。事实上，瘟疫试炼着人类社会，不是人类社会胜利，就是瘟疫胜利，双方没有妥协的可能性。瘟疫可谓是文明的试金石。

在本书中，“瘟疫”（plague）和“疾病”（disease）两个词交替使用。“瘟疫”本身可以指代某一特定疾病，[1] 并且是本书所聚焦的主要疾病之一。“瘟疫”这个词起源于拉丁词汇 plaga，意为“重击”或“伤口”。[2] 在古拉丁文的语境中，“疫”往往与某种不幸或灾害相关，而不一定指代某种疾病。这一用法大约出现在罗马帝国晚期，圣杰罗姆将《圣经》翻译成拉丁文，当时的天主教教会于 405 年出版了《旧约》和《新约》的拉丁文通行版。在这一背景下，“疫”的含义逐渐成为天降“重击”，比如《出埃及记》中希伯来人的上帝击杀了所有埃及人的长子。这一含义即使还不算是固定用法，也应该是从祖辈就在使用，那时的人们将疾病当作神自然抹除人类的行为。2 与希伯来人一样，希腊人也将疾病视作人类遭受的惩罚。最著名的例子当属荷马史诗《伊利亚特》，开篇中，阿波罗用银碗将疾病泼向希腊人，以报复阿伽门农欺辱自己的信徒克律塞斯的行为。但是在更为早期的古埃及和美索不达米亚文明中，神降下疾病的原因有时也高深莫测、难以理解。

当然，疾病的历史十分久远，最早可追溯到人类起源，也就是人类第一次因身体的异常状况，比如有其他生物体侵入身体时，而感受到疼痛和折磨。自从由猿类进化成人类，人所感染的疾病就和他们的灵长类祖先并无二致，都是由微生物引起的。这些微生物在数百万年前就已经出现，并且进化到能够适应其宿主。这些“祖传”的感染疾病包括疱疹、肝炎及黄热病，都是由病毒感染所致。还有疟疾，由疟原虫感染所致。进入狩猎时代，人类开始因为吃生肉或者未完全煮熟的肉而从其他动物身上感染疾病。比如，旧石器时代的人类染上过许多细菌性疾病，包括炭疽、布鲁菌病及鼻疽，感染源是野生猎物身上的微生物。[3]

然而，到公元前 8000 年左右，新石器时代伊始，随着人类社会进入农耕聚落时期，人们感染疾病的概率飞速上升，传播速度也大大加快。人与家畜之间保持着日常的亲密接触，更不必说人与人之间。人造蓄水池如灌溉水沟里往往都是死水，而排泄物也大量堆积在一处，这些易遭污染的区域与饮用水源之间的距离往往很近，导致饮用水被污染。这些因素开启了人类疾病史的新篇章，在这些行为造就的人工微生物池中，一些疾病成为地方性流行病，甚至至今仍然存在。而慢性病即使在小规模人群中也能流行，并且与人类创造出的新环境息息相关，类似疾病有肺结核、血吸虫病及伤寒。一些存在于人口密度较大的地方的疾病，如囊虫病和天花，可能最早出现在新石器时代，即人类和家养动物建立起新关系的时候。但直到人口增加，这类疾病持续存在，才逐渐流行，时间不早于公元前 3000 年。一些由于饮食匮乏而导致的疾病也在这一时期蔓延开来，因为虽然当时的食物供给已渐趋平稳，但食物种类却减少了。相比之下，游牧时期的食物种类会更加丰富。[4]

最终，贸易、战争、移民和其他人类活动把散布在各地的人口聚集起来，这样的环境更有利于疾病的传播。其中，鼠疫和流感等病可能是最早流行的疾病。早期，人类也曾采取过措施，与环境中遍布的细菌作斗争。他们设计了污水处理系统，推行不洁食物禁忌，或者在不同的人群或“种姓”之间设置社交屏障，此类措施是印度 3
和巴勒斯坦（希伯来文化）古文明的独特特征。然而，这些措施是否成功，结论却喜忧参半。比如，在摩亨佐·达罗和哈拉帕的城市遗址中（属于大约公元前 2600 年时位于印度的河谷文明），发掘出了令人叹为观止的污水系统。这套污水系统中甚至包含了家用马桶，直通地下污水管道。很显然，这一系统是为了防止水污染、保障淡水饮用水源，但是我们不能排除另一种可能，那就是为了高效收集排泄物来作为肥料。但是如此一来，疾病传播的概率只会增加。[5]

在新石器时代晚期，我们获得了考古证据之外的其他证据，来证明疾病对于人类社会的影响，最珍贵的资料是首次出现于大约公元前 3000 年的文字记录。对于疾病最早期的描述和记录可能出现在美索不达米亚古文献中。史诗《吉尔伽美什》书写于公元前 2000 年左右，记录了数个世纪之前发生的故事，其中男主角的朋友恩奇都身患疾病，迅速衰弱，卧病在床 12 天后悄然离世。我们无法得知恩奇都死于哪种疾病，因为其症状并未记录在册。我们只知道这种疾病给恩奇都带来了极大的痛苦，而他认为自己的病是神降下的惩罚，因为他宰杀了天之公牛。然而，美索不达米亚的智慧文学《义者诗》却提供了一些细节，让我们得以推测这一疾病的症状。《义者诗》书写于巴比伦时期，大约为公元前 3000 年上半叶。故事中，“巴比伦人乔布”和恩奇都一样俯卧在床，其健康状况被详细地记录了下来：他已经逐渐丧失了听觉、视觉和感觉，四肢逐渐僵硬，身体发炎红肿，同时还伴有头疼、肠胃不适以及咳痰。最糟糕的是，这位病人“像公牛一样在自己的排泄物里过夜”，又“像羊一样在自己的排泄物里打滚”。如果这种病症是上帝降下的灾难，那么病人显然无法得知原因，因为他完成了所有常规宗教仪式、祭酒、祷告。就和后来《圣经》里的乔布一样，这位病人最终还是魂归巴比伦守护神马尔杜克，并由马尔杜克重新赐予他健康和欢乐。

历史上第一份医学文献来自同样古老的埃及文明，记录在莎草纸上，其中最古老的内容来自伊姆霍特普时期，即公元前 2600 年，但这份手稿于大约 1000 年以后才被记录在案。在这些医学文献中，埃及医生描述了病人的病况——通常是病人经历的痛苦而不是相关
4 疾病，还有治疗方法，包括施咒和更“理性”的技术，比如手术或草药药方。然而，对于这些文本的翻译却颇受限制，因为我们对象形文字的理解尚有不足，而且古埃及人的思维方式和现代人殊为不同。[6] 此外，埃及艺术常常采用非写实的表现形式，但有时也会在雕像或浮雕中表现出畸形的脊椎或者四肢，这些残疾现象可能都是由疾病导致的。得益于古埃及的独特文化，我们能够得到有关病体

的实物证据，也就是病人的木乃伊。这些木乃伊保存完好，连皮肤也不曾破损。有了木乃伊，即使疾病没有在骨头上留下痕迹，历史学家也能够发现蛛丝马迹。比如，去世于公元前1145年的法老拉美西斯五世，其下半张脸、脖子和肩膀上有天花留下的疤痕。[7]除了天花，在埃及木乃伊身上也发现过肺结核、血吸虫和脊髓灰质炎等存在的证据。

在我们的关注点离开公元前第二个千年之前，我们不应忽略中国商代时期使用的甲骨，时间可追溯到大约公元前1500年到公元前1050年间。甲骨上记载了一些对于当时而言十分值得注意的疾病概念，这些概念的核心是“疾”——表意文字，像人卧于床，疾病如利箭将其切割。这显然与《圣经》和古埃及文化中对于“疫”的理解类似，意为从天而降的重伤，但是中国古代文化中不存在负责传播疾病的神，因为中国人认为自身的文明起源于伟大的祖先。中国人对于病原的认知更为理性，一般将其归因于某种蠕虫或昆虫，如其文字“蠹”和“蛊”所示，这两个字可能指代血吸虫。古代中国人也认为高烧及皮疹一类的症状是一种疾病，比如疟疾或疥疮。同时，中国人还认为疾病与感官、肠胃和生育方面的不适相关，虽然关系并不紧密。[8]

在公元前最后一千年，人类进入了书写疾病的新时代。《圣经》中对于疾病的记录翻了几番，但是因为其使用“疫”泛指疾病，所以很难辨别是哪一种疾病。[9]《圣经》中提到“疫”的地方一半集中于《旧约》前5卷，统称为《妥拉》（*Torah*）或《摩西五经》（*Pentateuch*），成书于公元前10世纪到公元前5世纪，耗时长达500年。《利卫记》（*Leviticus*）和《申命记》（*Deuteronomy*）中提到“疫”大约60次，都指皮肤病，可能是麻风。[10] 虽然《出埃及记》9∶10中困扰埃及人的瘟疫以及《撒母耳记》4∶6中腓勒斯丁人遭受的瘟疫一般被认为是鼠疫，因为其中提到了“疔”和“肿瘤”，但是对于希伯来人最初是否如此解读却并未获得一致答案。[11]

《圣经》中传承了对于病理更古老的理解，亦即疾病来自上天。然而就在大约同一时期，印度、中国和希腊地区的文明却对疾病作出了不同解释。出乎意料的是，这三大文明对于疾病的认知十分类似，都认为疾病产生于人体，是核心元素失衡导致人体内出现疾病的症状。在疾病和医学研究方面，这无疑是理性研究的开端。在这些医学理论中，饮食和其他养生方式可以用来预防疾病，而自然之物制成的混合物、放血和其他人类发明的技术则用来治病。但我们也要记住，这些古老文明未曾放弃宗教和超自然的治病方法，比如祈祷和施咒，毕竟在身处绝望之时，病人愿意尝试任何治疗方式，只要可能起效，而宗教和医学也并不冲突。[12]

当然，对于西方文明影响最深远的还属希腊医学。希波克拉底（Hippocrates，约公元前460—前377）是希腊医学的奠基者，著有一系列作品，统称“希波克拉底文集”（“Hippocratic corpus”），他与其同侪提出了体液理论来解释疾病起源。根据该理论，人体内含有四种体液：血液、黏液、黄胆汁（cholera）和黑胆汁（melancholia），人之所以会生病，是由四种液体不平衡所致，希腊人将这种情况称为体液不调（dyscrasia），从字面上看，就是“混合不均衡”。我们会看到，古印度医学和中医提出的理论系统也与此类似。阿育吠陀医学经典编纂于公元前6世纪左右，是印度《吠陀》经典之一，其理论认为人类的健康与三种能量（dosas）或体液相关，包括风（Vayu），一种动态运动的能量，与空气相关；胆汁（Pitta），一种高温的爆炸性能量，与太阳相关；黏液（Kapha），一种统一的能量，能让一切结合起来。维持能量平衡不仅需要良好的饮食与生活习惯，也需要保持健康的心理状态，甚至要遵守印度种姓制度下的社会禁忌。[13]

古代中医理论出自《黄帝内经》，成书于公元前 1 世纪。中医提出了 6 种诊疗方式，形成了完整的诊疗系统。中医理论简单通俗来说，是人体内存在阴阳两股相反的力量，通过诊疗手段可以恢复人体内的阴阳平衡，而其病理机制则是人体内的气失去了平衡。气这一概念无须解释，因为它几乎包含了维持生命所需的任何物质。传统中医的历史可追溯到周朝（公元前 1046—前 256），其理论认为疾病与四季及其周期中出现的异常情况也息息相关（比如夏季气温 6
过低，气候如春，或是秋季气温过高，气候如夏）。这一病理思想也见于希波克拉底文集，如《论风、水和地域》（*On Airs, Waters, and Places*）。中国人和希腊人都将疾病归因于以下因素：空气和其他环境方面的变化，情绪过激，以及希腊人所谓的不良生活方式，比如过度劳累、饮食不健康与卫生问题，还有不道德行为，如酗酒与纵欲等。在希腊，人们也将疾病归因于瘴气，也就是由于空气不清新而产生的气体（即疟疾最初的含义），对于瘴气的认知发展出了传染的概念，也就是疾病通过瘴气在人与人之间传播，但是这一理论却似乎不曾见于中医传统医药典籍。希腊人认为体液与宇宙中 4 种基本元素相关，即气、水、土、火。中医则认为有 5 种重要元素，分别是金、木、水、火、土。[14] 总体来说，古代文明辨别出了大量疾病，如宇宙般浩瀚无穷。从他们所描绘的症状来看，困扰着古人的疾病包括霍乱、疟疾、腮腺炎、麻疹、麻风、丹毒、痢疾、癫痫、白喉、天花、肺结核、伤寒、癌症、流感、脚气病、佝偻病、肺炎、肝硬化、哮喘、关节炎……这份清单还在不断增添新内容。[15]

但是，疾病的历史直到公元前 430 年至公元前 426 年才真正出现。当时正值雅典城和斯巴达之间打响了伯罗奔尼撒战争，战争刚开始，一场瘟疫就席卷了雅典。雅典大瘟疫给希腊历史学家修昔底德（Thucydides）带来了灵感，让他记录下这场瘟疫，作为《伯罗奔尼撒战争史》的一部分。修昔底德虽然只用了寥寥几笔来记叙这场瘟疫，其内容却扣人心弦，许多人认为这是疾病史书写的开端。修昔底德以理性而具有“启发性”的语言来记录疾病（希波克拉底当时曾大力宣扬这种书写方式），但这不是他获此殊荣的唯一原因，另一个原因是他以全面的视角看待疾病。他认为，疾病不仅感染病人个体，也会对整个国家带来影响。

修昔底德了不起之处在于，他一开始就表明，自己会仔细分析所有对于病因与病理的猜想，这或许是因为他并未想要将神祇纳入讨论，而绝大多数古代作者都会讨论神祇。这种严谨的科学方式虽然和当时希波克拉底的医学思想一致，但在疾病书写中却独树一帜。[16] 尤其是他对于这场瘟疫的思考可谓是典型的历史叙述，这种叙述方式是为了对未来的读者有所启发。因此，修昔底德的首要任务是列举疾病的症状，从而让后人在感染时能够及时识别。这一任务他完成得尤为出色，因为修昔底德自己也曾染上瘟疫，又得以幸存，因
7 此深有体会。这种疾病的症状包括高烧、喉咙与舌头发炎、皮肤上出现小脓包或溃疡、恶心腹泻以及其他排泄症状，如果患者病死，其肢端会在一周左右出现坏疽。不过，即使作者仔细记录下了症状，

当代历史学家对于雅典大瘟疫的元凶依然争论不休。这一疾病显然并非鼠疫，因为修昔底德的记录中没有出现淋巴结肿大——鼠疫的典型症状。大多历史学家认同该疾病应为天花，但对于其他疾病的猜测也偶有提及，比如斑疹伤寒、伤寒、囊虫病和炭疽。[17]

然而，修昔底德的作品之所以能够脱颖而出，地位远高于其他作品，是因为其中明确讨论了疾病的社会影响。修昔底德以其敏锐的洞察力，分析了瘟疫如何改变了社会习俗，包括丧葬习俗、宗教仪式，以及对于法律与道德的推崇——瘟疫甚至磨灭了家庭责任，使人们不再照顾生病的家庭成员。人在疾病带来的大规模死亡面前抱持着“活在当下”的态度，因为他们明白，在不久的将来，等待他们的很可能是感染疾病、悲惨死去。修昔底德正是记录下这一情状的第一人，他留下了这样一段著名的叙述：

> 那些曾经只能躲在角落里偷偷进行、不能随意实施的行为，现在人们也毫不留情地大胆进行了。因为他们目睹了富贵之人的突然死亡，而曾经身无分文的人继承了财产，其过程无比迅速。无论富贵贫穷，生命都十分短暂，人们因此下定决心要挥霍金钱、享受人生。对于荣誉的坚持如今一文不值，没有人能确定他们是否有时间达到既定目标，但可以确定的是，当下的快乐以及所有能带来快乐的实物都唾手可得、值得推崇。无论是对神的敬畏还是对法律的尊重都无法再约束他们。毕竟首先，人们发现无论他们是否尊重神祇或恪守律法，结果并无不同，所有人都会死去；更何况，没有人能够活到他因为犯罪而受审的日子。人们都觉得一场更为严苛的惩罚已经降临到每

> 一个人的头上，不过是悬而未决，而在这场惩罚面前，享受一下生活才是唯一合理的事情。[18]

但我们也应注意，其他希腊文献也记载了更为保守的回应，即人们重申了神祇在散播和治疗瘟疫中的角色。证据之一是瘟疫开始流行后的 10 年中，对于阿波罗之子、医神阿斯克勒庇俄斯的崇拜兴盛了起来。修昔底德并不曾提及这一反应。[19]

修昔底德对于历史作出的最大贡献或许在于，他在作品中暗
8 示，疾病不仅会感染个体，甚至会使整个群体、整个社会都沦为受害者。他辨析道，疾病不但威胁个人的健康安乐，也会在更高层面上间接影响大规模事件和形势的走向。虽然修昔底德不曾明说，但是他先记录了伯里克利葬礼上的发言，表明了雅典人进行战争的正当性，紧接着插入了关于疾病暴发的叙述，暗示雅典大瘟疫改变了伯罗奔尼撒战争的进程。[20] 这场瘟疫是否产生了长期影响，是否导致了公元前 404 年战争结束，造成雅典城邦及其附属地区的最终衰落，始终是历史学家争论不休的议题。[21]

修昔底德在后文中明确提到，瘟疫对雅典人的作战产生的不利影响最为显著：仅从战争角度出发，这场疾病中雅典损失了 4400 名重装步兵和 300 名骑兵，大约占可用兵力的三分之一。虽然修昔底德声称该病在普通百姓之中的死亡率未知，但按照现代的计算方式，假设平民的死亡率和军队一致，这一数字估计会达到上万。[22] 由于雅典城可用人力骤降，其军队在陆地和海洋上的行动都大受阻碍。直到十多年之后的公元前 415 年，雅典人才得以远征西西里岛，但这场远征注定是个悲剧。

除了直观的数字变化之外，虽然这场瘟疫早在战争早期就已出现，但其对雅典人在整场战争中的作战都带来了一定的影响。[23] 修昔底德认为这场瘟疫损害了雅典人的本性，使其道德水平不断下降，或者说变得“无法无天”。这一点在后来的战争中表现为：雅典人变得残酷无情，最终施行自我毁灭的政策，比如公元前 416 年对中立城邦米洛斯岛采取的野蛮行动。修昔底德通过著名的“对话”，预示了雅典自己的战士在被关押到叙拉古后会遭受非人的虐待。但是，我们很难得知事实真相是否如此，因为雅典于公元前 467 年拒绝了纳克索斯岛退出提洛同盟的要求，在那时就已显示出了无情的一面。修昔底德还注意到这场瘟疫蔓延到了世界各地，比如，据他所述，这场瘟疫起源于撒哈拉沙漠以南的埃塞俄比亚地区，并向北和向西传播到埃及与利比亚，接着转向东方，到达波斯帝国。因此，从各个方面来说，修昔底德所著的雅典瘟疫史都为其他历史学家提供了书写范式。[24]

当代疾病史研究大力发展了修昔底德的理性分析，这一书写方式具有革命意义。在对于疾病研究的范围、重要性、复杂性、多样性以及其他各种相关因素的分析上，当前的研究已远远超越了修昔
底德最初的预期。首先，如今有许多书籍专门关注疾病在历史中的 9
作用，而非只在广袤的历史研究当中寥寥提到几句。现代历史研究的传统研究范式（或称“实证主义”或“生物”学派）和古代作者一样，都把疾病作为偶发、外来、非典型的变量（现在指微生物而非从天而降的利箭），这股力量入侵到群体中，带来灭顶之灾。修昔底德强调伯里克利之死改变了雅典在伯罗奔尼撒战争中的命运，实证主义研究者则从中获得启发，认为疾病使历史人物的生平、历史

事件的发展产生骤变，其作用近乎荒唐。[25] 还有一些历史学家和这些研究者持相同意见，他们以编年体的方式，叙述了人类通过医学手段和以疾病为代表的生物敌人进行英勇战斗，直至“战胜”对方。直到最近，随着历史的发展，在这一场战斗中，人类看起来一直是胜利者。[26]

威廉·麦克尼尔（William McNeill）在 1976 年出版了《瘟疫与人》（*Plagues and People*），一些学者认为，这部书为疾病史的研究带来了翻天覆地的变化，麦克尼尔也自认为开启了疾病史研究的新篇章，在历史研究中赋予了传染病前所未有的重要性。麦克尼尔确实曾向一些“传统史学家”致敬，比如汉斯·辛瑟尔，因为他们指出单独的传染病事件，比如黑死病，曾偶然开启过新的历史阶段，但他也表明此类结论十分罕见，并且让大多数历史学家难以接受，因为这不符合他们对于历史的一贯理解。[27]

相反，作为世界史研究者，麦克尼尔强调不同文明之间的文化融合最终导致了西方的主宰，[28] 并将这一理论应用于疾病史，从而将疾病置于世界历史发展的核心。尤其是新科技和文化发展使疾病能够成为“全球性传染病”，即疾病能够从疫源地传播到遥远的其他地区，在“处女地”对当地人口产生强烈影响，因为当地人口此前从未感染过此病，不具备相应的抵抗能力。麦克尼尔针对这一现象举出的经典例子是，16 世纪早期天花传播到美国，在当地的土著人群中造成了高得可怕的死亡率，这一事件也是他著书的灵感来源。据麦克尼尔称，仅仅是天花就足以表明西班牙征服者——如埃尔南·科尔特斯和法兰西斯克·皮泽洛——是如何战胜巨大困难，在墨西哥和秘鲁迅速征服了一度十分辉煌的阿兹特克与印加帝国。[29] 除了“跨洋传播”的例子，麦克尼尔还用整整一章叙述了蒙古帝国如何在中世纪晚期将黑死病传播到东方和西方。全书的最后一章可能最为传统，讲述了现代医学从 18 世纪 10
到 20 世纪是如何战胜疾病的。

至此为止，麦克尼尔的研究并无创新之处。对于上述绝大多数内容，古代历史学家修昔底德都基本有所涉及。修昔底德首先指出了疾病能够在世界范围内传播，能够对毫无准备的群体造成巨大伤害，甚至指出了疾病有时会在历史上起到核心作用。但是，麦克尼尔对疾病史研究作出了其他两项重要且独特的贡献。

麦克尼尔首要的贡献是介绍了一种新观点：疾病可以是一种相对概念，而非孤立的生物学概念。虽然麦克尼尔以“宏观寄生”来形容依靠其他阶层生产力生活的人类阶层，但我们也可以从环境的角度来进行理解，人们通过各种各样的行为改变自身所处的疾病环境，疾病继而适应新环境，周而复始，人类与疾病在无休止的战斗中改变着彼此。这一点在各个方面都十分类似于寄生生物适应人类和动物宿主的情况，寄生生物通过不断进化，或足以直接导致宿主死亡，或完全被宿主消灭。从这一角度来说，人类有效地形成了对于疾病的理解。麦克尼尔清楚地意识到，人类的理解能“从根本上改变疾病的意义”，使其依附于社会历史背景。比如，近视和“对气味不敏感”可能在当今社会十分普通，但是在旧石器时代，对于为了生存而挣扎的猎人而言，这是残疾性的缺陷——实际上就是疾病。但是，麦克尼尔反对完全从相对主义的角度研究疾病，而更倾向于坚持“有力且受到普遍认可的疾病的核心概念”，那就是，“身体不适”主要是由“病原体”导致的。[30]

麦克尼尔对相对主义持保守态度，但是历史学家却越发以相对主义，或者说“社会建构”的方法论研究历史，将疾病视为内源性现象，完全由其所处社会与文化的自身因素所构造。这一方法论尤其流行于20世纪80年代，因为当时正值艾滋病暴发，艾滋病的流行完美诠释了有社会风险的行为可以传染疾病。[31] 事实上，这一学派的一位历史学家甚至曾开玩笑说，总有一天，就连皮肤上出现无伤大雅的雀斑，也会因为不够雅观而被视为一种疾病，并最终成立“全国雀斑研究中心”以消灭雀斑。[32] 倘若同意如此极端的想法，我们不禁要问，如果疾病的概念完全由人们的想法定义，那么疾病史研究到底能够得出什么样的结论？这么看来，麦克尼尔坚持以疾病的普遍认知为基础来进行进一步讨论，是一种正确的决策。

11 麦克尼尔的另一贡献在该书的结尾部分，是对于疾病史研究前景的预测。《瘟疫与人》出版时，正值世界卫生组织成功消灭天花之际。当时，许多医学史专家根据一贯传统，预测人类终将“消灭流行病”，麦克尼尔却认为，流行病将始终伴随人类历史的发展，只要人类尚存于世间，流行病就不会消失。他讽刺地认为，成功治疗疾病使疾病能长久发展。脊髓灰质炎就是一个很好的例子。在20世纪中期，美国上层社会人士仍会因脊髓灰质炎感染而暴发皮疹。麦克尼尔坚持认为，出现这一现象是因为良好的卫生环境使儿童不再感染脊髓灰质炎、经历相对轻微的症状，从而导致人们无法对这一病毒产生抗体，若成年后感染这种病，在完全发作时，将产生更为严重的症状。[33] 在1997年的新版序言中，麦克尼尔写道，在艾滋病大暴发时，他依然对于人类“战胜”疾病持悲观态度，认为疾病的全球性传播只会加快病原体的进化，增强其对宿主的适应性，艾滋病危机在全球范围内暴发只是其中一例。[34] 人类对于消灭疾病而作出的努力，亦即“宏观寄生”，是在打破自然平衡，而且近来的疾病发展已经清楚地表明，这一行为只会让情况更糟，而不会更好。许多作家也持相同的悲观态度，他们很少受到束缚，因此常常会宣传一种警示性的情况，甚至描绘末日般的未来：疾病最终会战胜人类，而非人类战胜疾病。[35]

从最基本的层面而言，我们既可以同意也可以否定麦克尼尔的观点，即疾病在人类历史中扮演主要角色。我们直觉上承认，人们“自然死亡”是因为生病，而不是幸运地因为年龄走到了极限，细胞不再分裂、工作。因此，就其在日常生活中的常见性和重要性而言，疾病和死亡一样无处不在。然而，我们也可以对此进行反驳，认为全世界人口数量不断增长，并且在不同历史阶段增长速度不同，因此疾病和随之而来的死亡很少决定或限制人类的命运。相应地，我们还可以认为生产力受限（疾病导致的除外）对于人类发展进程的影响更为显著，比如根据马尔萨斯理论，食物和其他物品的供给量与人口数量息息相关，永远难以取得平衡。[36] 从某种程度上来说，麦克尼尔绕过了这一难题，专注于大规模、全球性的瘟疫，这些瘟疫所导致的死亡给文明的发展带来了非同寻常的挑战。本书的书写也有必要和他采取同一做法。

但是，即使在麦克尼尔所专注的疾病建构领域，相对主义历史 12
学家也对他的著作提出过两方面的批评。一部分人认为，疾病并非仅通过自身对人类历史施加影响，而需要和其他历史因素联手，才能造成破坏，比如殖民主义和帝国主义力量所实施的压迫性政策提高了疾病的发病率和死亡率。[37] 这一观点不无道理，虽然有时殖民地政府认为他们所作所为的出发点是殖民地人民的利益，比如禁止殖民地历史悠久的治疗方式和传统的防疫机制，强制推行西方的卫生与医药标准。高压的健康政策，如住院治疗、隔离接触、消毒、检疫等，遭到当地人抵制，大大削弱了其原有的医疗优势。在一些地区，比如美洲和太平洋诸岛，输入性疾病导致的死亡率之高，明显超过了帝国主义为殖民地带来的任何医疗福利。因此，即使现代医学切实地带来了一些利益，帝国主义依然扩大了疾病带来的不利影响，也正是此类利益让西方殖民者得以入侵到曾经无法进入的地方，侵略时间更久、范围更大。[38]也就是说，麦克尼尔夸大了疾病对于历史的作用，同时我们也应该注意到，疾病和其他因素之间存在着更为微妙复杂的相互作用。

另一部分历史学家则攻击麦克尼尔的研究，称其在疾病对于受害者产生的影响方面，始终持过于负面的态度。他们表示，疾病有时反而会在社会某些方面带来好处，人们往往对此表示欢迎。这一争论尤其集中在中世纪肆虐欧洲的黑死病上，这一疾病于 14 世纪中期首次在欧洲暴发，致死率平均高达 50%，在欧洲人的集体意识中形成了“致命”甚至“自我毁灭”的印象。[39]但是，最近对于黑死病的研究表明，黑死病为中世纪社会的诸多领域带来了“转型”，包括由此形成了更加以资本为核心的经济体制、发明了诸如小型帆船和印刷机等新技术、对于科技和医药的研究更为注重经验，甚至带来了文艺复兴和宗教改革，使人们更注重个人肖像和虔诚信仰。[40]事实上，连麦克尼尔的经典案例“处女地”也可视为例子之一。美洲土著人口在殖民时期大规模死亡，一些土著部落——比如墨西哥的特拉斯卡拉人，就因其敌人、领主大规模死亡而受益（其敌人和领主主要居住于特斯科科湖沿岸的墨西哥）。

研究疾病“益处”的理论也可以应用于现代案例，至少从某个角度来看，可以认为艾滋病的世界大流行促使人们减少了高危社会 13 行为，如乱交——感染艾滋病、导致其流行的主要原因。但是传统上一般认为，疾病会降低人类的道德水平，从修昔底德时代起便是如此。因此人们的道德水平因疾病流行而有所提升，似乎和传统观念背道而驰。[41] 更实际的影响是，艾滋病为西方制药公司带来了福利，通过研发两种无限期服用以抑制艾滋病完全发作的药物，即抗逆转录病毒药物和“蛋白酶抑制剂”，制药公司得以从艾滋病大流行中获取利益。由此，艾滋病为“大制药厂”的产品提供了大量稳定的客户，这些客户毫无选择权，只要疫苗和治愈方式难以研究成功，未来就不会有所改变。同时，艾滋病也为该病的治疗试验创造了大量廉价的人类“小白鼠”，因为绝大部分第三世界的感染者都无法负担该病的治疗费用，而现在，正是第三世界遭受着艾滋病的主要冲击。

于是我们回到开篇时提出的问题：为什么研究疾病？自修昔底德起，几乎每一个疾病研究者都清楚地表明，疾病对于人类社会产生了巨大影响，而正如麦克尼尔所示，在可预见的未来，事实将依然如此。但反过来又如何？人类对于疾病有什么影响？我的论点是，疾病不仅塑造了先辈们的历史，同时人们也会重塑疾病在历史中的发展与含义。有时某种疾病的传染性和造成的死亡率会对全球文明造成严重影响，致使文明的存续岌岌可危，我始终着迷于这些危急时刻。因为正是在这些时刻，人类对于疾病的反应最为重要。但是，如果没有某一种生物意义上的疾病在人类中蔓延开来，甚至在其圈养的动物之间传播开来，那么社会也就不会经受考验或进行调节。虽然能满足这一条件，即能在世界范围内产生影响的传染病及其导致的悲剧相对少见，但其仍将是本书的重点研究对象。我希望通过这些事件向读者展示，人会调节自身经历瘟疫的感受，即使这类灾难如古人所说是晴天霹雳。虽然一些历史学家会因此而不喜欢研究疾病，但事实上，疾病在人类历史上的发展并非无迹可寻。也正是这一点，使疾病成为了十分有趣的研究话题。疾病虽然不像气候变化的影响等话题一样，[42] 如今在历史研究方面越发流行，但研究这一话题可以帮助人们改变命运，而非屈服于命运。即使没有现代技术的伟大力量，人们和疾病之间的联系也绝非单方面的。纵使疾病的发生有时偶然，人们也总是在塑造疾病的历史。

14 因此，本书致力于阐述人们如何通过解释疾病来改变疾病对自身的影响，从而对疾病史研究作出独特贡献。虽然我采取相对主义的部分理论来研究疾病史，但我不仅要讨论对于疾病定义的重塑，更要解析文化在应对疾病方面产生的实际作用，正是文化方面的不同应对方式使社会战胜疾病或节节溃败。如今，了解社会文化对于疾病的回应更为重要，因为现代社会已经意识到，自身在治疗或消灭艾滋病等新型全球性传染病方面尚有局限性。本书的研究也将不仅局限于人类对疾病一目了然的影响，比如通过医药、帝国主义和生物恐怖主义而产生的作用，虽然这些必然也是历史的一部分。[43]

当然，我绝非开启了疾病史研究前所未有的新篇章。毕竟，修昔底德才是第一位注意到人类能够改变瘟疫进程的人，无论是屈服于因害怕得病而产生的绝望感，还是忽视病人、放弃照看，从而导致或加快病人的死亡。当然，修昔底德本人可能也未必意识到这些观察背后更为深刻的意义。[44]我们所有人都会不由自主地想到，病人在患病过程中会出现身心失调，不断想着自己深陷疾病的折磨。（中世纪医生将心理压力带来的身体不适诗意地称为“灵魂的意外”。）但是我确实认为我的研究将在人类对于疾病的构建方面大力扩展出一片新视野，并且将对这一议题进行前所未有的全面分析。读者也会看到，相比近期的其他疾病史研究，本书对于人类未来和传染病的斗争抱有更乐观的态度。

显然，无论普罗大众还是政治精英，其所处的社会或文明对于疾病的理解决定了相应的回应方式，并体现在社会、经济、政治、宗教及艺术等方面之中。但与此同时，我也相信疾病的生物学定义很重要，也就是应该清楚识别某种疾病生物医学方面的身份。[45]然而，鉴于史料十分复杂，历史学家有时无法完全辨认出导致瘟疫的疾病，只能绝望地对史料缴械投降。一些医学史专家现在认为，将过去的瘟疫与当代对于某一疾病的定义对应起来是无用功，甚至是错误的行为，因为当代对于疾病的理解来自实验室，基于微生物学说，而遥远时空中的祖先则以完全不同的方式来理解身边难以捉摸的“瘟疫”。[46]

而我认为，这一观点完全是在逃避思考，或是失败主义的体现，任何缺乏对应症状的可能性都能勉强为其正名。和这一观点恰恰相反的是，以前的医生和其他权威机构有时能够在书写疾病时给出相对确定的诊断，尤其是从中世纪后期，黑死病的暴发开始，史 15
料就已经颇为充足。1349 年 2 月，摩尔人医生伊本 · 哈提玛完成了一部关于鼠疫的著作，其中详细地描述了鼠疫的症状，完整地记录了鼠疫病例，涵盖了腺鼠疫、肺鼠疫和败血性鼠疫三种类型，他的前辈波斯医生穆罕默德·伊本·扎卡里亚·拉齐（也被称为“西方的拉齐”）也已经能够通过详细分析各自症状，来分辨天花和囊虫病。16 世纪，维也纳医生吉罗拉莫·弗拉卡斯托罗命名和辨别了梅毒和斑疹伤寒。即使有的时候，前现代医生也会以奇特的方式描述病征，或是其所描述的病症和如今的“科学”诊断大相径庭，确定某种疾病的“客观性”或“实体性”定义依然能够帮助我们理解古人看待疾病的方式。比如，根据一些中世纪医生的记录，腺鼠疫中常见的淋巴腺肿胀，其肿块颜色可分为红、黄、绿、黑，不同的颜色象征着疾病的严重程度不同。现代人未能在鼠疫患者身上观察到类似的现象，可能表明中世纪的患者所患的是另外一种疾病。[47] 但是，深入分析中世纪鼠疫文献便可以发现，当时的医生在预诊时所参考的是古代的权威著作，在此指的是希波克拉底的《预诊》（*Prognostics*），而并非其亲身观察到的症状。从这一事例中可知，黑死病并非是与现代鼠疫不同的疾病，而是中世纪医生和当代医生对于诊断和治疗方法的理解截然不同。

因此，全然不顾实证主义或疾病的实体性定义，无疑会让我们损失一大书写疾病历史的利器。显然，每一种疾病都独一无二，但是某一社会或文明所理解的和应对疾病的方式，都表明了该病在当地的社会文化意义中所发生的变化，这一点就不那么一目了然了。这也是疾病的“社会建构”，就如同疾病对于相关文化价值和文化常态的塑造一样。这二者协力，在瘟疫流行史的进程中产生了戏剧化的影响。一个十分恰当的例子是，许多中世纪医生把传染病视作“毒”，这一概念既反映了当时人们如何理解疾病在个人与集体层面产生的影响，也受到人们对疾病传统认知的影响。由于上述鼠疫带来了前所未有的人口的大规模死亡，再加上对于这一疾病的独特理解，人们毫无疑问会寻找疾病的替罪羊，也就把黑死病的流行归罪于某一部分人，其中犹太人、女巫、穷人以及其他社会公认的敌人都曾成为故意传播鼠疫、延长疫情的罪魁祸首，他们的目的就是满 16
足自己的邪恶愿望。艾滋病则是更现代的例子。艾滋病最初在 20 世纪 80 年代中期被视为“同性恋传染病”（同性恋免疫缺陷病，即 GRID），这一认知导致在工作场合、健康保险以及其他方面出现了恐同现象。我们现已了解到，上述两则例子中对于鼠疫与艾滋病的理解并不正确，但也无法改变历史上人们应对这些疾病时所产生的悲剧。

同理，现在对于历史疾病或者大瘟疫的“实验室”分析即使只是猜测，也有助于阐明一些突出问题和相关的历史难题。比如，虽然黑死病是否是鼠疫仍有争议，但是辨别出这一疾病的真相能够解释为什么中世纪后期，黑死病的暴发总是与女性、儿童、穷人联系起来，原因就在于这些人口更可能长期处于室内，和老鼠、鼠蚤保持着近距离接触。我们还能由此明白贸易在中世纪社会的重要性，因为正是这一活动成为了鼠疫的传播媒介。此外，生物分子考古学近来取得了新进展，其致力于恢复人体残骸中致病微生物的遗传物质，该微生物需保存于最佳环境中，比如包埋过的牙髓。由此，生物分子考古学的进步就保障了对历史传染病病原进行的实验分析，让对于历史传染病病原的分析和当前对传染病的分析一样准确。[48]

在此，读者应该注意，鉴于上述原因，本书仅着眼于各个“实证主义”可证的疾病，也就是可感染人类、类型已知且身份明确的病原体。由此，我排除了许多非传染病，比如维生素缺乏症或心理疾病，这些疾病可能在其他研究中有所涉猎。这是因为，虽然这些疾病对于人类行为也会产生一定的影响，却缺乏一些要素使我们研究人类对它们的回应，比如其中最明显的要素是——缺乏传染性。总体而言，在选择本书研究对象时，我采取了三大标准：第一，这种疾病必须是或至少曾是对于大多数患者而言致命的疾病，因为对于死亡的恐惧最能够引发人们对疾病的反应。第二，这种疾病应曾是世界性流行病，或现在还是世界性流行病，从而能够研究在不同的文化和社会背景中，人们对于疾病的差异反应。第三，这种疾病必须在很长时间内具有致病性，从而能够观察人对其态度的变化。

17 从各方面而言，疾病的话题对于和本书一样致力于世界史研究的教科书来说，再合适不过。比较不同时间、不同地点中的各个文明对疾病的应对方式，或许是揭露疾病所示教训的最佳方式。人们未必总是能够吸取此类教训，也未必能告知后人，即使顶尖历史学家也没有做到这一点。[49]但通过探索疾病与人类在文化方面的复杂互动，疾病“新历史”的书写能够同时采取、融合实证主义和相对主义的方法论，这也响应了一些历史学家的呼吁。[50]

我相信，社会文化类型无穷无尽，了解不同背景下人应对疾病的方式（或是在一些情况下未能很好地应对疾病的原因），能够吸取历史给我们的重要教训。这不再是单纯的学术训练，而和理解生死同等重要。

第一章

鼠疫

当今社会，人们对“鼠疫”这一传染病似乎鲜有耳闻，然而这 19
种传染病却向来被认为是最为致命的疾病。[1] 历史上，几乎每一次在世界范围内蔓延的致命传染病背后，都有鼠疫的影子。然而，这一疾病如今依然与人类如影随形，甚至仍存在于现代化发达国家。

约翰·塔尔和露辛达·马克是一对夫妇，来自美国新墨西哥州圣达菲，他们曾于 2002 年 11 月感染鼠疫。露辛达很快痊愈，而她丈夫约翰的病情却迅速恶化，很快陷入了由药物引起的昏迷状态，持续时间长达两个半月。当约翰最终醒来时，他发现自己的双腿自膝盖以下已经全部截断。虽然他得以幸存，但情况一度十分危急，其亲属曾匆匆赶往他的病床边，以为只能见到他最后一面了。听约翰讲述他的经历，可以清楚地感觉到他永远也不会忘记身患鼠疫的濒死体验。[2]

致命的古老疾病

鼠“疫”是一种特征明确的疾病，“疫”也是传染病的统称，但不应因此而与鼠疫混为一谈。鼠疫有三种形式，其分类取决于患病案例中微生物侵入和感染人体的方式。鼠疫由耶尔森菌（Yersinia pestis）感染引起，是一种殊为独特的疾病，它可以通过昆虫媒介传播，也可以在人与人之间直接传播。经由昆虫传播也常见于诸如疟疾和斑疹伤寒一类的传染病，而人际传播则与流感、肺结核及天花的传播方式一致。

腺鼠疫是最常见、最广为人知的类型，由跳蚤在叮咬宿主、尝
20 试吸食血液时进行传播，但这种跳蚤往往吸食不到血液，因为大量繁殖的细菌“堵塞”了它们的胃部，带有大量细菌的血液会从胃中返流到患者血管中。[3] 顾名思义，鼠蚤（欧洲的具带病蚤和亚洲的印鼠客蚤）往往在带毛鼠类当中传播鼠疫，比如屋顶鼠就对此病易感。然而，一旦动物宿主死亡、尸体变冷，鼠蚤就会跳到邻近的宿主身上，人类也是目标之一。一只带菌跳蚤每咬一口，最多会有25000 个细菌注入宿主，而跳蚤会反复叮咬，贪婪地尝试进食；每只老鼠身上最多会寄生 100 只跳蚤，一旦必要，每一只跳蚤都会蓄势待发，寻找新的宿主。如果家里闹鼠灾，就意味着存在成百上千只跳蚤，因此可以想见，一些病人的血液中为何存在大量细菌，以至发展成败血性鼠疫，十分凶险。[4] 事实上，历史记录中唯一一位败血性鼠疫幸存者约翰，和他罹患腺鼠疫的妻子都是由同一种跳蚤叮咬感染。但是，在约翰的病例中，几乎观察不到他腹股沟处的淋巴结肿大，细菌并未集中到淋巴腺处，而是向内感染，几乎攻击了每

一处器官。[5]个人身体对于耶尔森菌的反应，即是否能将其限制在淋巴系统内，决定了病情将会发展为腺鼠疫还是败血性鼠疫。

在肺鼠疫的病例中，细菌通过呼吸进入肺部，健康人群由于暴露于患者的痰液或患者在咳嗽、打喷嚏时喷溅的飞沫而受到感染。因此，人与人直接传播在肺鼠疫中是常态，无须任何动物媒介。肺鼠疫暴发往往始于腺鼠疫的继发症状，而且细菌可通过咳嗽传播的时间短，肺鼠疫的传染范围可以控制。但是，因为处于潜伏期的病人通常感到身体无恙，能够前往不同地区，而肺鼠疫的潜伏期又可长达 4 天（腺鼠疫则为一周），一个地区的感染暴发也可能导致远距离地区的感染。[6]

各类鼠疫的最初症状与其他疾病并无许多差异：包括高烧、剧烈头痛、强直、畏寒或疼痛。同时伴有恶心、呕吐、便秘、畏光、眼球充血、舌苔增厚、坐立不安、难以入睡、瞻望或恍惚、动作失控，以及总体上产生模糊但绝不会混淆的焦虑感、担忧感和恐惧感。[7]但是，鼠疫最为独特的症状当属淋巴腺肿大，至少在腺鼠疫
病例中是如此。淋巴腺肿大是因为细菌聚集在淋巴结处，最靠近鼠 21
蚤叮咬的位置。之后会逐渐出现在腹股沟、腋下或脖颈处，也就是淋巴结所在处。（中世纪医生将这些部位称为“排泄通道”，认为其分别为肝脏、心脏和大脑排出有毒物质或体液之处。）在 19 世纪末 20 世纪初，第三次世界鼠疫大流行中，医生发现淋巴腺肿块更常出现于腹股沟处。这一点似乎很合理，因为病患白天在房屋中走动时，鼠蚤会从地上跳起来，从而得以接近病患。第二常见的是腋窝淋巴腺肿块，而颈部则最为少见，在这两种类型中，病患可能在躺在床上睡觉时，躯干或颈部遭到叮咬。然而，要注意颈部淋巴腺肿

块也会出现在“扁桃体”鼠疫中，该类型为鼠疫的中间类型，由人际传播造成，通过吸入飞沫感染，飞沫聚集于喉咙处，但并未到达肺部，从而导致其虽出现腺鼠疫症状，而并非肺鼠疫的症状。这也解释了为什么和第三次鼠疫大流行比起来，在第二次世界鼠疫大流行时，也就是黑死病时期，中世纪的观察者对于颈部淋巴腺肿块的记载更为常见。[8] 肿块出现在淋巴结以外的器官处也并非毫无记录，比如在手肘内部、膝盖内侧都可能出现肿块，而第三次世界鼠疫大流行中，历史资料里也记录了腺鼠疫在皮肤上的症状，比如脓疱和疔，因此肿块几乎可能出现在身体的任何部位。[9]

无论是中世纪医生还是现代医生，绝大多数都认为淋巴腺肿胀是诊断鼠疫的决定性症状，即使在病情十分轻微、难以与其他疾病分辨的案例中也是如此。[10] 历史学家也正是凭借这一症状，判断出历史上出现的第一次鼠疫大流行。因为在凯撒利亚的普罗科比和以弗所的约翰笔下，公元前 542 年发生的君士坦丁堡瘟疫正是伴随着病人“boubon”处出现的肿块而来（“boubon”在希腊语中指腹股沟[11]）。在现代和中世纪的病例中，淋巴结处的肿块都会变大（至大约核桃大小），而这是病情好转的象征，虽然肿块往往摸上去依然柔软，或感到疼痛。[12] 在出现病征一周后，肿块会自然破裂，流出脓液，即意味着康复。[13] 中世纪时，人们会使用热敷、特制膏药、切割或划破肿块、拔火罐（把加热过的玻璃容器放在肿块处形成真空，产生吸力），以及用燃烧的复合物进行灼烧，或用烧红的烙铁直接进行高热灼烧等方法，加速肿块的“成熟”。如果不使用现代抗生素及
22 时进行干预，腺鼠疫的死亡率高达 60% 到 90%，通常发生在出现症状的 3 到 6 天后。

在肺鼠疫案例中，典型症状为咳血痰，并伴有呼吸急促、呼吸时感到疼痛等症状，但这也是肺炎、肺结核和流感的症状。历史学家最终能确定该病为鼠疫的原因是，肺鼠疫的死亡率为100%，而且死亡相当迅速，一般不超过2天。除了死于心脏骤停外，肺鼠疫患者也会在死前悲惨地因为“喘不过气来”而大口呼吸数小时，然后相当痛苦地死去。[14]

相反，败血性鼠疫几乎没有什么典型症状，只有各类鼠疫共有的症状，因为其致死速度相当快——有时只需24小时甚至更短，导致更显著的症状，如淋巴结炎，根本来不及出现。但是，那些活得稍久一些的人，在死前会出现一些十分奇怪的症状，比如眼鼻同时出血、尿血、便血，以及全身性皮下出血，导致出现紫黑色出血点，这一症状的医学术语为“淤点”或“弥散性血管内凝血”（disseminated intravascular coagulation，简称DIC）。[15]约翰·塔尔的皮肤上至今还留有因突发败血性鼠疫而造成的紫癜。中世纪的医生也观察到了鼠疫患者身上的紫癜，也就是DIC。

正如前文所述，一些被称为“疫”的流行病并非鼠疫，比如公元前430年至公元前426年的“雅典大瘟疫”，或是164年至180年肆虐罗马帝国的“安东尼大瘟疫”，两者都可能是天花（详见第二章）。但是，鼠疫可能在古代就已经以风土病的形式，在地中海和近东地区流行开来，而其似乎从未在其他地区暴发。早在公元前5世纪末、公元前4世纪上半叶，《论流行病》（*Epidemics*）这一据称是希波克拉底全集作品之一的文献中，就已经详细地讨论过鼠疫的症状，尤其是腹股沟淋巴结炎，或者说淋巴结肿胀。希腊医生以弗所的鲁弗斯也曾对此进行过详细讨论，他是罗马皇帝图拉真（98—

117）统治时期的医生，但他对于鼠疫的研究引用了自公元前 3 世纪至公元前 1 世纪的典籍。[16] 可能因为鼠疫是古代才刚刚出现的新疾病，而古代世界人口密度太低，未能让鼠疫大范围传播，所以直到 6 世纪，鼠疫才第一次在世界范围内传播开来。[17]

就鼠疫暴发的历史而言，该病在世界范围内流行了三次：鼠疫的第一次世界大流行，有时也称为“查士丁尼瘟疫”，于 541 年至 750 年席卷了地中海地区；鼠疫的第二次世界大流行，更常见的名称
23 是“黑死病”，在 1347 年至 1348 年开始肆虐于欧洲和中东地区，且直到 18、19 世纪仍时不时地重返当地；而第三次世界大流行开始于 19 世纪末 20 世纪初，发生在东亚，1896 年传到印度孟买，在印度和塞内加尔肆虐到了 20 世纪 40 年代，在泰国持续到了 20 世纪 50 年代，而越南直到 20 世纪 60 年代才摆脱该病。事实上，如今仍出没于美国西部的鼠疫正是起源于第三次世界大流行，在 1900 年首次传播到了旧金山。下面我们将一一讨论每一场鼠疫大流行。

贯穿了鼠疫三次世界性大流行的一大主题是，鼠疫在疫区群众中引发了剧烈反应，对文化身份和种族延续产生了长期影响。或许并非所有反应都是鼠疫疫情中的独特现象，但这些反应往往与鼠疫联系在一起，因为鼠疫本身有特殊性，且人们对鼠疫的理解方式十分独特。我们注意到，鼠疫致死率非常高，几种类型的鼠疫都导致了平均 70%—80% 的患者死亡，传染性也非常强，能传染给大部分人口，虽然并非所有患者都会死亡。（在第二次世界性大流行中，欧洲的死亡率高达 50%，意味着传染率远高于该数字。）但鼠疫也被视为死亡过程特别痛苦的疾病，这一观点并不夸张：腺鼠疫患者长期遭受病痛困扰，且症状十分恶心；对肺鼠疫或败血性鼠疫患者而

言，死亡来得迅速而又意外，完全没有做好准备的机会。因此无论是否曾身患该病，鼠疫在所有疫情经历者心里都会留下深刻印象，人们也会因此做出相应的回应。

天降利剑：第一次世界大流行

鼠疫第一次在世界范围内的大流行十分重要，主要是因为这次大流行确定了不同社会对鼠疫的回应模式，而这些模式在数个世纪后的第二次、第三次大流行中也反复出现。而且，无论在几次鼠疫世界大流行的关联性方面，还是在中世纪早期的社会背景中，此次鼠疫的历史效应都仍有待研究。在三次大流行中，人们最为忽视的或许就是第一次世界大流行，直到现在，它才在学术界得到应有的关注。[18]

第一次鼠疫世界性大流行可能起源于上埃及，在 541 年夏天传播到尼罗河三角洲东端，由此一路东进，到达巴勒斯坦南部腹地。[19]同年秋天，亚历山大城遭到攻击，接着在 542 年传播到耶路撒冷。第二年春天，鼠疫传到了拜占庭帝国的首都君士坦丁堡，可能正是从此地传向了小亚细亚、巴勒斯坦北部、叙利亚和波斯。鼠疫在首都君士坦丁堡徘徊到 8 月，年底，北非也惨遭感染，西西里和西班牙可能也出现了病例。到 543 年，鼠疫暴发于意大利、巴尔干半岛、 24
西班牙和法国，而在 544 年爱尔兰也出现了病例，但是直到一个世纪后，鼠疫才在英格兰有所耳闻。有人猜测这一疾病可能也传到了斯堪的纳维亚半岛和波兰，但这一猜测仅仅基于对大规模丧葬群的分析。在经过第一次暴发后，鼠疫似乎回到了以地中海为主的几个地区，仅在当地有所复兴，偶尔才在其他地方小规模暴发，这种情况贯穿了6世纪下半叶、整个7世纪和8世纪上半叶，其暴发频率大约为每10年一次，偶尔也会有例外。最后一次暴发发生在774年到750年，涉及地区包括叙利亚、美索不达米亚、西西里、罗马和君士坦丁堡。[20]

显然，在这一场世界性瘟疫中，541年至544年的第一次暴发最为出名，且对历史产生了最为深刻的影响。一方面，是因为这次暴发引起了拜占庭宫廷历史学家普罗科比的注意。但是人们往往忽略了，其他6世纪的作者也曾记录过这一瘟疫。其中，最出名的作者是以弗所的约翰，他是一名神职人员，曾在亚历山大城、巴勒斯坦、美索不达米亚和叙利亚旅行，并亲身经历了鼠疫的肆虐。普罗科比则从他的角度向我们提供了关于首都君士坦丁堡的珍贵资料，他在当地完整地经历了整场瘟疫。根据他们的叙述以及其他作者提供的记录，基本可以肯定541年至542年暴发的瘟疫是鼠疫，因为普罗科比和约翰都提到了腹股沟淋巴腺炎，或者说是腹股沟部位的肿块，这是这种世界性瘟疫的典型特征。[21]另一位亲历者是学者埃瓦格里乌斯，他以其亲身经历增加了这一说法的可信度。他声称疫情第一次暴发时自己尚且年幼，当时他就感染了此病，出现了肿块，之后瘟疫复发时，他又目睹了妻子、孩子和其他人一一感染此病，并出现了相同的症状。[22]叙利亚和阿拉伯的史料中也出现过特定词汇来指代腹股沟部的肿块，而且这些词汇被用来特指这场瘟疫，而与其他泛指“死亡”或“瘟疫”的词汇区别开来。[23]在其他地方，我们对于此病，唯一可得的确定资料则来自记载过这一症状的史料：比如比德曾提到，圣徒卡思伯特曾在大腿上长过“肿瘤”，这是鼠疫在664年侵袭英格兰的第一个证据。[24]

那么，拜占庭社会对于第一次鼠疫大流行作出了怎样的反应？
正如我们所预想的，当时的记载大多将鼠疫归因于神迹或圣人。普
罗科比反馈他曾见过“鬼怪伪装成人类”，并曾经梦到过君士坦丁堡
瘟疫的不祥征兆。[25]这一说法很容易让人联想到古希腊的医神文化，
而拜占庭人重现古希腊对疾病的回应也毫不令人意外，因为拜占庭
社会深受希腊文化影响。约翰也曾提到过“可怕的鬼魂”或幽灵以
“无头黑人”的样子出现在海边，乘坐着亮晶晶的铜制小船，以此预 25
示鼠疫将于巴勒斯坦南部暴发，同时这可能也暗示着，海洋贸易在
传播疾病的过程中起了重要作用。此外，约翰使用一种常见的说法
作为其文章的开篇，以传达出这一灾难的骇人规模：笔者认为，找
到恰当的语言对此进行描述是一项艰巨的任务，但即使能够完成这
一任务，谁又能在世界末日得以存活，来阅读这些文字？“作者为谁
书写”，这一疑问令人印象深刻，将情绪体现得淋漓尽致。这类言语
也见于第二次鼠疫大流行，也就是“黑死病”流行时期。约翰对此
的唯一答案是，他这一代人因犯罪而遭受惩罚，或许后代能够从中
吸取教训，从而防止命运重演，但6个世纪后暴发了黑死病，结局
更为惨痛，因此这一观点极为讽刺。[26]

约翰认为鼠疫是对人类原罪的惩罚，并通过大量引用《旧约》来强化这一主旨。《旧约》中有无数例子表明，瘟疫之类的灾难只是上帝表达愤怒的手段。[27]但是我们也要注意，当时基督教正在宣扬和发展原罪的概念，很大程度上得益于圣奥古斯丁（354—430）等顶尖思想家的努力。原罪的宗教概念主要还是从《新约》发展而来，强调作为亚当的后代，每个教徒都应该进行忏悔，并非如《旧约》

所述的，人类作为一个整体，在遭受耶和华惩罚时所产生的集体忏悔意识。因此鼠疫在改变人们的生活方式方面取得了令人惊讶的成效，尤其是在人们对近在咫尺的死亡产生恐惧时，而在瘟疫过后，人们就会立刻恢复原本的生活方式。普罗科比记录下的反应和修昔底德笔下的故事大相径庭。[28] 虽然普罗科比和约翰都同意，一些患者本来能够康复，却纯粹因他人的忽视而死亡，但普罗科比辩护称，人们会做出此类不符合基督教美德的行为，是因为照顾鼠疫病人令人精疲力竭。[29] 约翰则用一系列故事表明，人们企图骗取死者的财产，想从瘟疫中获利，但却因此迅速染病，实则是因贪婪而遭到了惩罚。[30]

或许对于历史学家而言，对鼠疫最深刻的印象来源于处理无穷无尽的患者尸体。修昔底德曾简短地提到，处理患者尸体是一项艰巨的任务，并且令人感到悲伤。他写道，雅典人使用大规模火葬来处理尸体。[31] 但在拜占庭，火葬遭到基督教会禁止，而尸体每天以
26 上千具的数量增加，因此，如何处理尸体就成为一大挑战，这似乎成了帝国政府在瘟疫时期最重要且紧迫的任务。普罗科比和约翰的文章都表明，查士丁尼当廷反应迅速，高效地完成了这一任务，这在现代发达城市中也十分少见。[32] 人们或挖掘了大规模下葬坑，或将现成的房屋作为埋葬点，这些尸体的处理点位于加拉太，与城市之间隔着博斯普鲁斯海峡；殡葬师或从军队中抽调，或由帝国财政部贿赂而来，也有单纯自愿前往的好心人。[33] 约翰记录下了这难忘的一幕：掘墓人将尸体堆成一堆，然后将层层尸体推进坑中，“就好像人们把垒起的稻草推入草堆”或是像“踩变质的葡萄一样”踩踏尸体，饱受摧残的尸体则逐渐下沉，淹没在尸液中，这些液体都来

自腐化了5到10天的尸体。[34]这只是约翰的叙述中令人瞠目结舌的情节之一，其他还有：装着尸体的袋子在下放到码头的过程中相互撞击；脓水和脏器从腐烂肿胀的尸体中喷出，流入海里；侍从们抛弃了贵族，甚至连皇室都惨遭背弃，只剩下了幸存的寥寥几人，在空荡荡的宫殿中挤在一起，瑟瑟发抖；有一栋房子里塞了20具病人的尸体，早已被人遗忘，他们的尸身腐烂，爬满了蛆虫；婴儿仍在吸吮母亲的乳房，虽然他们的母亲已经去世。[35]我们无法不去好奇其中是否至少有一些触目惊心的场景来源于作者亲眼所见。

死亡率过高意味着人们要舍弃寻常的基督教丧葬礼仪，而将死者当作野兽一样处理。因此，仅仅是高死亡率就已让历史记录者极为震惊。约翰的文章说明了这一点，根据他的记录，阶级、年龄和身体状况各不相同的尸体混在一起，大规模丧葬像“酿酒”一样，将这些人的尸体变成一堆屈辱而毫无意义的混合物。[36]这一想法之后在黑死病中也曾出现，可能正是死亡之舞的灵感来源。死亡之舞是中世纪晚期最有力、最流行的艺术形式。人们十分害怕死去的时候身份不明，因此出门的时候，会在胳膊或脖子上戴上表明身份的名牌。[37]遗嘱公证和遗产公证的生意陷入混乱，两位历史学家都反映，所有首都地区的交通和商业活动完全陷入停滞。乡村同样如此，家养动物在草地上随意走动，大片成熟的粮食在田里无人收割。[38]人们指责医生为了调查腹股沟淋巴肿胀而对尸体进行解剖，还认为他们在诊断、治疗这种疾病方面未尽职责。[39]

令人惊讶的是，当时的作品并未记载基督教廷在瘟疫中的作用。人们反而向自己原本所信的经文和原始迷信寻求防疫的庇护， 27
比如从窗户里投掷陶罐。约翰称，这一行为始于一些疯狂的“蠢女人”，并认为她们受到了魔鬼的诱惑。事实上，修道士和神父已经成为了死亡的使者，只要在街上遇到他们，人们就会自动避开，并根据自己的信仰念叨经文，祈祷上天庇护。[40]甚至有证据表明，在灾难面前，基督教信仰有所滑坡，或许在基督教成立早期，发生这种事情不可谓不令人惊讶。在巴勒斯坦边境地区，居民们开始信仰异教的铜制神像，而就算是像埃瓦格里乌斯这样虔诚的基督教徒也开始质疑，上帝为何带走了他所有的家人，但邻家的异教徒孩子却安然无恙。[41]异教徒和同性恋成为了这场灾难唯一的替罪羊，但人们在瘟疫结束后才对其进行清算。[42]上帝降下瘟疫可能是因为所有人都犯下了罪孽，但是当权者也清楚地表明，一些群体犯下了非同寻常的罪恶，招致上天不满，因此急需矫正。[43]这就成为了后世进行迫害时参考的重要案例，为迫害行为找到了正当理由，黑死病时期对犹太人的迫害就是一例。

第一次鼠疫大流行可能还阻碍了“帝国重建”，而这是拜占庭皇帝查士丁尼（527—565）的终身理想。[44]到554年，查士丁尼已经攻下了北非、意大利和西班牙的一部分，对地中海地区重新建立了控制，这一地区绝大部分曾隶属光辉的罗马帝国。然而，对已被征服的地区进行的统治以失败而告终，除了鼠疫外，还有其他原因。[45]但毫无疑问，第一次鼠疫大流行所带来的大规模死亡起到了一定作用，很大程度上耗尽了帝国的人力，使其无力防守新夺得的领土。尤其是鼠疫在541年至542年首次出现之后，又反复卷土重来：比如鼠疫分别于558年及573年至574年在君士坦丁堡流行开来，这一时间点十分不巧，恰逢拜占庭的新敌人阿瓦尔人和巴尔干人入侵。[46]此外，鼠疫似乎让人们对统治者取得的成就感到厌倦，甚至产生了罪恶感，而原本这些成就应当是值得歌颂的。比如，在《秘史》（*Secret History*）中，普罗科比承认了他对这位君主的真正想法，批评其造成了成千上万的人死亡。作者声称，这些人大多死于查士丁尼时期无穷无尽的战争，而君主应对其负直接责任。此外，普罗科比还直接表明，查士丁尼确实就是“披着人类外衣的魔鬼”，他的存在就招致了上帝的不满，从而降下了自然灾害，其中之一当然就是542年的鼠疫。[47]或许再也没有任何其他的历史书写者会对本民族文明所取得的成就感到如此羞愧。

在结束对于第一次鼠疫大流行的讨论之前，我们也应关照其他 28
几次稍晚发生的鼠疫灾情以及人们的反应，这对于中世纪晚期的第二次鼠疫大暴发也有所影响。590年，腺鼠疫在罗马暴发，根据历史学家图尔的圣格列高里所述，这场鼠疫鼓励了新教皇格里高利一世进行布道，召唤全城的修道士和居民进行游行。和约翰一样，格里高利一世大量引用《旧约》经文，来证明鼠疫表达了上帝如何因人的狡诈和罪恶而感到愤怒；当然不同之处在于，格里高利递出了橄榄枝，承诺只要信徒表达出忏悔之意，就能够让上帝停止惩罚。虽然有80人在游行过程中死亡，但游行依然进行了下去。[48]13世纪，沃拉金的雅名布写下的传奇中记载，这场游行最终消灭了瘟疫，因为格里高利在哈德良陵墓上看到了天使正在归剑入鞘，意味着圣灵的不满情绪已得到安抚。（到9世纪，该陵墓被重新命名为圣天使堡，以纪念此事。）但这一中世纪晚期的作品也脱胎于《旧约》，原故事见于《历代志》（*Chronicles*）上册，讲述了大卫王劝说上帝饶恕耶路撒冷，使其免于瘟疫，当时这场瘟疫已夺走了7万以色列人的性命。[49]这场运动是在瘟疫中进行祷告和游行的先例，可能还是鞭笞运动的先例，而这些活动是中世纪黑死病暴发时社会采取的主要措施。

到 7 世纪，布道内容被整理成册，任何地区只要出现瘟疫，教会就会定期进行布道，这成为了教会应对瘟疫的标准流程，以督促教徒面对上帝的愤怒和因此降下的惩罚，并进行忏悔；当时有 4 部布道册成书于西班牙托莱多，上述内容是其所涉及的主题，不出意料，其中大量引用了《旧约》经文。[50]但是，这一系列中的第 3 部布道作品采取了一种十分不同的论调，采用的是胡萝卜而非大棒（在主讲上帝之怒及惩罚的布道词中，也表明了只要听众进行忏悔，就有获得宽恕和终止瘟疫的希望）。其中一段十分引人注目，似乎是从《新约》中获得了灵感，特别是圣保罗的书信。在这段布道词中，布道者许诺听众，死后能够进入基督的世界，获得永生，也就是所有亡者都会复活，以此来使听众战胜恐惧，不再害怕“腹股沟疾病”导致的迅速死亡：

> 但是我们该说什么？害怕这一打击之人（并非因为害怕可能遭受奴役，而是因为恐惧死亡，亦即表现出对死亡的恐惧），
> 29 噢，你可以让生活变得更好，你不但不会害怕死亡的临近，并且会欢迎死亡的到来。当我们死亡，我们就从死亡过渡到了永生。除非从此界离去，否则不可能永生。死亡不是终结，而是从此世过渡到永生。谁不愿去过更好的生活？谁不渴望早些经历改变，重塑为耶稣的同侪、和上天所垂爱的圣人一样？谁不愿长眠，在荣耀中看到其主的面容，这位我们一辈子都在敬仰的存在？如果基督，我们的主，现在召唤我们与他见面，我们

为何不拥抱死亡，通过他进入永生的神圣世界？除非我们死亡，否则我们无缘看到吾主基督的面容。[51]

同一时间，穆斯林世界也产生了类似的回应。

第一次鼠疫大流行中，最后要讨论的一次鼠疫疫情发生在伊斯兰世界，名为伊姆瓦斯瘟疫（此次瘟疫以巴勒斯坦小镇命名，伊斯兰军队在此首次感染鼠疫），这场鼠疫在638年至639年传遍了叙利亚和美索不达米亚。[52]叙利亚和巴勒斯坦地区是此次腺鼠疫疫情最为严重之地，首都大马士革也不幸沦陷，从638年春开始，直到639年秋才完全平息。一整代穆斯林领导人都因此丧命，从而为倭玛亚王朝的建立者和哈里发穆阿维叶（661—680）的崛起铺平了道路。在640年，随着几位圣伴、其兄弟相继死亡，穆阿维叶成功担任了叙利亚总督，从这一职位开始，他慢慢向上晋升，最终在暗杀了奥斯曼（644—655）和阿里（656—661）之后，成功问鼎哈里发之位。如果进一步延伸，可以说鼠疫一定程度上影响了伊斯兰教的发展，使其分裂为什叶派（阿里的追随者）和逊尼派（也就是穆阿维叶的追随者）。

但就本书的目的而言，伊姆瓦斯瘟疫最重要的结果是，穆斯林发展出了新的传统，即禁止其信众前往或离开鼠疫疫区。该传统直到8世纪才完全成形。我们能确定的是，历史上，哈里发欧麦尔·本·赫塔卜（约634—644）曾在638年前后计划从阿拉伯半岛前往叙利亚，但是在听说了当地有“瘟疫”后选择折返。在之后的一个多世纪里，人们增加了各种小插曲让故事情节更为曲折：欧麦尔在到达位于阿拉伯半岛和叙利亚交界处的萨格镇驿站时，遇到了驻扎于叙利亚的将军阿布·奥贝达，奥贝达提醒他鼠疫正肆虐于叙利亚。随后哈里发的随从们就该何去何从进行了激烈争论，一些人劝说哈里发继续前进，不要折返，而另一些人则谏言不要让他自己和其他首领，包括圣伴，暴露于鼠疫的威胁中。欧麦尔接着决定返
30 回，而奥贝达嘲笑他“逃离神的审判”（奥贝达最终在叙利亚死于鼠疫）。而欧麦尔以比喻进行回答，说要在水草丰茂的山坡上放牧骆驼，而非在贫瘠之地放牧，以此解释他的决定是“按照神的指令逃离神的审判”。这场讨论最终结束于姗姗来迟的圣伴，他引用了穆罕默德的先例，表明“如果听说了某地有（鼠疫），请勿靠近该地；但如果该地鼠疫暴发，而你恰在该地，请不要离开”。于是，欧麦尔最终返回了麦地那。从历史的角度来看，“欧麦尔在萨格”的故事逻辑并不统一：比如为什么奥贝达一边提醒欧麦尔鼠疫疫情，一边却指责他试图逃避？但就伊斯兰教的先知传统而言，这一故事既呼应了其文化中反复出现的主题：直面困境，又迎合了现实的需求以防止信众无辜牺牲。同时，这也是为了隔离阿拉伯半岛，这一地区尚未发现鼠疫病例。此外，这个故事还维护了逊尼派领导者的名誉，这位领导者在逊尼派最受尊敬，因为他打败了拜占庭和波斯帝国，并在两地进行了改革，是无畏的改革者。[53] 伊斯兰教据称还有两条信条与鼠疫相关——一是鼠疫对于教徒而言是恩惠、是殉道的机会；二是鼠疫没有传染性，因为其直接来源于上帝的意志。在 1348 年至 1349 年，鼠疫第二次大暴发时期，也就是黑死病时期，上述故事和信条都在伊斯兰世界的宗教、法律和医疗领域扮演了重要角色，且备受争议。但目前，尚未知教徒在对抗鼠疫方面获得了哪些指导。而且要注意的是，第一次鼠疫大流行期间，近东地区定居人口大多

逃过了此疫。[54]

这些观念在西方基督世界有何影响呢？我们已经讨论过 7 世纪时，托莱多布道中将鼠疫导致的死亡解释为殉道，教徒通过殉道能够和基督产生精神交流。但总体来说，基督传统在解释鼠疫方面，更重视惩罚而非奖励，这一点和穆斯林的传统恰恰相反。[55] 这或许和《旧约》以及希伯来文化对于基督教的影响相关。但我认为，这一情况与奥古斯丁的原罪理论联系更为紧密，他自然而然地更认可鞭笞等做法。第二次托莱多布道中，布道者要求人们在鼠疫暴发时进行忏悔，并大量引用了奥古斯丁在君士坦丁堡进行的布道，当时君士坦丁堡正面临灭顶之灾的威胁，而人们靠游行和祈祷才避开了那场灾难。[56]

此外，基督教对从疫区逃离持更宽容的态度（黑死病时期，在基督教地区，这一态度无疑比伊斯兰地区更为明显、普遍，而伊斯兰地区则强调教徒有留在本地照顾病患的义务）。这种宽容态度可追溯到非基督教统治的希腊文化对基督教产生的影响，尤见于由西 31
奈的阿纳斯塔修斯所著的《问与答》（*Quaestiones et Responsiones*），阿纳斯塔修斯是一位希腊修士，他的写作一直持续到 7 世纪末。在《问篇》114 中，就人是否能通过逃离疫区来避免感染瘟疫一问上，阿纳斯塔修斯在宗教和理性方面作出了妥协：如果瘟疫暴发是神的意志，那么离开疫区也无济于事，这和伊斯兰的观念颇为相似，虽然两者在鼠疫是否是上天的惩罚一事上，观点并不统一。但如果鼠疫病源是不新鲜的空气，那么逃离到环境更好的地区是有效的防疫行为，而这一观点显然受希波克拉底著作的影响（同时也是阿拉伯医学传统的起源）。由于阿纳斯塔修斯既是希腊人又是基督徒，他在此似乎努力地平衡了不同的文化背景，早期基督教的辩护者也常常做出类似的努力。[57]虽然直到黑死病暴发时，欧洲人一直以来完全可以接受逃离疫区的行为，甚至连修道士也可以逃离，但这并不意味着，欧洲人不相信鼠疫暴发是上帝的安排，而在中世纪后期，这一观点甚至流行于医生之间。因此，正如在同时代的伊斯兰地区一样，如何依据不同的传统观念来面对鼠疫，成了基督徒的难题，这一问题直到一个世纪后第二次鼠疫大暴发时，都未得到解决。

第一次鼠疫大流行时期出现了另一文学传统，同样以暧昧的态度回应了对于逃离疫区这一应对方式，但这一态度主要受到社会而非宗教的影响。保罗·迭肯在其 8 世纪出版的著作《伦巴第史》（*History of Lombards*）中回忆道，565 年，鼠疫肆虐意大利，连最亲密的家庭成员也抛弃了彼此。据其所称，"孩子逃离父母，将其父母的尸体弃置不顾；父母忘记自己的职责，遗弃了高烧的孩子。"这显然是在批判那些为了自身安危而不顾社会职责之人，不过保罗笔下的故事并没有清晰的道德准则，因为他也曾写下其他的故事，讲述了一些人出于对亲人长久的情感，而始终陪伴其左右、为其下葬，但最终也落得无人送葬、无人为之哭丧的后果。但是有一点毋庸置疑，即人们相信鼠疫有传染性，因此他们面临着残酷的选择，要么逃跑，要么死亡。在保罗笔下，至少人们就这一点达成了共识，因为人们"普遍反馈逃离的人幸免于瘟疫"，所以"人们抛弃了住所，只有狗还在看守房屋"。[58]

除了保罗之外，还有其他人也观察到了社会组织在鼠疫面前的脆弱性。叙利亚东部的东正教教徒约翰·巴尔·彭卡耶称，在 686 年至 687 年肆虐于美索不达米亚北部的瘟疫中，"没有人同情其兄弟，父亲不关爱儿子，母亲的舔犊之情也消失不见”。约翰显然不赞同此类行为，他继续写道，如果基督教徒不为其死去的同胞下葬，而是逃之夭夭，他们的行为会遭到他人唾弃，这是异教徒的行 32
为（在此异教徒指波斯的琐罗亚斯德教），也是“狗和野兽”的行为。当别人提醒逃离者，“没有人能逃离上帝的意志，除非其进行忏悔并皈依”，这些人的回应进一步表明了其信仰并不虔诚。根据约翰所述，这些人以渎神的方式作出了回答，比如“滚出去，我们很了解逃离比祈祷更有用”。这表明当时依然存在着阿纳斯塔修斯所注意到的理性回应，而且为绝大多数人所接受。这些充满罪孽的逃难者不是死于瘟疫，就是成为抢劫者、狗或者野生动物的“猎物”。更现实的忧虑是，暴尸荒野的尸体如同“大地上的排泄物”般随意分布，污染水源，比如泉水和河流，最终延长疫情持续时间。[59] 无论从道德还是医学的角度来讲，约翰都表明，即使人们看似为了保护自己而逃离疫区，这一行为也有其局限性。以上问题在第二次鼠疫大流行中会再次显现。

学者们在衡量第一次世界鼠疫大流行的长期影响并取得共识时，往往十分小心。因为他们不想过度强调其影响，但也不愿对其轻视，[60] 而人们却普遍认为，中世纪晚期的鼠疫导致了翻天覆地的变化，两者态度截然相反。研究表明，第一次鼠疫大流行至少推动了社会进入中世纪时期。这场瘟疫摧毁了拜占庭和波斯的古典文明，为原本处于帝国边缘地区的人们扫除了障碍，比如欧洲北方的“野蛮人”，以及阿拉伯游牧民族，两者似乎都未在鼠疫的肆虐中受到很大影响。[61] 但我们也可以轻易否定这一主张，因为在罗马帝国，或至少是西罗马帝国，在 541 年鼠疫来袭时就早已衰败、没落。而穆斯林也面临着鼠疫疫情，尤其是在该政权征服的叙利亚地区，该地区的疫情严重程度不亚于拜占庭和波斯。事实上，倭玛亚王朝正是在其对于叙利亚地区的统治遭到鼠疫严重威胁时，把疆域扩张到了最大，虽然当时鼠疫导致了人口下降、农业萎缩，城市和郊区人口都流离失所；然而令人不解的是，正是在第一次鼠疫大流行式微的时候，该王朝结束了统治。[62] 而直到 9 世纪前夕，整整一代欧洲人都无须再恐惧鼠疫时，北方的野蛮王国才最终在查理曼大帝的领导下得到了承认，成为了能和君士坦丁堡及巴格达匹敌的力量。如果鼠疫确实在这些历史事件中起到了作用，促成了帝国的兴衰或欧洲的崛起，那么显然其他发生于古典时期晚期、中世纪早期的事件对
33 这一结果也有所影响：比如日耳曼部落的大迁徙，比如崛起的伊斯兰教。我认为，以上所述对于瘟疫的回应形式多样、灵活多变，同时涉及了欧洲和中东地区的基督教和穆斯林群体，构成了第一次鼠疫大流行时影响最为深远的遗产：正如前文所述，这些行为与观念为几个世纪后应对第二次鼠疫大流行提供了参考。

黑死病：第二次世界大流行

确切地说，6 个世纪以后鼠疫才再一次在欧洲和中东暴发。由于在第一次鼠疫大流行中，鼠疫正是通过贸易传遍了地中海地区，而且埃及当时正是帝国的粮仓。而至少在整个 8 世纪，国际贸易的持续衰落，也导致了鼠疫的式微。许多新证据也陆续出现——包括陶器碎片的分布、沉船残骸，甚至冰芯和泥炭沼泽中也遗留了古代污染的证据（可表明金属冶炼工业的发达程度），这些证据都表明，

地中海地区经济衰败，其内陆和海洋航运都有所减少，由此导致港口城市越发孤立，形成了真正的隔离。这一现象首先出现在西方，而后渐渐传播到了东方。[63] 随着时间流逝，这一过程的影响可能越发严重，因为毫无疑问，鼠疫和经济状况会相互影响：越多人口死于鼠疫，对进口商品的需求就越少。[64] 讽刺的是，在第一次鼠疫大流行期间，鼠疫大约每隔 10 年暴发一次，这事实上也导致了疫情最终消亡。比如，据我们所知，正是鼠疫导致了近东地区城市环境和聚居区产生了巨大变化，而非由伊斯兰入侵导致，城市环境的变化则使得鼠疫渐渐消失。[65] 除了鼠疫之外，其他因素也必然会导致地中海地区商业贸易中断，并最终打破了疾病的传染链；反过来说，除了贸易之外，还有其他因素也导致了鼠疫逐渐销声匿迹，比如一旦地中海地区的人口中心暴发鼠疫，人们就会逃离或避开这些地区，导致其人口数量不断下降，意外地造就了隔离环境。此外耶尔森菌的基因变异或基因污染也使情况产生了变化。[66]

一般认为，鼠疫再一次回到世间，造成第二次大流行，始于 14 世纪 30 年代，是从中亚的疫源地传播开来。证据是，在伊塞克湖地区（现吉尔吉斯斯坦），考古发现了 3 块景教墓碑，墓碑上记录了 10 位死于“瘟疫”的死者，时间是 1338 年至 1339 年。[67] 另一份来自同时代的史料则由穆斯林作者伊本·阿尔瓦蒂所著，写于 1348 年，在叙利亚北部的商业中心阿勒颇完成，其中包含的信息最为丰富。此书记载，鼠疫在 15 年前“起源于黑暗的国度”，而后向东传至中国和印度，向西传至乌兹别克、河中地区、波斯以及契丹人的 34
土地上（可能是突厥斯坦），最终到达克里米亚和拜占庭帝国。[68]（根据 14 世纪穆斯林旅行家伊本·白图泰所述，“黑暗的国度”是一片未经探索的区域，位于伏尔加保加利亚东方，伏尔加保加利亚在今鞑靼斯坦共和国境内。）当前研究确定，中亚大草原自古就是鼠疫自然疫源地，根据 DNA 基因图谱，当地可能拥有最古老的耶尔森菌株。[69]

但是一部分学者提出，俄罗斯南部也可能是第二次鼠疫大流行的疫源地，而非中亚。他们声称“瘟疫”以及“黑暗的国度”等记录过于模糊，无法确定疾病类型或地理位置，而陆路贸易路线横跨中亚，存在不可逾越的障碍，鼠疫要从其疫源地传播至西方花费时间太长，很难真正传播过去，而且钦察汗国、波斯以及突厥斯坦到 1326 年都已皈依伊斯兰教，致使和中国及西方之间的贸易中断。[70] 如果当真如此，也就意味着第二次鼠疫大流行和第一次一样，疫情仅出现在欧洲和中东。但是，蒙古在 14 世纪 40 年代禁止了热那亚人在塔纳和卡法的商业活动，事实上主要是因为，热那亚和威尼斯之间的商业竞争日益激烈，而威尼斯和钦察汗国进行了联盟。由此可见，钦察汗国并未打算在蒙古的贸易中拒绝所有基督教商人，更不用说穆斯林商人，而穆斯林商人正是阿尔瓦蒂的线人。[71] 虽然各类关于瘟疫在东方暴发的记录模糊不清，无法肯定该病为鼠疫，但也不能排除这一可能。除了伊塞克湖附近的景教墓碑，中国的史册中也记录了 1331 年暴发于河北的大瘟疫，以及 1345 年至 1346 年其他地区暴发的瘟疫。而白图泰也提到，1344 年印度南部城市马杜赖发生了瘟疫，他自己也是受害者之一。中国的蒙古族和印度德里的苏丹此时与中亚地区都有贸易往来，而且记录显示，14 世纪末中国人口数量大幅下降，原因仍待探究。如果黑死病确实成为了世界性流行疾病，同时发生在东方和西方，那么它起源于中亚这一东西贸易的十字路口，就是迄今为止最合理的解释。此外，中国史书中还记录了一系列其他自然灾害，包括洪水、饥荒、干旱和地震，都发生在14世纪30年代，和瘟疫同一时期。这是生态学方面的有力证据，解释了鼠疫为何在这一时期突然暴发，从风土病成为了大规模流行病。[72]气候突然变得潮湿且不可预测是“小冰期”的特征之一，开始于14世纪早期，这种气候可能会迫使啮齿类动物迁徙，将鼠疫带出其偏远的栖息地，而和人类形成更亲密的接触。[73]此外，糟糕 35
的天气情况可能也导致了饥荒——类似事件曾于1315年到1322年间发生在北欧地区，饥荒迫使当地人捕猎、食用更多哺乳动物，且对猎物种类更不挑剔。

无论鼠疫最初暴发地在何处，毫无疑问，该病通过克里米亚进入欧洲，在俄罗斯南部沿着黑海北岸传播。穆斯林和基督教商人从这一地区回到欧洲，是蒙古商路的西方终点。这些商人将情况汇报给历史学家阿尔瓦蒂和皮亚琴察的加布里埃尔·德·缪西斯，称1346年鼠疫在该地区十分猖獗。穆斯林的史料表明，当年在克里米亚地区，因感染而去世的人数高达8.5万。而缪西斯则写下了一篇著名的文章，讲述了钦察汗国大汗札尼别的军队将热那亚商人围困于卡法的贸易区内，当军队力量因鼠疫而遭到削弱后，他们就用投石器将尸体掷入城内。由此，蒙古军队通过原始的细菌战，将鼠疫传染给了热那亚人。[74]事实上，鼠疫更可能由老鼠传播，这些小动物在不知不觉中围攻了全城，或可能是通过藏在动物皮毛里的跳蚤传播。跳蚤搭上这辆顺风车，得以到达不同地区，因为毛皮是俄罗斯南部最重要的贸易商品。无论这场疾病的传播方式是什么，重要的是在中亚以外地区，鼠疫首先出现于克里米亚，而不是伊拉克

（1349）或也门（1351）等地，这就有力地证明了这次暴发是通过陆路传播，而非通过海路从印度洋传播到波斯湾和红海。

鼠疫从克里米亚地区开始了新的传播，一路传到中东和欧洲。1347 年晚春或夏季，鼠疫攻陷了拜占庭首都君士坦丁堡，同年秋季又传播到了西西里和埃及的亚历山大。到 1347 年底，鼠疫在地中海地区其他重要城市集中暴发，占领了战略要地，包括西班牙东岸的马略卡岛、南法的马赛，以及意大利贸易城市热那亚、比萨和威尼斯。到 1348 年，鼠疫沿着北非海岸线往北传播，从埃及传播到巴勒斯坦和叙利亚，接着感染了加沙、亚实基伦、阿卡、耶路撒冷、贝鲁特、大马士革、阿勒颇和安条克。同年在欧州，鼠疫从意大利传至巴尔干半岛，接着感染了法国绝大多数城市以及西班牙，接着进军奥地利、瑞士和英格兰南部，可能也传染到了爱尔兰、挪威和丹麦。到 1349 年、1350 年，鼠疫蔓延到北非、西班牙、法国、奥地利、瑞士、英格兰、爱尔兰、丹麦和挪威全境，此外，疫情也在伊拉克、德国、比利时、荷兰、瑞典、威尔士、苏格兰、波兰、波西米亚、匈牙利、罗马尼亚和波罗的海三国爱沙尼亚、拉脱维亚和立陶宛等地有所发现。直到 1351 年至 1353 年，鼠疫似乎才传遍了德
36 国东部、波兰和高加索北部的俄罗斯地区。基于所有的不限于编年史的现存史料，不难发现唯一逃过一劫的地区就是冰岛和芬兰，或许是因为当地与世隔绝，人口稀疏。[75]

在我们进行进一步的讨论之前，还要再分析一下一个颇具争议的话题，即中世纪晚期的黑死病是否是鼠疫另一次世界范围内的大暴发。令人迷惑的是，针对第一次鼠疫大流行反而没有此类争论，即使理论上也存在相应的异议，这可能是因为仅存的资料远远不够

用来进行钻研和细究。[76]当前的研究，包括逐渐兴起的生物分子考古学研究，都让这一争论迅速变得无足轻重。至少在我看来，这个老生常谈的问题已经完全得到解决，研究者普遍认为黑死病就是鼠疫。事实上，现有的证据基本都证实了鼠疫的可能性，因此我认为依然持反对意见的人只是过于固执，或者更糟糕的情况是，他们只是虚伪，因为照理说，他们对于第一次鼠疫大流行也应该持相同态度，坚持验证该病类型，但他们迄今为止并未提出这一问题。[77]对于此类以修正主义理解黑死病历史的学者而言，也许比起提出其他可能的疾病，反对鼠疫论更简单，也或许能吸引更多目光。[78]事实上，现在我们能基本肯定，黑死病就是鼠疫，证据是，在几个世纪前的黑死病病人身上提取的牙髓中，发现了耶尔森菌的 DNA。这一证据发现于 10 年前，当时，法国蒙彼利埃发掘了中世纪晚期和早期现代的大规模墓葬。虽然当时批评者认为该证据是孤证，并不可靠，但是现在在伦敦和德国，也发现了第一次鼠疫流行期间的大规模墓葬。[79]如果这类正面证据不断出现，生物分子考古学就会很快解决这一问题。

关于中世纪黑死病的另一重要争论在此也应加以辨析，那就是黑死病对于人口的影响。中世纪有多少人死于黑死病？数字百分比在此十分重要，因为这决定了中世纪晚期，黑死病对于社会的影响程度。无论是过去还是现在，历史学家几乎统一地认为，1347 年至 1350 年，黑死病在欧洲和中东地区第一次暴发，在两地平均夺走了三分之一人口的生命，而在 14 世纪下半叶以及 15 世纪，鼠疫又暴发过数次，但死亡率逐渐降低。这一观点曾让研究鼠疫的历史学家轻视鼠疫的影响，甚至最本质的影响也遭到淡化。他们认为，以马尔萨斯人口理论来说，人口周期性下降在历史上是注定的，从这一方面看，鼠疫带来的影响平淡无奇。[80]

37 但是近年来，历史学家经过不懈努力，从英国、西班牙、意大利和法国的各种史料中发现了大量数据，表明 1347 年至 1350 年，黑死病第一次暴发的平均死亡率为 50%—60%。即使尚无其他类似证据支持，这一数字可能也适用于欧洲和中东所有地区，因为现有的史料已经足够呈现不同聚居地人口（即城市和农村人口）的变化，以及不同阶层之间的区别（即农民、牧师、专业人士等）。这一比例高得惊人，毫无疑问是有记录以来，单一疾病暴发导致的最高死亡率。而根据最保守估计，这一死亡率意味着欧洲在短短数年中失去的人口高达 5000 万。[81] 这样的损失不可能不在社会、经济、心理方面给一个地区带来剧烈影响。

和第一次鼠疫大流行时一样，中世纪晚期，鼠疫大约每 10 年重返欧洲一次，从 1360 年和 1361 年到 1500 年左右的 15 次记录来看，平均 11 年暴发一次。（541 年到 750 年记录了 18 次暴发，平均间隔 11.6 年，两者频率类似。）[82] 虽然鼠疫每次重新来袭时，疫情的严重程度都有所下降，但遗嘱和其他史料表明，即使死亡率不高，其带来的多重影响也会让社会付出代价。之后到了早期现代，在 1535 年至 1683 年，鼠疫大约每 13.4 年暴发一次。但即便如此，鼠疫也始终是人们心中致死率最高的疾病。事实上，17 世纪意大利医生分辨鼠疫和其他发烧类疾病（如疟疾和斑疹伤寒）的方法，就是看该病是否会带走镇上绝大多数人口。[83] 鼠疫的大规模暴发之后依然时有发生，比如 1656 年那不勒斯瘟疫，当时城中大约有 30 万居民，而这次疫情带走了一半人口；还有 1665 年伦敦大瘟疫，夺走了

10 万人的生命，占城市总人口的 20%。一般认为到 1670 年，鼠疫在西欧完全消失，但仍时不时地袭击东欧和俄罗斯，这一情况持续了整个 18 世纪。在巴尔干地区、北非和亚洲西南地区，鼠疫一直到 19 世纪上半叶仍是当地风土病。鼠疫在欧洲最后一次大规模暴发发生于 1720 年，在法国马赛，一艘叙利亚货船将该病带到了当地。

通过对比欧洲和中东的情况，显然可以展现中世纪后期时鼠疫在医学、宗教、社会和经济等方面产生的影响。首先来看医学界对于黑死病的应对。就 1348 年至 1350 年的第一次暴发而言，欧洲和
中东的医生在一些关键问题方面，给出的答案惊人相似，比如病因 38
是什么、如何预防以及治疗方法。这些问题几乎决定了所有鼠疫论著的框架，一直延续到中世纪末及后世。两者之间存在一致性，很大程度上是因为基督教和穆斯林文化传承了相同的古代文化，即以希波克拉底和盖伦（Galen）为代表的希腊罗马医学传统。阿拉伯医生在中世纪早期和中期还对该传统进行了改进，代表者是伊本 · 西纳，又称阿维森纳（980—1037）。这也就是说，基督教和伊斯兰教医生都认为鼠疫由瘴气导致，或者是由不新鲜的空气导致，这种空气要么来自高处（即行星），要么来自低处（沼泽、腐烂的尸体、地震等）。两者都采取 6 种“非自然”方式来预防疾病，包括规范呼吸、规范饮食、合理运动、充足睡眠、规范摄入和排泄，以及规范“灵魂的意外”，也就是心境。两者都通过外科干预和特制药品来“治疗”鼠疫。两者都认为，第二次鼠疫大流行带来了前所未有、难以应对的挑战（无论就其致命性还是其涉及地域而言），而且这种困难不为古代书写者所知。但在基督教和穆斯林医生眼里，这并不对其专业方面传承多年的理论造成影响。毕竟，很多因素都可以用来

解释治疗的失败，比如个人“体质”更容易感染此病。实际上，当时对于鼠疫的治疗和其前辈所为并无二致，只不过用药频率更高，诊治更及时而已，比如尽快进行大量放血，而不考虑这一治疗过程的限制和顾忌。同样，医生也会开出软膏、瘟疫药丸以及其他药物混合剂的处方，其配方都传承自古代，不过剂量更大、数量更多。从中世纪晚期到早期现代时期，医生都没有对鼠疫的病理思想和治病方式进行发展，似乎无论当时的医生积累了多少关于鼠疫的亲身观察和实践经验，实际上都只是强化了传统观念，或者从过去的权威那里继承而来的“模式”。[84] 如果古代医生从未面对过黑死病那样的疾病，那么这仅仅意味着，他们从未有机会在鼠疫治疗方面进行实践、测试其医学知识，而这正是中世纪医生正在进行的任务。中世纪医生也从未听说，第一次鼠疫大暴发对于古代医生而言也是一大挑战，或者他们只是轻易忘记了这一点。[85]

就不同群体对于黑死病的应对来说，中东和西班牙的穆斯林群体提出了三大“宗教—法律准则”，使其与基督教国家区别开来：包括鼠疫对于教徒来说是恩惠和殉道机会；任何身处疫区的人不得离
39 开疫区，任何非疫区的人不得前往疫区；以及鼠疫直接来源于上帝，而并无其他媒介，比如人和人之间的传染。[86] 实际上，这些宗教体系下的不同群体之间，对于疾病的回应各有不同，比前文所述更为微妙，因为各个群体之间的信仰本身也不尽相同。[87]

和普遍认知不同的是，伊斯兰教的先知传统并非总是反对传染的概念。伊斯兰教继承了古希腊和古罗马的许多智慧，并将其传往了西方。因此穆斯林医生在 9、10 世纪秉持的是盖伦的传染理论，认为“疾病的种子”会在人际之间以特定的瘴气形式传播，这一点

也并不出人意料。穆斯林医生对于这一理论的应用尤见于麻风，认为该病和其他传染病一样，由病人传染给健康之人。而在阿拉伯半岛上，尚未皈依伊斯兰教的部落也将鼠疫归因于传染，将其称为“灵怪的叮咬”，或者说来源于恶灵。穆罕默德对这一说法十分赞同，还要求：“从麻风病人身边逃离，就像逃离狮子一样。”通过阿拉伯骆驼群中蔓延的兽疥癣，就自然可以理解传染的概念，尽管穆罕默德反驳说：“那么谁第一个感染了兽疥癣？”以此把疾病的因果链重归于安拉。另一种相反的想法同样与灵怪相关，这一想法出现于7世纪的伊姆瓦斯瘟疫。据说，当时一位圣伴正将灵怪的观点告知驻扎在叙利亚的普通阿拉伯士兵，另一位更虔诚的长者尖锐地否定并反驳了他，强调鼠疫是神降下的“考验”（显然这是还没有发展成后世教徒所认为的“殉道”之法），正如早前对以色列人的考验。但是到了14世纪，在黑死病暴发前夕，连“先知的医学”也接受了希腊的体液学说，以此来解释病因，并且认为传染可能是鼠疫的次级致病原因，和神作为疾病的最终来源并不冲突，虽然这一医学传统宣称自身起源于穆罕默德的宗教经典。[88]

在1349年黑死病第一次暴发时，摩尔人医生、学者伊本·海提布（Ibn al-Khatīb）和伊本·哈提玛（Ibn Khātima）完成了一系列著名的鼠疫著作。但不能因为其通过个人经验得出论点，支持传染理论，就认为这些论文是理性主义的作品，不同于伊斯兰传统。虽然他们在宗教和医学的关系上采取了截然相反的观点，但伊本·海提布和伊本·哈提玛都列举了翔实的“证据”来证明鼠疫能够进行人际传播，比如通过病人呼出的污浊气体和病体中蒸发出的气体感染，或者通过接触病人个人用品感染，包括衣服、家具、器皿，甚

40 至是一个耳环。但显然，这些说法并非对于腺鼠疫流行病学特征的准确描述，因此我们仍需质疑，这是否确实是理性或基于经验的反馈（肺鼠疫是例外，哈提玛对此进行了理性分析）。[89]

哈提玛和海提布根据个人经验对鼠疫传染性进行了记录，并尝试证明这一叙述并非不符合伊斯兰教的先知传统。哈提玛对于这一方面重视得多，其著作的最后四章集中讨论了先知传统（因此更关注宗教而非医药），力图在传染这一主题上调和互相矛盾的两方面，使其论调一致，这一点尤其体现在前面章节中"感染"这一标题下的简要讨论。虽然哈提玛的立场非常正统，认为神是唯一的疾病之源，但同时，他也提出传染应该作为次级致病原因（但并非独立致病原因）。因此，他依然追随前人的脚步，遵循最晚起源于 9 世纪的传统，既忠于先知医学，也尊重圣训解读者的态度，这些圣训解读者力求在传染带来的难题前，保障圣训的一致性。而海提布也曾试图将传染理论和伊斯兰理论统一起来（虽然他只是偶尔有所提及，似乎并不认真）。但是最后，海提布往往突然停止讨论，只简单地总结道"这并非医学的责任"，而哈提玛总是努力解决这一问题，两者截然不同。[90]

海提布真正的创新之处在于，他坚持认为宗教和科学（这里指医学）是完全不同的领域，无论其旨趣和议程是否相关或冲突，这是其作品和哈提玛作品最主要的不同之处，也让中东和西方的先知传统批评者对其充满了兴趣。他尤为重要的一个论点是，在科学方面，也就是处理鼠疫对公共卫生的威胁方面，实际观察和证据应该比宗教权威更重要。虽然这一想法并非完全闻所未闻，但其先觉性在于，这种观点预示了几个世纪后科技革命的基本准则。同时，该观点也充满争议，当时无论基督教徒，还是伊斯兰教徒，都会对此表示震惊。比如，在他的短篇论文将近结束之际，海提布写道：“我们不能忽视的一条规则是，如果认识和观察不同于表征，那么就应该解读表征，而在这一例子中，正确的过程是，根据肯定传染论的人提出的观点进行分析。”[91] 毕竟，这一观点和伽利略于 17 世纪提 41
出的理论十分类似，而正是这一理论导致了 1633 年伽利略在罗马宗教审判所被判为异端。相反，海提布的审判似乎本质上是一场政治审判，与其曾于 14 世纪 50 年代到 60 年代在格林纳达担任高官的经历相关。他在菲斯服刑时，遭到暴徒私刑，最终于 1374 年死亡，审判由此停止。但是，在对他的审判中，海提布的罪名之一是其追随“古代哲学家的学说，对信仰进行质疑”，这或许和其对于传染的看法颇为相关。虽然他的罪名究竟是什么在此并不十分清楚，但如果认为哈提布的罪名是，在希腊理性主义和信仰相冲突时，更提倡相信希腊理性主义，那么这在原则上，就和其在鼠疫论文中表达的观点十分类似了。[92]

虽然穆斯林和基督徒在传染方面的观点有所不同，但其不同之处并不一目了然，并不是一个社会或文化能够接受的概念，另一个社会文化完全不能接受，而是两者接受程度有所差异。由此来看，信仰基督教的欧洲毫无负担地接受了传染的概念，且毫无保留，而伊斯兰世界就并非如此。从我所参考的大量欧洲鼠疫著作来看，14 至 15 世纪，欧洲没有对传染的概念做出任何否定，无论是从宗教还是其他角度出发。（这也适用于两部希伯来著作。分别由拉比·伊萨克·本·托德罗斯和亚伯拉罕·卡什拉里所著。）欧洲医生在鼠疫著作中特意讨论传染时，大多从理论角度出发，而且似乎都认为这些概念理所当然，并排除了任何不同意见或质疑。比如，1348 年佩鲁贾医生真蒂莱·达·福利尼奥在其著作《长医案》（*Long Consilium*）中解释传染时称，“毒气”不仅能够“在人与人之间传播，也能在地区和地区间传播”，传播方式为吸入毒气或是由身上的毛孔吸收毒气，这就导致“有毒物质”在心脏和肺部产生。福利尼奥没有引用其自身的观察或当时的实践证据，而是引用了盖伦的经典和其“疾病的种子”这一理论，后者出自《论发烧的不同类型》（*De Differentiis Febrium*）。同样，他还引用了盖伦的权威作品，来强调任何人如果住在鼠疫暴发的社区，以及和“身上覆满疮”“呼吸充满腐败气息”的人进行交谈，都一定会感染鼠疫，“他们处于这种环境，就好比面包被扔入烤炉”。[93] 1349 年，为了证明鼠疫可以通过视线传播（穆斯林称之为“邪恶之眼”），一位从蒙彼利埃来的无名医生大量引用了欧几里得的光学理论，但他同时也参考了蛇怪和“毒处女”的传说，两者都能够通过视线取人性命。这些传说对于其读者来说也同样可信，因为他们能从诸如当时的动物寓言和传说为亚里士多德所著的《秘密之书》（*Secretum Secretorum*）中，找
42 到相关出处。[94] 基督教医生在研究鼠疫时，有时也会引用实践证据和观测结果来支持传染的理论，这一点和穆斯林医生一致：15 世纪，一篇匿名德国论文的作者证明，自己曾见到一位女性死者的床上用品被扔到街上晒干，两个男孩碰触了这被褥后，很快都死于鼠疫。[95] 这和哈提玛所见一致，他曾在西班牙阿尔梅里亚看到，人们在二手市场穿梭于“死者的衣物和家具”之间，而后就死于鼠疫。[96]

和西方的基督世界不同，传染的概念在伊斯兰世界备受争议。

虽然哈提玛和海提布积极地为传染论辩解，但其他同时代的作者都公开反对此说法。其中的领头人就是14世纪的格拉纳达法学家伊本·卢布，他从不同角度驳斥了传染论，包括该理论的局限性（以一系列圣训中的理论作为证据），以及其和穆斯林的社会道德义务相悖。14世纪，许多北非和安达鲁西亚的作家都支持他的观点，包括著名的伊本·卡尔敦，他们几乎都否定了鼠疫有次要致病原因，因此也否定了传染的理论。15世纪，埃及学者伊本·阿贾尔·阿斯卡拉尼完成了其极富影响的鼠疫著作，其中对传染论持反对意见。这篇著作显著改变了绝大多数穆斯林的观念，很大程度上是因为，阿贾尔不单纯依赖于先知传统来论述观点。他认为，鼠疫必有非自然的病因（也就是不具传染性），因为在当时，他观察到一些人即使和鼠疫病患处于同一屋檐下，也并未感染疾病；此外，医生也尚未找到治愈方法，因为这是只有上帝才能主宰的能力。（对于这两种观点，大多数基督教医生可能会指出病人体质各不相同，对疾病的易感性也不同；此外，要立刻展开救治，至少要在出现症状后12小时内进行治疗，才能取得成功。）阿贾尔更倾向于以灵怪进行解释，对于现代读者来说简直不可思议的是，他也举出了确切的例子来进行证明，该例子来自一位名流，担任着埃及苏丹的个人助理。他声称自己头顶出现了两位看不见的恶魔，背着他讨论这是否应该用鼠疫“扎透”他；最后，他们决定刺伤一匹马的眼睛。这则故事和蒙彼利埃医生对于蛇怪、“毒处女”故事的引用并无二致，都支持视线传播的观点。阿贾尔对于传染论提出了强有力的驳斥，尤其是他运用了医生最喜爱的武器——实践证据和观察，来反驳他们。在传染性的争论方面，之后北非所有关于鼠疫的论文，都受到了阿贾尔文

43 章和观点的影响，该影响一直持续到19世纪。而在西方的基督教世界，关于鼠疫的论文显示出了惊人的连贯性：在整个中世纪晚期和早期现代，医生处理鼠疫时所用理论都没有发生根本变化。

如果说基督教医生对于鼠疫病理也尚有争议之处，还未达成一致意见，那么其异议主要集中在上帝在疾病中扮演的角色，尤其是鼠疫是否是对于人类狡猾性格或原罪的惩罚。1348年10月，上呈法国国王的《谏言》中，巴黎的医生们照例从医学的角度向宗教致敬，表明“疾病总是来自上帝的意愿”，以及“只有上帝能够治愈该病”，但他们也没有“忘记提及”他们的专业已经由上帝批准，而且祈祷和看病并不冲突，这些言语出自经典《德训篇》38∶1—14中的“尊重医生”章节。这本书据称由息辣之子耶稣所著。同年的早些时候，莱利达医生雅克姆·阿格拉蒙特曾称：“如果空气因我们的原罪而腐败变质，那么医药艺术能提供的治疗就微不足道，因为是上帝降下疾病，所以只有他才能消灭疾病。”[97]在1448年，普利亚医生萨拉丹·费罗·德·埃斯屈罗将上帝“惩罚人类原罪”的意愿作为鼠疫的首要原因，对此他并不愿意进行详细解释，因为这无可置疑。[98]但即使这几位医生十分虔诚，他们也指出上帝只是导致鼠疫的诸多原因之一；基督教医生往往更喜欢争论疾病是否由更高处的自然因素导致（比如行星之间的相位），还是由本地因素导致（比如沼泽的臭气、腐烂的尸体、地震等）。

但是值得注意的是，少数欧洲基督教徒坚持上帝在疾病传播方面未起任何作用。德国科学作家（和神父）梅根博格的康拉德在1350年前后写下一篇论文，论述“近年来的死亡事件是否是上帝对人类的罪恶进行惩罚的结果，还是由（事物）的自然进程所导致”。

他更倾向于后一种结论，原因有二：第一，如果上帝是“为了纠正人的错误而降下瘟疫”，那么他“毫无理由”这么做（这一点当然不会被承认），因为“经验告诉我们，他的子民没有采取任何行动来改变自己的罪过”；第二，上帝的惩罚“应降临于所有有罪之人身上”，但是，经验再次表明事实并非如此。他接着就他所认同的鼠疫自然病因举出了例子——地震。[99] 同一时间，那不勒斯医生乔凡尼·德拉·潘纳督促其同侪研究瘟疫的“自然病因”，“因为（只有）毫无经验而又无知的医生才声称疾病来自上帝，或来自天堂”。[100] 一个世纪后，大约 1450 年，一篇作者未知的波西米亚论文抱怨道，病人往往陷入绝望，在瘟疫暴发时丧失了希望，因为他们相信“疾病来自上帝的愤怒或报复”，而这种想法让他们对自己的罪孽产生了致 44
命的罪恶感。作为鼠疫的六大“相关病因”之一，这种想法导致抗疫或治病变得毫无用处，无论医生为此做出多大努力，都无法改变。[101] 而中世纪的伊斯兰世界则完全没有质疑神在瘟疫中的作用。

和传染性息息相关的问题是，人们是否应该远离，或避免接触感染鼠疫的人及鼠疫暴发的地区。在这一问题上，基督徒和穆斯林在中世纪末期站到了对立的立场上，甚至比其在传染性方面的分歧还要明显。从一开始，伊斯兰世界似乎就坚决反对逃离鼠疫疫区的行为，其起源可以追溯到 8 世纪，即第一次鼠疫大暴发中的伊姆瓦斯瘟疫。如我们所见，此次瘟疫立下了规矩，如果鼠疫“在某一地区暴发，请勿前往当地；但是如果在某地暴发，而你正在当地，那么请不要逃离”，据称这是先知本人亲口所说。而同一时间，在基督教统治地区，西奈的阿纳斯塔修斯并未正面回答这一问题，仅仅认为如果该病源于腐败的空气，而非直接体现了上帝的意志，那么就可以逃离疫区。但是 12 世纪，穆斯林世界的摩尔法学家伊本·路世德·阿尔贾德（阿维罗伊的祖父，阿维罗伊更著名）在解读伊姆瓦斯瘟疫时，认为先知对逃离疫区的反对不应单纯地解读为一种禁令，而应该将其视为“人性化的引导与建议”，由此，可以允许（甚至鼓励）进入或离开瘟疫疫区，只要“人们抱有正确的意愿，并且愿意相信神”。[102] 但此类解读十分独特，在伊斯兰世界并不流行。海提布也可以说提倡逃离疫区，这一观点见于其 1349 年前后所著论文，但这不过是种推论（鉴于他强烈支持传染的理论）；他从未表明或是说出人们应该逃离。他所列举的案例中，人们能够成功防疫并非因为其选择逃离，而是因为隔离了自己。塞拉的伊本·阿布·马迪安储存了足够的食物，将自己和所有家庭成员都隔离在家；而塞维利亚监狱中的数千名犯人也奇迹般活了下来。[103] 因此，海提布对于逃离疫区仅隐约表示了支持，但他对于拒绝穆斯林采取这一行动的人也表示了谴责。

此外，在 14 世纪，伊斯兰教统治下的西班牙也颁布了影响深远的法特瓦（伊斯兰律法的裁决）明确禁止一切逃离疫区的行为。这一法令由法学家卢布颁布，他和海提布处于同一时代，并且也在西班牙格林纳达工作。事实上，海提布很可能一边考虑卢布的两大和鼠疫相关的法特瓦，一边写下了其著名的语句：“鼠疫为人们带来
45 了可怕的痛苦，学富五车的宗教学者听从上帝的意志，颁布法特瓦来让人加倍受罚，学者写下法特瓦的羽毛笔，就是杀死穆斯林的利剑。”[104] 海提布接着引用“北非一群虔诚教徒”的例子，赞许他们宣布放弃先前的法特瓦，“从而避免了痛苦地宣布这一法令，允许人

们进行自杀式行为”。[105]我们很容易想到，卢布自身其实并非如此看待这一问题。

在第二份法特瓦中，卢布回应了另一问题，即穆斯林在看到与其拥有相同信仰的兄弟姐妹们受到瘟疫折磨时，是否可以逃离疫区。鉴于其第一份法特瓦强调了鼠疫不具传染性，卢布不允许穆斯林在任何情况下逃离瘟疫。这并不令人意外，他引用了一系列伊姆瓦斯瘟疫中积累的先知传统先例来进行说明。卢布动情地回忆道：“穆斯林之间都是兄弟，任意一方不得欺压或抛弃另一方。”正如第一份法特瓦中所示，卢布并不仅仅依靠宗教观点来进行论证；他也呼吁穆斯林们承担起社会和道德责任，不要在瘟疫中抛弃其他穆斯林。如果人们相互抛弃，就会威胁到整个社会的完整性。[106]因此，他的观点和海提布完全不同，后者更关心拯救个人生命，而卢布则认为，允许穆斯林逃离瘟疫，让他抛弃对别人的责任，是更为残酷的行为：人不能忘记个人是集体的一部分。对于逃离疫区的反对，及认为这一行为是“道德败坏”的观点，始终存在于穆斯林的鼠疫文献当中，一直延续到15世纪及以后。唯一的例外出现在15世纪的一篇伊斯兰诗歌中，这首诗歌献给马拉加的奥马尔，他劝谏格林纳达的苏丹逃到马拉加，以求在1441年的瘟疫中保全性命，因为根据路世德先前所述，先知所宣称的不允许逃离并非毫无余地的条例。[107]但是，他的发言不过是徘徊在群体边缘的孤独声音罢了。

基督世界有支持逃离鼠疫疫区的强大传统。欧洲人所写的鼠疫专著也几乎全都建议读者，只要听说出现鼠疫病例，就“尽早出发，尽量远走，推迟返回”，这一说法显然最早来源于盖伦。[108]但一些医生也认识到，没有人照顾的病人更容易死于鼠疫：15世纪，来自德国萨克森州的医生约翰将“缺少忠诚的仆人照顾”，尤其是在病人“如厕”的时候，列为导致人们死于鼠疫的原因之一。此外，一篇大约写于 1450 年的匿名波西米亚著作也作出了同样的判断。但是，如果医生因为相信鼠疫有传染性而建议人们逃离疫区，那么即使病人因无人照顾而死亡，医生也只能责怪自己。比如，萨克森州的约翰
46 毫不意外地发现，即使“父母在疫情暴发时，也会害怕靠近他们自己的孩子，以及其他深爱的亲人们”，这一记录在其他黑死病的历史叙述里也十分常见。[109] 此外，意大利的部分城市也颁布了疫情条例，比如 1374 年米兰颁布了法令，勒令照顾病人的人与整个社会隔离开一段时间，作为对其行为的惩罚。[110]

为了达成这一不可能的目标，医生往往不直接建议人们逃离疫区，而是提供防疫方法，从而使家庭成员和仆人能够安全在家照顾病人。预防措施包括药物熏蒸、将病人置于通风处、和病人保持距离、长时间吸入香薰、吃药，以及通过放血来排放多余的体液。一切方法都是为了“强化”体质，抵御瘟疫。这些相互矛盾的目标使得医生陷入了困境，这一点可见于福利尼奥所著的多篇医案中，这些文章都与鼠疫相关。我们在其 1348 年所著的《长医案》中可见，福利尼奥依据盖伦的著作，完全接受鼠疫具有传染性的论点，并以此为出发点，建议在鼠疫不可阻挡地“在人与人、家庭与家庭、社区与社区、城市与城市”之间传播之前，“最重要的是远离（腐败）空气”。[111] 但是在他同年晚些时候所写的一篇短篇《医案》中，福利尼奥改变了想法，表明健康之人应该采取防疫措施，“从而进一步保障照顾病患之人的健康，（并且）让病患不遭到毫无人性的忽视和抛弃，这些行为令人悲伤，简直像是残忍野兽所为”。[112] 一位来自

蒙彼利埃的匿名医生于1349年写下了一篇专著，鼓吹该病通过视觉传染，并警告称，鼠疫患者的看护人处境尤为危险，特别是如果他们“看见病患挣扎在死亡边缘”。但是只要蒙住患者的眼睛，任何探病者都可以轻易避免此类困境，无论他是“医生、牧师还是友人”。[113]（这就是中世纪的探病礼节了！）一个世纪以后，1481年，另一部由无名氏所著的专作列出了六项专门药物，任何需要和病人住在一起的人都应该服用，虽然其中也建议远离病患，但这种情况只出现在病人生死一线的时候，那时候已经可以确定没什么能为病人做的了。

除了这些医学上的顾虑，一些欧洲的基督徒也出于社会或道德上的原因，而反对逃离疫区。乔万尼·薄伽丘（Giovanni Boccaccio）就是其中之一，在《十日谈》（*Decameron*）的引言中他写下了著名的片段，描绘了瘟疫在其故乡佛罗伦萨产生的影响。 47
1348年黑死病暴发，“这场灾祸在人们的心中留下了深刻的恐惧，兄弟们相互抛弃，叔叔遗弃侄子，姐妹遗弃兄弟，妻子也常常抛弃丈夫”。但更糟糕、甚至难以置信的是，“父母也会拒绝照料、帮助其子女，就好像这些孩子并不属于他们”。[114]正如我们所见，在第一次鼠疫大流行中，保罗·迭肯和约翰·巴尔·彭卡耶的文章中也记录下了相似的情况。但是，对于遗弃行为的控诉在黑死病期间得到了更为广泛的传播：在至少9部意大利编年史中都对此有所提及；这些文章的作者是包括外科医生盖伊·德·肖利亚克在内的3位阿维尼翁作者，以及2位法国诗人：西蒙·科尔维诺和纪尧姆·德·马肖。如果不是这几位作者都借鉴了保罗的著作或者相互借鉴，那么至少其中几位可能是在记录全新的历史事件，后者的可能性更高一些，鉴于鼠疫医生当时正在建议人们逃离疫区。

有位历史学家甚至提出，薄伽丘的整篇引言都是对医生和其医嘱的“强烈道德谴责”，薄伽丘将其视为对于同情病人、照顾病人这一社会责任的威胁。[115] 其中，薄伽丘写道：

> 一些人仅仅追求可能更安全的选择，冷酷地坚持除了逃跑之外，没有更好、更有效的方法应对瘟疫。很多人受到这一论点蛊惑，毫不考虑他人，只考虑自身，因此选择遗弃他们的城市、家庭、亲人、社区和财产，而前往郊区，他们要么在佛罗伦萨的郊区停留下来，要么出国，而后者是更好的选择。就好像他们想象上帝之怒会顾忌其所处地区，不将瘟疫降于自己身上，以惩罚罪过，而是只会降临到困于城墙内的人；又或许他们自认为所有人都会被消灭，而这座城市的最终时刻已经来临。[116]

此类行为在现实当中确实产生了影响，像一个预言一样最终得到了实现。对于留在城内的居民而言，未来一片灰暗：由于惨遭抛弃，“许多人不幸去世，但如果他们获得更多帮助，就能存活下来”。[117] 这一切都和伊斯兰统治下的西班牙发生鼠疫时，卢布发布的法特瓦所述一致。

但与此同时，薄伽丘和其他作者虽然不同意随意逃离疫区，却承认鼠疫有传染性，薄伽丘以其亲身经历解释了这一点。他表明，自己曾看见一位乞丐身染鼠疫，不幸去世，两头猪在拱了这位乞丐的破旧衣物后，也死于鼠疫。如果鼠疫不仅能经由病人传染给健康

人群，甚至能够通过衣服等无生命的物件传播，那么其像“大火碰 48
到附近的干燥或含油物质后一样飞速传播”，也就毫不稀奇了。[118]有谁应该因为想逃离疫区、拯救自己而受到指责呢？这不正是薄伽丘笔下的10位主人公做出的行为吗？他们在自愿离开佛罗伦萨后的10天内，每个人讲一个故事来打发时间（一些鼠疫医生也建议暂时不要想鼠疫，因为它能够通过所谓的“灵魂的意外”进行传播）。只要承认鼠疫的传染性，薄伽丘就无法像卢布一样，明确表明对逃离疫区的反对，并公开禁止人们逃离疫区，他最多能让人们感到羞愧而选择留下。

事实上，到了中世纪末期，教会还是出台了公告，就逃离疫区是否道德做出了回应，最终明确了每个人——包括牧师——都有权利逃离疫区。这一公告出自一份不出名的专著，收藏在罗马的梵蒂冈档案库，书名是《应当允许逃离瘟疫》（*Quod liceat pestilentiam fugere*），作者是意大利布鲁西亚主教多米尼科·阿曼蒂，他应圣格里索戈诺红衣主教帕维亚的詹姆斯的要求写下了这篇文章。[119]因此，这部著作毫无疑问拥有掌权者的支持，显然是写来解决前文所述的“一些存疑之事”，即“知识渊博的著名人士”之间关于逃离疫区的争论，这些争论自从薄伽丘在《十日谈》里提出开始就已得到了诸多关注。虽然这部专著所作时间不完全确定，但应该是写于1464年到1477年，当时阿曼蒂正担任主教，而詹姆斯是红衣主教，这部著作充分代表了中世纪基督教统治下，西方世界对这一话题的最直接回应。

在这本专著的最后三章中，阿曼蒂分析了薄伽丘对于逃离瘟疫的反对态度，也就是认为逃离瘟疫“和（基督教）的仁爱精神、经文以及善行恰恰相反”。阿曼蒂承认，在他的年代，“父亲抛弃了儿子，兄弟彼此抛弃，仆人抛弃他的同事：没有人（留下来）慰藉可怜的灵魂”，而且“（如今）瘟疫肆虐的频率比过往任何时候都要高”，其原因正是道德败坏。但是，阿曼蒂拒绝由此承认，逃离疫区会导致社会崩溃，因为这种观点会对每个人带来不可承担的社会责任，如果要承担起这一责任，每个人都要学会耕地、建造房屋，因为每个人都需要食物和住所来生存；而根据同一逻辑，甚至“每一个教职人员都应该结婚，因为婚姻对于人类种族（的延续）来说必不可少”。阿曼蒂甚至进一步延展，完全改变了仁爱理论，指出对于教长来说，“如果不逃离疫区，那么将是不仁爱的行为”，因为“其死亡会对神的教会带来更大损失”。他还引用了圣奥古斯丁的《论基督教教义》（*De Doctrina Christiana*）来证明，“照顾自己”这一仁
49 爱的信条比“照顾友邻”更重要。他所同意的唯一例外是，如果牧师的逃离会为其同胞们作出“负面榜样”，他所抛弃的生病邻居因此陷入绝望、最终死亡，那么牧师就不允许逃离疫区。但既然神职人员往往都能够找到替代者来实行职责，这一例外几乎无须考虑。阿曼蒂总结道，无论如何，逃离疫区的行为就其性质而言，本质上是有利的；只是其结果或所处背景使其变得有害。但是这一行为是否有利，还是必须由个人决定，因为情况会“根据地点、时间、人群和其他诸多情况”而改变。

在这部著作前面的章节中，阿曼蒂对另一种反对意见也进行了回应。该反对意见认为，逃离疫区是试图“改变神的旨意”，因为瘟疫暴发正是神的意志，这一观点见于薄伽丘的著作，也反映在伊斯兰先知传统中。在此，阿曼蒂对医生和其关于瘟疫的理论表达

了极大的同情。阿维森纳教导了人们“怎样从空气质量判断其是否会导致瘟疫”，从而人们能够“采取最有效的解决方式，也就是逃走”。阿曼蒂引用了阿维森纳的例子，表明鸢和鹳等动物天生就会逃离“腐败的空气”（这是欧洲鼠疫论著中常见的说法），因此如果不允许人们采取动物也会选择的下意识行为，就是把人们当作“自然的敌人”。同理，“如果你不承认任何人都有权利逃离疫区，那么你也有必要不允许任何人看医生或吃药，而这种行为十分可笑”。《圣经》也允许使用药物，在此阿曼蒂同样引用了《德训篇》38∶1—14中“尊重医生”的章节，这一章节也曾被巴黎的医学团队引用，用于1348年献给法国国王的《谏言》中。

但是，阿曼蒂也对反对意见作出了理论上的回应，他讨论了宿命论和自由意志。这场瘟疫据称是上帝对人类降下的惩罚，而不愿逃离瘟疫、对瘟疫认命的人等同于是在否认善行能够救赎人类，或是他们过早下定结论，认为自己已经遭到天谴：正如上帝“决定以这种方式拯救你，即通过善行可以拯救你自己”，上帝也会在“他决定让你远离瘟疫……决定你可以通过这种方式远离瘟疫，即逃离疫区”时，让你得到拯救。因此，拒绝逃离疫区就是在拒绝让人们利用上帝所赠予的理由，该理由是认识到“腐败的空气会对人造成伤害，而造成瘟疫的疾病具有传染性”；从这一方面来看，逃离疫区仅仅是人们用来拯救自己的方法之一，“既然他选择了自己应该这么做，那这就是他自己的选择，本身就和上帝要求他这么做一样”。由此，阿曼蒂暗暗指责了那些不愿逃离疫区的人，认为他们和新教这一原始宗教的异教徒一样罪恶。

有关鼠疫的信条中，最后要讨论的一条来自伊斯兰世界。一位 50

来自巴勒斯坦北部阿勒颇的作者对此作出的总结或许最为恰当，这位作者就是阿尔瓦蒂，他于1349年死于鼠疫，他的文章称：

> 瘟疫对于穆斯林来说是殉道的机会，是一种奖励，对于异教徒来说是惩罚和非难。如果穆斯林人受着不幸，那么忍耐就是他对主的崇敬。我们的先知确立了以下信条：主会保佑人，并赐予他宁静，而这些人就是遭受瘟疫的殉道者。这一高贵传统是正确的，而且确保了殉道的机会。这一秘密应当让真正的信徒感到快乐。[120]

阿尔瓦蒂接着反对了传染一说，他引用了先知对异教徒贝都因人（他们相信传染的观点）的回应："那么谁第一个感染？"也就是说，先知略过了直接病因，而是提问是什么感染了第一批患疥癣的骆驼，暗示疾病必然直接来自上帝。阿尔瓦蒂保证，"防止人们逃离疫区"也是在"遵守高贵传统"，他显然遵守了这一法则，付出了生命的代价。但是阿尔瓦蒂在《瘟疫报告论文》的结尾中，写下了一系列对于上帝的请求，从中似乎可见，他宁愿不通过瘟疫殉道，因为他认为这一过程"邪恶且痛苦"。这一印象在其同时代的另一份历史作品中也有所显示，这一著作由大马士革的伊本·卡希尔所写，他记录下了鼠疫相关的游行和祷告，表明人们希望以这些方式驱赶瘟疫，而这些方式往往在基督教的回应中更常见，目的是安抚发怒的神，正是神散播下了瘟疫来惩罚人类，而且受罚的不仅是异教徒，也包括信徒。[121] 其他14世纪的穆斯林作者也讨论了先知传统中对鼠疫的态度，将其作为恩赐和殉道的机会，但他们的态度要暧昧得多。只有到了 15 世纪中期，在阿贾尔的鼠疫论文中，瘟疫是信仰者的殉道机会一说才得到了强烈的、毫不质疑的拥护，阿贾尔用了整整一章来对此进行说明。而这一作品几乎影响了之后所有鼠疫论文。[122]

根据一位学者所述，将瘟疫作为恩惠和殉道机会，是“伊斯兰 51
教的一大理论创新”，且独为其所有。[123] 然而事实并不尽然。我们已经讨论过，在 7 世纪的西班牙，第一次鼠疫大流行时，某次布道中就已宣称，死于瘟疫的人能够获得重生，这一点和穆斯林对于瘟疫的积极看法类似。来自德国萨克森的医生约翰，在其 15 世纪的著作中，写下了更为类似的说法，他表示治疗鼠疫病人的一大障碍是病人毫无求生欲，要么是因为他们相信“每个人生死有命”，要么更糟糕，他们“一心求死”，因为“他们希望立刻进入天堂，这也是他们不去看医生来延长寿命的原因”。约翰还记得在“蒙彼利埃的一次大瘟疫”中就出现了这种情况，即“人们一心求死，因为教皇赦免了死于鼠疫的人所犯下的罪过和原罪”。[124]

此外，一些基督教徒则质疑了鼠疫是否是上帝的惩罚，是否需要害怕。彼得拉克首先在一封写给他朋友的信中提出了疑问，这封信写于 1349 年 5 月，收信人是路易斯·桑科特斯。彼得拉克在信中开玩笑道：“是否可以怀疑，更真实的情况是上帝根本不在乎有道德的人”，因为他选择以瘟疫这种更残酷的方式惩罚当时的那一代人，而却对其同样有罪的父辈毫无动作。[125] 一个世纪后，阿曼蒂尝试着解决这一问题，解释为什么乔布或是索多玛以及蛾摩拉城中罪人们的后代也遭到了惩罚，即使他们十分无辜。他指明大瘟疫之类的灾难中尚有一线希望：据他所述，对于一些人来说疾病是一种祝福，

“因为他们并不沉湎于自己的原罪，在他们看来，自己死于瘟疫，灵魂就不会被其他邪恶的品质所污染”。对于另一些人来说，瘟疫或许会让他们向上帝祈祷、忏悔，上帝也许会拯救他们于瘟疫，上帝也确实通过鼓励他们逃离疫区，拯救了这些人。[126]1411 年，一位吕贝克医生提出了一种较为新颖的理论，他认为既然瘟疫“无法通过治疗、祈祷或其他方式改变”，那么这就不是来自上帝的处罚，而是上帝在召集“他喜爱的人来到他身边，也就是年轻的男孩们，以及其他好人，由此他所召集的大量信徒能够胜过魔鬼所召集的人”。[127]中世纪晚期，英国潜修者诺里奇的朱利安也提出了一种理论，来解释仁慈仁爱的上帝为什么会降下疾病这类邪恶的事物：对她来说，这只是上帝计划的一部分，是为了最终救世、救赎人类。正如她著名的发言所说，“原罪是必要的，但是所有人都会获得幸福；因为所有人都会获得幸福，所以一切事情都会有积极的发展”。[128]

52 对于黑死病还有另外两种回应，此时都只出现在基督教社会，也是基督教和伊斯兰教之间宗教社会差异的一大特征。一种回应是鞭笞运动，该运动在 1348 年一路从奥地利和匈牙利向西发展到波西米亚、德国中部和南部，以及斯特拉斯堡，最后在 1349 年夏末秋初传在佛兰德斯，而后停止。这一运动包含了大量游行，有时数百名青年人会聚集在城镇中，参加这一宗教性的鞭笞集会。据当时的一位旁观者黑尔福德的海因里希称，附近的墙上都是鞭笞者的鲜血，观看者都感动得落泪。[129]

传统上，历史学家将鞭笞视为为了迎接末世或千禧年而举行的活动，是充斥着极端思维的异端行为。[130]一位学者以此证明，基督徒和穆斯林对黑死病回应有一大不同：根据迈克尔·多尔斯所述，在“正”教或逊尼派教义中没有末世的思想，也就不会导致鞭笞活动。[131] 但事实上，如果仔细分析相关资料，就会发现现有证据很少表明，基督教派的鞭笞者和穆斯林鞭笞者做出此类行为，是因为他们对于即将到来的末世有所信仰；我也不认为，对于原罪的负罪感在欧洲鞭笞运动中起到了主要作用，在中东或西班牙也并非如此。多尔斯的研究表明：“伊斯兰教信仰中，没有任何信条与原罪或人无法弥补的罪孽相关”，而基督教中则有相关信条。[132] 无论这一说法是否真实，我都不认为其和鞭笞背后的原因相关。虽然“基督教相信鼠疫是上帝对于人类罪孽的惩罚”，这一观点显然是鞭笞者选择自我鞭笞以达成目的的原因之一，但赎罪论并不能自然而然地完美解释，鞭笞者为何进行鞭笞仪式，或这一行为为什么至少在其支持者中那么流行。[133]

至于黑死病流行期间，穆斯林为什么不进行自我鞭笞的活动，原因或许不体现在一些教义上不为人熟知的差别，而是体现在一些十分实际的事实中。鞭笞者一般参与的是一些巡回活动，需要他们在流动时，有新鲜血液的输入。只要穆斯林们遵守历史悠久的先知传统，不离开或是前往鼠疫疫区，对于穆斯林社区来说，这一流动就几乎不可能发生。据我们所知，实际上个别的自我鞭笞活动或许会出现在穆斯林的抗鼠疫游行过程中，但并不会吸引到历史学家注意，因为其并非像基督教在欧洲所进行的活动一样，有广大群众基础、涉及很大范围。[134]

另一个疑问是，为什么在黑死病暴发期间，伊斯兰国家没有出 53
现替罪羊，而德语地区，从瑞士、阿尔萨斯、西方的低地国家（荷兰、比利时、卢森堡）到波兰、波西米亚和奥地利，则在 1348 年至 1351 年，在 300 多个城镇和社区中，都出现了迫害犹太人的事件。[135]（大规模迫害还出现在西班牙东北部，南法和萨伏依公国，从 1348 年春天持续到秋天。）欧洲地区对犹太人的迫害显然不完全是鞭笞运动的衍生产物，因为两者之间就算存在关系，也十分微弱。就时间而言，鞭笞运动往往在犹太人迫害事件发生之后的一段时间，才出现在城镇中。以斯特拉斯堡为例，当地大约有 2000 名犹太人在 1349 年 2 月被烧死，几个月后，鞭笞者才到达当地，也就是在当年的 6、7 月。因此，必然存在一些其他原因导致了这一现象，以及解释为什么替罪羊在基督徒中流行，而不在穆斯林中流行。[136]

我认为，两者对于犹太人各自所持的态度与迫害行为无关。和鞭笞一样，屠杀犹太人也是因为人们极其渴望终结黑死病，但犹太人成为迫害目标，也是因为中世纪基督教徒普遍持“反犹太教”的态度。黑死病暴发时期，指控犹太人往井里下毒是理性观点的一部分，产生于当时的医药科学理论中对于疾病的认知。当时认为，疾病主要是因为人中了某种“毒”而引起的，因此这一指控并非宗教指控，与犹太人的民族性关系不大。而当时对于疾病的科学认识中，中毒往往是指自然发生的病因，比如周围空气中“有毒的蒸汽”进入身体中，但是一些基督教医生，比如在南法蒙彼利埃医学院就职的西班牙医生阿方索·德·科尔多瓦就承认，人们可以通过下毒让他人感染鼠疫。而后来犹太人和穷人受到指控，称其往井里或食物里下毒，从而在基督教徒中传播黑死病，也证明了基督教医生的观念，并与其相互强化。此类指控最初出现在瑞士和法国的朗格多克、普罗旺斯、多菲内和萨瓦地区，这些地方都离科尔多瓦在蒙彼利埃的诊所很近。[137]

下毒的指控最初是为了终止鼠疫的一次错误尝试，这一猜测如果正确，那么为什么这一情况并未发生在伊斯兰世界？我认为，答案还是要回到先知传统中，亦即瘟疫来源于神的意志。即使许多作家，包括哈提玛，都声称传染是次级自然病因，并不违背先知传统，但那时，如果宣称人类自己能通过自主行为传播瘟疫，那就是另一回事了。因为这样一来，瘟疫的发生就与上帝完全无关，这一点不会为任何伊斯兰教法学家所接受。因此，在基督教欧洲所发生的一切指控和屠杀，都不可能被穆斯林的法律批准。或许有人会猜测神 54
在此起到了间接作用，也就是说，下毒者是受到了魔鬼的驱使，这一观点也为许多基督教徒所接受，但穆斯林往往认为，灵怪或魔鬼的影响是直接将疾病注入人体，而不是将人作为傀儡。而后一种观念也见于欧洲的抓捕女巫运动。波兰的一位占星学家、医生海因里希·来本尼茨认为，犹太人毒害他人的倾向和土星在瘟疫期间的影响有关，土星使其更可能“犯下渎神的罪过”，[138]但是对于行星的影响，一些穆斯林作者则在鼠疫相关的著作中表达了怀疑的态度，他们更倾向于严格遵守希波克拉底对于瘟疫的诠释，认为其（次等）病因是天气的异常变化。对于穆斯林来说，人们根据自身的理性对疾病作出的回应，只发生在先知传播了疾病之后：至少，这似乎和638年至639年的伊姆瓦斯瘟疫中，欧麦尔对奥贝达所做的比喻一致，也就是要么在干河谷中水草丰茂的坡地上放骆驼，要么在贫瘠的坡地上放骆驼。

那么，我们应如何总结基督教和伊斯兰教在应对疾病以及对疾病诠释方面的异同呢？如今，任何人如果想在十分宽泛的范围内，对两者的异同进行比较，都会受到批评，这可能也是多尔斯的自责之处，因为这样就无法考虑到两种宗教传统内部的多重不同观点，无论是在大众层面还是在学者层面都是如此；并且这种比较也无法明确，不同的观点对两种宗教传统之间的差异有何影响，因为两者间总能发现重合、相似之处。[139] 当然，人们会发现，在两种传统中，都有作者支持传染的理论，或对逃离疫区的行为持宽容态度，或将疾病视作恩惠、认为其至少能为病人带来一些好处。但是我们也不应该否认，两者在对鼠疫的理解方面重点不同。比如，基督教医生毫无保留地支持传染理论，而不像穆斯林医生那样，需要考虑宗教方面的障碍。基督教医生也更容易建议人们逃离疫区，因为无论其自愿留下与否，通过告知适当的预防措施，医生就可以保护留下的人，从而解决任何道德和伦理方面的阻碍，而不用挑战长久以来对于此类行为表示不满的文化传统。最后，基督教徒在对于瘟疫进行评判时，十分愿意怀疑上帝是否是直接的致病原因，并且乐于寻求其他解释，无论是自然病原还是人为病原。这些原因也造就了两大宗教的不同之处，并且在社会应对鼠疫的实践方面产生了影响，比如为什么鞭笞运动或者迫害犹太人仅发生在基督世界，而没有发生在伊斯兰世界。

55 两种宗教传统作出选择时，如何表达自身的意图也十分重要，即使两者之间存在相似性或一致性。多尔斯受到的批评是，其坚持从宗教的角度来解释整个文化应对鼠疫所特有的表现，而无视了其他因素的影响。[140] 但这也正是重点所在：宗教对于鼠疫的回应也往往和医学、社会、心理以及其他文化方面的因素相关，其回应的方式表明了这些不同的因素之间如何相互作用，并深刻地影响了两种文化中，不同时期社会对疾病的回应。15 世纪，由阿曼蒂主教所写、讨论逃离疫区事宜的专著就很好地体现了这一点。我注意到阿曼蒂十分支持当时的医学，因为在著作中，他引用了大量鼠疫相关的医学论文，来支持自己的论点，亦即逃离疫区作为面对鼠疫的措施在道德上可以接受。从医学上来说，逃离疫区是必要的做法，阿曼蒂甚至愿意将其等同于基督教的美德，而任何反对的声音都是对宗教的错误解读，或者是更糟糕的情况，即异端。对于阿曼蒂来说，牧师也没有义务寻找鼠疫患者，为他们做最后的宗教仪式，除非该患者早已无药可治或是无人照顾。（这一点显然给了历史学家事实根据，让他们得以批判黑死病时期的牧师。）我们应该把这一态度和穆斯林的态度进行对比，穆斯林对于医学和医生充满敌意，这一点在 14 世纪阿尔加尧姆的文章和 15 世纪阿贾尔的著作中都有所体现。阿曼蒂的著作也证明了多尔斯的观点，表明基督徒关心个人利益胜过关心集体利益，如果将其文章和卢布的作品，或是 16 世纪奥斯曼法学家塔什科普鲁扎德的作品进行比较，这一点尤为明显。[141] 图尔奈的吉尔斯·李·缪西斯和摩洛哥的伊本·白图泰记录了同一时代的情况，也完美解释了这里提及的差异。（前者是基督教历史学家，据他回忆，一些朝圣者一旦在早上听说，房屋主人和其家人死于鼠疫，就会“匆忙离开”。而白图泰和他的伙伴则留下来进行祈祷，并埋葬了穆斯林圣人法基尔。前一晚，这位法基尔在白图泰和其伙伴的陪伴下去世。）[142]

如果我们参考海提布的论著，就几乎可以确定，在鼠疫流行时期，伊斯兰教对于医学抱有敌意，且这一点在很多方面对当地社区产生了影响，因为海提布曾抱怨道：“学者写下法特瓦的羽毛笔，就是杀死穆斯林的利剑。”[143] 这一点也体现在海提布的学生所著的鼠疫论文中。这位学生名气不如海提布响亮，是一位格拉纳达的医生，名叫穆罕默德·伊本·阿里·阿什·沙奎尔。虽然沙奎尔讨论传染性这一棘手问题时，没有和他的老师采取统一态度，但他确实也为医学做出了辩护，认为医学是“神仁慈提供的庇护”，而医生对于愚笨者来说，也就像“黑暗山洞里的亮光”。[144] 基督教医生也从《德
56 训篇》38：1—14“尊重医生”一章中进行了引用，表达了类似的观点。但是沙奎尔在下面这一段中观点更为激进：

> 很多人对医学的理解都受到一种常见观点的影响，即医学和神的意愿相反，但提出这一观点的人却比其他人更为无知。他们以一切方式阻碍神的造物，才是违背了神的旨意。因此，人们应该相信医药也来自神的意旨，并且是神托付给其信徒（先知穆罕默德）的事务之一，神将安宁与信仰降于他。医药也是神赐予其信徒的祝福和心意。这是他的旨意，因此是他所愿见的。他的智慧无可反驳。[145]

一些人因为误导和盲信，认为自己反对医生是在遵从上帝意旨，而以上对于医药的神学辩护则反映，沙奎尔极其抗拒这一观点，并为此感到愤懑。在很大程度上，他的想法回应了其导师海提布的论调。我认为，他的观点充分证明了中世纪末期穆斯林医生所要面对的压力和阻碍，而相比起来，基督教医生就无须和穆斯林医生一样，证明自己专业的合法性。

此外，阿曼蒂等基督教权威所展现的宽容和意愿表明，他们愿意解释宗教条例，使其和医学需求统一起来。当时在意大利北部，

这一态度对于当地实施鼠疫防治措施也十分重要。到 15 世纪中期，甚至在更早的米兰疫情中，一些意大利城市就已成立了长期健康委员会来应对鼠疫暴发，采取的措施包括检疫、设立卫生封锁线、对鼠疫病人的住处和随身物品进行消毒或直接销毁、在隔离船和隔离医院内隔离病人和有传染性之人等。阿曼蒂表明，至少在他所处地区，任何理由都无法阻挡防控措施的实施；而在佛罗伦萨和其他意大利公国，商会担心这些措施会对贸易造成影响。[146] 到了 17 世纪，健康委员会对于鼠疫防控措施的执行在整个欧洲都达到了巅峰，反对的声音开始出现，甚至到了威胁委员会成员人身安全的地步。原因在于这些措施实施范围大、无法变通，对日常生活造成了入侵，而且除了经济因素之外，不受其他任何重要文化因素的影响。我们可以猜到，抗议大部分来自商人社区，他们不愿接受贸易的中断，并且反对停止家庭手工业散工制。而教会也有所不满，他们前期默许了这些防疫措施，现在却对此感到懊恼，因为他们如今警惕地发现，鼠疫期间游行和其他一些宗教活动也遭到了禁止。但是，因为鼠疫对公共卫生带来了巨大威胁，而这些手段的效用又十分显著， 57
所以很难真正停止实施，更何况其主要针对的是穷人和其他处于社会边缘的“危险”阶级；此外，健康委员会受到法律和国家机器的全力支持，对潜在的批评者也具有优势。[147]

18 世纪，一些穆斯林国家也引入了西方的鼠疫控制手段，比如北非的突尼斯，但其效果却十分有限，因为这些手段遭到了乌理玛（即宗教学者，穆斯林社群的发言人）的反对。由于反对的声音十分响亮，突尼斯统治者不得不撤回了一些更有争议的措施，比如烧毁鼠疫死者的衣物和随身物品。当地人也质疑鼠疫防控措施在医学方面的必要性，因为即使实施了这些措施，鼠疫依然会卷土重来。虽然部分伊斯兰教传统和防疫措施并不相互违背，比如人们不得逃离鼠疫疫区的传统就可以和隔离措施兼容，但是西方观察者却注意到，穆斯林对鼠疫的回应和基督教徒大相径庭，尤其是在认命接受死亡和接受本土疗法方面。[148] 如果我们认同，防疫措施一定程度上抑制了第二次世界鼠疫大流行，[149] 那么基督教统治的西方世界对防疫措施的接受程度更高，而中东穆斯林世界的接受程度则相对较低，这也解释了为什么鼠疫疫情于 18 世纪早期在欧洲绝迹，而在北非和巴勒斯坦则要晚了将近 100 年，直到 19 世纪早期才消失。此外，这些防疫措施也并非毫无代价，欧洲和中东地区的反对者对此更是一清二楚。黑死病时期爆发的种种冲突，也预示了第三次世界鼠疫大流行期间，欧洲殖民者和殖民地人民之间更为尖锐的矛盾，因为殖民者总是强制推行与黑死病时期类似的防疫政策，这一点尤见于 19 世纪末 20 世纪初的印度。

在其他方面，穆斯林和基督徒对于黑死病的回应依然遵循着我们所熟知的模式，即和第一次鼠疫大流行时一致。比如，高死亡率迫使人们采取大规模墓葬，葬礼也变得仓促无序。开罗的阿尔马克里齐叙述道："出殡队伍太多了，走在路上时甚至无法避开对方。"而死者也往往被放在木板或是其他手边的东西上，然后被抬到坟墓边。这让人想起以弗所的约翰笔下，542 年的君士坦丁堡鼠疫。[150] 同样，马尔基翁内 · 第 · 科波 · 斯特凡尼作出了生动比喻，他说，佛罗伦萨万人坑泥土中，尸体一层一层累积，"就像人们做千层面的时候，将面皮和芝士一层一层叠起来"，堪比以弗所的约翰所述，即
58 尸体像酿葡萄酒一样被碾碎。[151] 人们再次进行祈祷和游行，以求终

止瘟疫，和第一次鼠疫大流行时一模一样，甚至在伊斯兰城市，人们也不顾宗教学者的反对，进行了祈祷和游行。宗教学者认为，传统上，瘟疫对虔诚者而言是恩惠和殉道机会，因此人们的行为违背了传统。[152] 许多欧洲城市停止了敲钟，作为鼠疫打破日常生活的标志，而开罗和大马士革的宣礼员也不再呼喊人们进行礼拜。但后者并没有特意限制、甚至禁止纪念活动和宗教活动，以遵医嘱进行防疫，而一些欧洲城市却为了抗击黑死病，颁布了法令，完全禁止宗教活动。此外，基督教和穆斯林世界中都有人发现了瘟疫中获利的途径，比如佛罗伦萨开出高价挖坟的掘墓人，以及开罗的诵经者，他们每场葬礼要收 10 迪拉姆作为报酬。[153]

但我认为，除了更愿意通过医学手段控制鼠疫外，在应对鼠疫方面，欧洲和中东地区比起来还有一处更确切的文化优势。这一优势在于对于来世的态度和信仰。第二次鼠疫大流行期间，中世纪欧洲对于来世的概念十分具体、明确可知。这一概念在有记录的历史当中可能十分独特。只要我们看过但丁的《神曲》，就能明白来世的概念对于中世纪的信徒来说，诠释得多么圆满，显得多么真实。而这部著作写于 14 世纪早期，即 1348 年鼠疫大暴发前夕。其中值得注意的是，地狱完全体现了对于去世之人的"怀念文化"。通过地狱这一概念，去世之人可以确信，活着的亲朋好友会为他们祈祷，因此他们不会被遗忘；活着的人则获得了承诺，死亡不是终结，而是灵魂之旅的开端；这一段旅程只会在末日审判时结束，到时候，饱受疾病折磨的肉身会最终战胜死亡，因为人们会起死回生，重归健康，灵魂和肉身合并完整。对于怀念的信仰与地狱的概念紧密相关，在鼠疫流行期间必然会对人们产生吸引力，因为大规模死亡让所有人都面临着在公墓里草草埋葬、被人遗忘的威胁。地狱是西方教会在12世纪末13世纪初所“发明”的概念，在但丁的叙述中，地狱是拥有9层领土的一座大山。这一概念对于希伯来或穆斯林文化来说十分陌生，即使此二者也有各自关于末日审判和起死回生的说法。中世纪晚期，怀念文化在欧洲盛行，这一点详尽地体现在了现存的遗嘱里，这些遗嘱来自意大利中部和佛兰德斯的杜埃地区，时间可以追溯到14世纪下半叶和15世纪。当时，鼠疫的幸存者当中，大部分人都在遗嘱里特别注明了一些纪念方式，比如坟墓塑像中加上个人雕像，或是在范围更大的艺术创作中包含进自己的画像。[154] 因此我认为，鼠疫等致死率极高的疾病暴发时，患者将会面临迅速而
59 突然的死亡，而欧洲的“死亡友好型”文化详细描绘了地狱的地理情况，详解了此世需要为死亡作出的准备，所以和中东地区的信仰系统，或世界其他地区的信仰系统比起来，面对鼠疫所带来的心理挑战，欧洲文化为此作好了特殊准备。[155]

最后，在欧洲和中东地区，鼠疫也带来了不同的经济效应。近年来，学者们努力将这一问题和另一棘手问题分开处理，即在鼠疫期间，基督教和伊斯兰教之间的信仰差异有何表现，但是我们也将会看到，经济因素并不容易和其他因素分离开来，比如一个地区的社会和政治构成。[156] 黑死病在中东的死亡率至少和欧洲地区持平。虽然中东地区的史料和欧洲比起来要少得多，但现有的资料，比如埃及的地籍测量，也足以表明两者的死亡率相当。[157] 根据编年史书的记载，一般认为在黑死病肆虐过后，中东的经济轨迹和欧洲类似，尽管到了中世纪末期，欧洲充分借助新资本主义经济体系的优势，在经济方面得以崛起，其中英格兰尤为突出，而马穆鲁克王朝则从

此一蹶不振。[158] 但新发现的埃及史料对编年史书做了补充，比如捐赠契约和法官手册，几乎颠覆了之前比较得出的结论。[159]

如果比较 14、15 世纪英格兰和埃及在经济上应对鼠疫的全过程，就会发现其中有两点完全不同：在英格兰，鼠疫不断来袭，导致人口数量大规模下降，但其长期经济效应是，绝大多数人口变得更为富裕（地主阶级却是个重要例外）。这是因为整体而言，劳动者的工资有所提高，农产品价格下跌，租金降低，这一切都提升了农民的收入水平，并终结了压迫农民的庄园制度。而在埃及，情况却恰恰相反，工资下降，粮食价格提高，租金上涨，一切都导致基于费拉（埃及佃农）劳动力的经济制度崩溃。在 14 世纪早期，黑死病暴发之前，两国经济起点基本一致，而简单比较两国 16 世纪初的农业国内生产总值，则表现出了惊人的不同：埃及经济在此期间下跌了将近 60%，而英国经济却有所恢复，实际上还上升了 7%，因此此时英格兰的国内生产总值已是埃及的两倍。[160]

显然，鼠疫极高的死亡率为两国都带来了变化，但结果却截然
不同。这是因为两国社会政治环境不同，凭借各自的方式应对了人 60
口下降，而人口下降也对当地的社会政治环境产生了相应影响。埃及的统治者是开罗的马穆鲁克军队高层，他们在郊区拥有伊克塔（意为采邑，但与欧洲的采邑不同），但无法世袭，因此拥有权并不稳定。高层通过精细的官僚体系来管理伊克塔，不鼓励个人监督和管控。此外，马穆鲁克的士兵阶层能够作为一个一致的整体，就好比“集体谈判团体”，来应对鼠疫对日常生活的破坏，成功阻止了费拉对劳动力需求上涨的利用，而在黑死病疫情结束后这一需求大大减少。此外，在埃及尼罗河谷中，农庄依赖复杂的灌溉系统进行运

作，这一系统需要大量劳动力来维持，而鼠疫会导致人口数量下降，因此该系统会无可避免地受到干扰，而且这一系统的管理权现在掌握在埃米尔（穆斯林贵族）手中，其出发点是自身的利益，而并非由苏丹所把持的中央政府管理。国家边缘地区的灌溉系统则因贝都因人的入侵而遭到破坏。因此，由于一系列特殊的政治、社会和地理因素，在中世纪晚期面对黑死病的挑战，埃及农业一路衰败。[161]

相反，在英格兰和欧洲其他国家中，分封制确保了分散的土地掌控权，土地由各地自己掌控，因此尽管贵族尽了最大努力，在国会中通过了劳动法案，农民们依然能作为一个整体，利用地主之间的敌对情况和经济竞争，来进行更有效的谈判。虽然从贵族的角度来看，埃及贵族的回应远远比英格兰贵族的更为可取，但是从长期来看，或从事后的角度来看，欧洲的回应虽然混乱，又会对社会造成破坏，却让其民众在整体上取得了更高的经济利益，而这为欧洲在现代的崛起奠定了基础。因此，国家是否能够在鼠疫疫情中取得经济上的成功，不仅仅和疾病自身的死亡率有关，更是依赖于社会在各方面对鼠疫的独特应对，以及鼠疫反过来对这些方面产生的作用，而这也未必与宗教文化相关。当时的统治阶层未必能够预见经济上的利益和损失，同时其取得的结果也未必和最初的目标一致；事实上，一个社会或文化取得的结果可能与其目标恰恰相反。但此外还存在着其他问题，比如埃及和英格兰之间的比较研究是否能适用于整个地区、整个大陆，亦即欧洲地区和中东地区？埃及的情况是否和叙利亚或伊朗一致？[162]15 世纪，英格兰的承租经济、资本主义经济蓬勃发展，这种情况是否也出现在西班牙、意大利或是东
61 欧？证据表明，即使在同一个地区，文化观念类似的情况下，比如

都信仰基督教、都实行分封制和庄园制度，黑死病带来的经济效应仍可能不同。但我们至少可以明白，在应对鼠疫方面，欧洲和中东的行为截然不同，其不同体现在许多方面，而不仅仅是宗教上，宗教差异只是传统上划分两种文化的方式。

第二次鼠疫大流行所产生的影响中，最后要分析的一点则与基督教和穆斯林的历史记录者有关，是关于他们如何在各自的书写中将疾病拟人化，其中体现了前现代社会对于鼠疫的恐惧程度。1411年，一位匿名医生在德国吕贝克写下一篇文章，称鼠疫是“人类的（邪恶）后妈”，因为其带走了“太多”他的朋友和同胞；他并未将鼠疫塑造为“疾病”，而是直呼其为“死亡”。[163] 这位医生和另一位15世纪的德国医生格尔利茨的普里穆斯都将鼠疫描绘为需要打败的敌人，并期望能通过自己的治疗方式战胜它；在前者的文章中，医生对于鼠疫囊肿的成功救治就像是看到城堡塔楼上竖起的旗帜，象征着鼠疫的投降。[164] 而在更为诗意的篇章中，叙利亚的穆斯林作者阿尔瓦蒂则将黑死病比作不同的事物：狮子、蚕、暴风雨、纳税人、在位时“挥霍权力”的国王，以及通过亲吻和拥抱毒死爱人的女人。在另一篇文章中，鼠疫就像宗教法官的下属一样进入别人的房屋，声称自己要来“逮捕”房屋里的所有人。[165] 显然对先人们来说，鼠疫已经变得十分真实且个性化。他们害怕的不仅是鼠疫的高致死率，也害怕其痛苦的死亡过程（至少在腺鼠疫病例中），害怕鼠疫像阴森的死神，快速又出人意料地收割性命（尤其是肺鼠疫和败血性鼠疫），只留下了短暂的宝贵时间来为死后的生活做准备。对于鼠疫的文学处理使其和其他疾病区别开来，并在人类历史中享有了独特地位。

疾病帝国主义：第三次世界大流行

第三次世界鼠疫大流行早在1854年就已开始，于1894年到达了中国广东的港口城市和香港。[166]两年后，印度的港口地区孟买也暴发了鼠疫，并向该国北部和西部传播，到1930年为止，导致了大约1200万当地人死亡，占该病全世界死亡数量的95%。另一次鼠疫大暴发则发生在中国东北部的东三省，此次暴发的仅仅是肺鼠疫，在1910年至1911年夺走了6万人性命，在1920年至1921年又杀死了8500人。到了19世纪末20世纪初，鼠疫通过现代蒸汽船运输传遍了全球，在马达加斯加、南非、东南亚、南美、俄罗斯和澳大利亚都出现了病例，鼠疫在这些地区成为了新的风土病，当地还往往因为检疫措施而产生了反抗运动。[167]1900年，鼠疫在洛杉矶暴
62 发，接着从此地开始，传遍了整个美国西部。鼠疫在美国西部扎下根来，成为了当地的风土病，至今依然时有出现，就比如此章开头所述的塔尔和马克就是例子之一。而近来在印度苏拉特和马达加斯加也暴发了鼠疫，表明鼠疫并未被完全消灭，而且在这两场疫情中，发现了具有抗生素耐药性的全新耶尔森菌菌株。

对于微生物学家而言，第三次世界鼠疫大流行是一次前所未有的黄金机会，使其能用现代科学这一全新的工具来研究鼠疫。正如路易·巴斯德和罗伯特·科赫等先锋人物在19世纪所宣告的那样，微生物学家此时利用了细菌和微生物理论来进行研究。亚历山大·耶尔森（Alexandre Yersin）是巴斯德的学生之一，正是他第一个发现了鼠疫的致病菌，而且同时发现于老鼠和人身上（所以将其命名为耶尔森菌）。腺鼠疫病例中，细菌通过老鼠—跳蚤的传播链进

行传播，这一传播链则是由耶尔森的门生、法国细菌学家保罗－路易斯·西蒙所发现的。此外，为了研究这一疾病，各国还成立了特别研究机构，其研究成果会进行发布。这些机构包括印度鼠疫委员会，其在1900年至1901年左右，发布了《症状记录》和《报告》。从1906年到1937年，该机构还每年在《卫生杂志》上发布年度论文作为补充。另一个机构则是东北防疫总处，在1914年到1922年发布了3篇《报告》，都和中国东北鼠疫相关。但是，我们也不应该认为，这些关于第三次世界鼠疫大流行的“科学”报告完全可信，或是足以代表所有地区、所有时代对于鼠疫的应对。就像许多其他文献一样，这些文献是特定历史背景下的产物，其中的一些观念主要受到了政治需求或是种族主义的影响，因此充满了误解，甚至完全是错误的，比如鼠疫通过脚底传染，又比如“鼠疫疫情暴发期间，最安全的地点是干净的鼠疫医院病房”。

在第三次鼠疫大流行中，殖民政府和殖民地人民之间的矛盾则是学者们更感兴趣的议题。比如英国统治者在其殖民地上，努力推行以西方为样板的现代防疫手段及医学观念，这种行为可以称为“疾病帝国主义”，而印度和其他殖民地的当地群众则承受着压力，两者之间充满了矛盾。[168]英国政府在解决其他威胁印度的疾病时，比如在解决天花和霍乱的时候（见第二、四章），也出现了一些问题，但鼠疫却独独让所有问题都集中到了一起。在历史上很长一段时间内，欧洲和亚洲各自都有应对鼠疫的经历，如今欧亚的经验碰撞到一起，再加上对于鼠疫真正病因和传播方式有了新认知、新知识，这一切都在第三次世界鼠疫大流行中产生了影响，十分有趣。英国等帝国主义力量将现代医学作为武器，决意打击印度帝国

内流行的疾病，坚信自己可以消灭纠缠印度已久的顽疾，让民众重
63 归健康。但是，“治愈一整个民族”作为一个全新的想法，可能是一个前所未有的决定，遭到了印度当地人的坚定抵制。另外，从一定程度上来说，当时的中国政府在应对东三省肺鼠疫疫情时，也面临着相同问题。[169] 在对第三次世界鼠疫大流行的研究中，许多学者尤其关注的是，英国和其他欧洲国家殖民政策产生了什么政治后果，而本篇的关注点则更偏向流行病学：防疫工作的现代“科学”实践是否成功？如果不成功，原因是什么？英国政府采取的基本措施包括：强制所有鼠疫病人住院，隔离接触者，在鼠疫疫情发生的社区挨家挨户进行搜查和消毒，以及检查所有鼠疫患者的尸体。让英国政府多少有些吃惊的是，虽然他们在这些防疫措施上做出了大量努力，其效果却因为当地人的激烈反抗而大打折扣。尽管 1896 年鼠疫暴发时，这些措施明显取得了成功，暂时抑制住了鼠疫进一步传播，但是到 1897 年，鼠疫再次暴发时，当地人的反抗反而变得激烈。英国政府被迫在 1898 年至 1899 年出台了新政策，来适应当地的传统、安抚情绪，事实证明，这一措施比直接应对鼠疫更有效。

但是，一些更重要的问题依然存在：1896 年至 1897 年，英国殖民政府控制鼠疫疫情失败，仅仅是因为帝国主义对当地情绪不敏感吗？其政策基本上传承于第二次鼠疫大流行时，欧洲健康委员会所采取的措施，而当时认为鼠疫是由瘴气导致，并非由微生物导致，那么这些手段是否能够阻止鼠疫病菌的传播呢？当地人选择逃离疫区（并逃离高压政策），事实上是否更有利于打断鼠蚤—老鼠—人这一腺鼠疫的传染链？而在中国流行的是肺鼠疫，一般以更为直接的方式在人和人之间进行传播，那么这些防疫手段与当地人民之间又

有何互动？无论是在印度还是中国，当地人对于抗鼠疫措施往往采取反对态度，这是否是对于西方帝国主义的厌恶？是否是因为传统人士对现代发明持不信任态度？还是仅仅因为鼠疫是十分恐怖的疾病，所以产生了“普遍恐慌”？这些问题教给了我们什么教训，能够让我们用于应对当前不断出现的世界性流行病，比如禽流感和猪流感？

尽管在第三次鼠疫大流行中，人们在识别鼠疫致病细菌和传播
方式方面，取得了新的进步，积累了新知识，但无论在印度还是中
国，现代医学权威真正采取的防疫措施还是传承自欧洲的健康委员
会，也就是和 15 世纪至 17 世纪第二次鼠疫世界大流行时一致。和 64
中世纪晚期、早期现代一样，第三次鼠疫大流行中，政府采取防疫
措施时，往往感觉受到了阻碍，他们想要帮助群众，又觉得群众无
知、迷信，至少会采取消极的方式进行抵抗，因此感到十分沮丧。
虽然和驻印英国殖民政府的卫生部门比起来，中国当地的政府在群
众中能够获得更好的配合，但在中国，一些措施依然遭到强烈抵
制，比如要求病患住院及要求隔离接触者。当时正值伍连德医生担
任东北防疫总处总医官，总管东三省肺鼠疫防疫工作，他之前曾在
英格兰的剑桥大学接受医学训练。伍连德抱怨称：“中国鼠疫防治
最棘手的问题是，人们会采取消极的抵抗手段，活着的时候不上报
病情，去世后尸体会被遗弃。”这一情况甚至在“富裕且受过教育
的人”当中也有所发生。伍连德直白地承认，这妨碍了他为防疫作
出的努力，因为“如果公众和政府之间一开始就能合作，疫情就能
得到更好的控制，但现在病情被隐瞒，连病人的家人朋友也相继感
染”。但是，伍连德也承认，中国人不愿意配合，就算没有医学上的

原因，也至少在文化上可以理解。这一原因就是人们害怕和家人分离，而家人对于中国人的重要性可以追溯到公元前 6 世纪至公元前 5 世纪的儒家学说。伍连德写道，“害怕分离”在全国都十分常见，“无论是在北方，还是在南方，都是如此”。[170] 也不能责怪人们有这种恐惧，因为病人往往会在医院的病房里度过最后的日子，在孤独的隔离中悄然离世。甚至连伍连德自己也认为，医院病房十分简陋，生活在其中就“像苦行一样”。病房中只有一个铸铁床和一个痰盂陪伴病人，无论何时，来访的只有戴着面具、看不清脸的人。健康的密切接触者所在的隔离病房则由火车车厢改造，这些车厢一般只用于货物运输，但现在因为鼠疫暴发，各地相互隔离，已经没有用处。人们因为这种氛围和环境而将医院比作监狱，关押的还是最无药可救的犯人，也无可厚非。[171]

印度的情况也十分类似，即使是最为体贴的防疫手段，包含了最大的善意，也会因为当地人的抵制情绪而拖延或是完全取消。相关的抵抗手段包括，在点名时以健康的人代替病患、在垃圾堆里藏匿尸体，以及诱导当地的医生将病患诊断为哮喘或是支气管炎。更
65 糟糕的是，有些病人会劝说亲友把自己藏起来，以躲过搜查。当局反对这一行为是因为他们始终认为鼠疫具有传染性，即使在腺鼠疫的病例中并不总是如此（除非病情又发展为肺鼠疫）。对于印度的英国文官机构来说，最让其丧气的是听到“鼠疫谣言”。但这些说法并非完全是不实的谣言，其中一部分在一定程度上反映了人们对于鼠疫真正的恐惧：包括鼠疫医院和隔离营中的英国医护人员会毒害当地病人，偷走其随身物品，挟持健康的人以进行敲诈，或是迫使其作为小白鼠进行注射实验，甚至解剖当地人的尸体，并将其烧煮，

以提取一种叫作莫米艾的膏药。[172]（1920年至1921年鼠疫暴发期间，东三省也流传着相同的传闻。比如，交出每具所谓死于鼠疫的尸体可获得3美元。[173]）在西非塞内加尔的法国殖民地，一场腺鼠疫疫情暴发于1914年。这场疫情再一次证明，因为当地人对于防疫措施的反抗，政府会迫于压力作出让步，尤其是，如果母国当时正面临着第一次世界大战所带来的压力。在这一例子中，法国政府采取了一系列大家长式的手段来应对鼠疫，包括检疫和社区隔离、消毒和烧毁病人的房屋，以及强制注射疫苗。而当地人的反抗行动则包括大规模游行抗议，以及农产品售货员大规模罢工。这一反抗行动被称为当地历史上"最为武装化的大规模反抗运动"。[174]

腺鼠疫（由老鼠和跳蚤传播）和肺鼠疫（通过人际传播）的传染方式截然不同，因此，虽然印度、中国和塞内加尔采取了相同措施，如检疫和消毒，但这些措施是否在三地都能奏效，值得怀疑。在东三省与肺鼠疫战斗了10年后，伍连德最终将死亡人数降低到了不到之前的六分之一，而印度至少在一开始并未成功控制鼠疫，当地历史上腺鼠疫所导致的死亡一半发生在1898年至1908年，也就是鼠疫暴发的最初10年。事实上，和第二次鼠疫大流行时相比，印度的殖民政府所采取的防疫措施基本没有变化，这表明英国人是根据长期以来的习惯和观念采取的行动（即其"传统"回应，就像当地人也采取了传统手段应对鼠疫），而非利用对于细菌理论和传播方式的全新理解（即通过昆虫和老鼠传播），来调整防疫方式。1914年，塞内加尔的情况也并无不同，当地的茅草屋和谷仓中存在大量跳蚤和老鼠，但当地公共卫生部门并未花费多少力气来清除，无论在城市还是乡村都是如此。[175]因此，这就引发了一种思考：虽然人

66 们采取了措施控制鼠疫，但第二次鼠疫大流行是否真的因此而得以结束？还是一些生物方面的独立原因导致了鼠疫消失，比如老鼠对这一疾病发展出了免疫力，而和人们的应对方式无关？[176] 给房屋消毒、焚烧衣物和床上用品毫无疑问能够减少跳蚤的数量，因为正是跳蚤传播了腺鼠疫，但这也可能无意中导致老鼠逃到其他房屋中，从而进一步传播疾病。印度鼠疫委员会发现，要打破由患病的老鼠和鼠蚤传染给人类宿主这一传染链，唯一有效的方式是一旦鼠疫在村庄里暴发，就逃离到周边的乡村地区，而这正是印度人长久以来的传统应对方式。

和当时的中国一样，印度当局也低估了家庭纽带的力量。一旦发现鼠疫病例，家庭成员就必须分离，这一政策遭到了坚决反对。1897 年 2 月，英国政府通过了《流行病法》(Epidemic Disease Act)，篡取了更多权力，来对任何罹患鼠疫的病人实施隔离，勒令其住院，而这一行为在当地引起了广泛抗议。浦那当地的报纸声明，这些措施牺牲了个人的需求以换取集体的健康，无论强制隔离多有道理，“也很少有人愿意住在实施强制隔离的国家，在这里，妻子被迫和丈夫分离，父母和孩子也被迫相互分开。笔者认为这一要求是自私的行为，而不是自我牺牲”。[177] 事实上，根据当地另一份报纸《商人报》所称，“如果强制将病人带离其亲人身边，仅仅是隔离对道德所造成的影响，就足以阻碍病人康复，更不用说隔离医院的环境问题”。[178] 这一点和英国政府官员对印度鼠疫委员的报告恰恰相反，这些官员包括迈索尔邦的唐纳德 · 罗伯逊上校和卡奇的少校海德凯茨等，他们都声称一些当地人抛弃了其生病的亲属，甚至母亲也拒绝照顾她们感染了鼠疫的孩子。[179] 但是，这一对于家庭行为的指责也出现在黑死病时期，记录在欧洲的年鉴里。这就让我们怀疑，早前的第二次鼠疫大流行中所形成的认知是否影响了后来的观察（至少是西方人作出的观察）？这种遗弃的行为是否是极端案例，完全不能代表绝大多数人，却在两次鼠疫大流行中都引起了记录者的注意？事实上，在第三次鼠疫大流行中，人们虽然通过现代科学手段，取得了许多关于鼠疫的数据，但在很多方面，产生的问题却多于答案，这些问题不仅与本次鼠疫大流行相关，也关乎过去的大流行。

最后，历史学家还认为第三次鼠疫大流行是一个经典案例，展现了西方帝国主义列强强迫殖民地人民接受西方对医学和疾病的理
解。但事实是否的确或完全如此？应该指出，印度当地人对于鼠疫 67
和英国政府的严酷手段作出了回应，这一回应十分复杂，并不仅仅是对抗。[180] 关于鼠疫如何在殖民地产生影响，尤其是对印度产生影响的证据表明，殖民地人民对于鼠疫的对抗等同于其对帝国主义的对抗。其中最明显的就是，1897 年 6 月 22 日，英国文官机构的官员兰德遭到暗杀。而兰德是负责在浦那推行鼠疫防疫政策的官员。事实上，他象征着英国殖民政府对印度人的压迫性统治，这种统治的地位如“白色公牛”一样神圣不可动摇。兰德实施的一系列手段让自己声名狼藉，比如以严苛而无礼的方式搜查房屋，堪称野蛮，这一点和孟买的加塔克恰恰相反，后者的统治更加开明。（兰德得意地自称其防疫手段“可能最为激烈，从未有人采取过类似的手段来消灭瘟疫”。[181]）浦那报纸《尼安·普拉卡什》的编辑总结道，兰德的鼠疫委员会采取措施的唯一动力是“为了实施暴政——因为没有其他理由可以解释，为什么让市民感受到这一机构的权利，能够成为

其成员的特殊乐子”。[182] 当然，一些英国官员也相信，控制鼠疫和帝国主义政策间存在关系，比如里德。这位医疗官员最终取代了兰德，接手了浦那的防疫管理任务。在他给伦敦上司的回信中，里德直白地承认“就加强对印度的统治来说，合理推进鼠疫防控是一个绝佳的机会。因为其不仅能够展现我们对于印度人民的仁慈，还能表明西方科学的优越性和缜密性”。[183] 显然对于里德而言，战胜鼠疫和印度人对于大英帝国的忠诚息息相关，但他明显高估了鼠疫防控政策的效果，以及当地人的接受程度，他这么写本质还是为了母国英国的利益和他自己的晋升。一些当地的报纸也明确指出了这一关联，比如，《流行病法》于 1897 年 2 月通过后，《浦那 · 韦卜哈弗》评价称：“如果（英国）政府在当前情况下，通过鼠疫防疫政策来压迫人民，并通过立法授予其官员足够的权力，实施防疫政策，那么很有可能政府和其人民将会成为彼此的死敌。”这份报纸还报道了一篇对于英国当局的警告，内容露骨，其中呼吁人们注意，“印度历史上有无数例子表明，上帝会派来代表，推翻压迫人民的政权，拯救人民于水火”，这一说法可能是在暗指发生在不久之前的 1857 年印度民族起义；其他报纸则列举了英国历史上反抗暴政的例子作
68 为嘲讽，其中之一就是 1215 年英格兰的贵族们强迫约翰一世签署了《大宪章》。[184]

但是，正如里德的信件表明，英国列强对鼠疫持这一态度，是因为其自认为拥有现代医学和技术优势，而印度只有当地的传统医生，也就是印度教医生和穆斯林医生。（尽管英国也是利用传统手段控制鼠疫，其防疫手段传承于第二次鼠疫大流行时期的欧洲，和印度并无差别。）因此，谁来推行防疫政策并不重要，重要的是，他

们对于当地人的传统生活方式和文化一无所知。这一点在另一例子中也有清晰的体现，即中国也出现了对于防疫手段的抵制，即使其是由当地官员所推行（虽然就伍连德的例子而言，伍连德深受西方思想影响，是在剑桥完成的学业）。当地人有时会采取暴力行为进行抵抗，甚至用刀枪来威胁伍连德的下属。为了解决这一问题，伍连德授权分发了“数千份传单”，并出版了一份日报，来解释抗疫行动的细节。此外，伍连德的助手们“一旦有机会，就会进行演讲，回答观众提出的一切问题”，这也是其在东北推行的教育活动之一。[185] 印度也有和伍连德一样的医生，即德赛。他是印度人，是一名内科医生，在英格兰接受教育，并在纳西克的鼠疫医院就职。他提出了一系列影响更为深远的防疫措施，甚至超出了英国文官机构愿意实施的程度。措施包括改善污水系统、改善居住条件、改善卫生教育计划，以及强制所有行医人员进行注册，尤其是当地的印度教医生和穆斯林医生。[186] 一些本地的报纸也和英国政府站在同一战线，督促其读者配合防疫工作，声称人们即使对此感到不快，也应当为大家的健康考虑、为集体的利益考虑。另外，虽然报刊文章确实强化了人们对于此类措施的抵触心理，但很多报纸是因为文化原因而表达出抵触情绪，并非因为殖民的原因。比如，浦那的《邦戈瓦西》就引用了印度教中对于疾病的宿命论，反问其读者道：“这些印度教教徒饱受折磨，充满绝望，为什么阻止他们长眠于安宁之中？当死亡召唤我们时，我们免不了一死。为什么以科学的名义打扰我们、分散我们的注意力？”这和穆斯林在突尼斯所反馈的情况类似。[187]《商人报》也反对鼠疫防疫措施，比如“以石灰水清洁房屋、拆除棚屋，以及强制隔离鼠疫患者”，并形容这一行为“只不过是愚蠢和疯

69 癫罢了”。作出这一批评，也是因为现代医学对于当地文化和信仰来说十分陌生：

> 对于西方卫生科学而言，这些手段可能是消灭鼠疫最受认可的方式，但是对于地地道道的本地人来说，很难说服他们去相信这些措施的效果。我们的同胞是在旧思想秩序下长大的，基本上都将这种流行病归因为神的不满，因此他们通过献上祭品等方式来安抚神灵。

因为“没有人能确定鼠疫的任何相关事宜，也不知道确切的防疫方式”，所以报纸编辑们认为，政府在 1897 年 2 月所采取的措施十分可笑，是“在错误的方向浪费精力”。[188]

但是，当时还存在第三种观念，认为在鼠疫防疫过程中，印度人对于西方科学和医学有抵制情绪，不是出于文化上根深蒂固的敌意，这种敌意本身就缺乏“一致性”，并非“有同一来源”。这种抵制情绪另有基础：虽然当时已经进入了充满希望的新时代，但西方的现代医学手段往往没有疗效，无法治愈鼠疫，也无法防疫。如果西方医学能够理解并照顾到当地人的情感，当地人事实上颇为愿意求助于西方医生和西式医院。这就意味着，第三次鼠疫大流行中，印度出现的政治文化动荡主要还是由鼠疫自身所导致。因为鼠疫的历史充满戏剧性，其性质十分独特（尤其是在黑死病暴发时期），所以在英国政府和当地人民之间造成了“恐慌”，后者的回应不只是针对鼠疫，也是针对非同寻常的高压防疫手段。[189] 如果事实果真如此，就表明历史上对于鼠疫的回应连贯一致。但我们也可以反驳这一观点，因为印度当地对于鼠疫防疫手段的反抗和第二次鼠疫大暴发时意大利人的反抗并不完全一致，后者主要是出于经济原因，而非医学或文化原因。

虽然在第三次鼠疫大流行中，印度、中国大陆和塞内加尔的案例经过了最广泛的研究，也最为人所熟知，但在全世界各地的其他港口城市，现代医学防疫手段的实施也经历了起起伏伏。比如，1900 年，对于鼠疫防疫政策的抵制发生在了巴西的里约热内卢、夏威夷的火奴鲁鲁，以及美国的洛杉矶；而北非的开普敦则在 1901 年经历了类似事件。但是，在埃及的亚历山大城以及澳大利亚的悉尼，鼠疫的影响都十分轻微，而到 1899 年至 1900 年，对于鼠疫防疫政策的抵制就已平息。在埃及出现这一情况，可能是因为穆斯林的医学传统和西方医学传统在一定程度上能相互兼容，而政府的卫生政 70
策也尊重了其人民不同的文化背景。在悉尼，卫生部最终转移了关注点，着重控制老鼠的数量，而非隔离病患，事实证明，这一措施在抗击鼠疫方面更为有效。在里约热内卢、开普敦、火奴鲁鲁和旧金山，政府的防疫政策有着明显的种族主义色彩，其主要针对的是当地的有色人种和移民。在里约，无论是政府针对鼠疫的政策，还是人们对政策的抵制，都受到了对另外两种疾病防疫的影响，即黄热病和天花，而后来随着当地非裔巴西人聚居区的拆除，政府逐渐撤除了措施，抵抗逐渐平息。在火奴鲁鲁，为了“有控制地烧掉”病人的房屋，防疫队伍放了一把火，最终意外烧掉了整个中国城，而美国政府从未给予受害者适当的补偿。在开普敦，英国人强迫隔离了非洲的黑色人种，为之后南非的种族隔离制度谱写了序曲。在阿根廷的布宜诺斯艾利斯和美国旧金山，当地政府和媒体进行勾结，否认了鼠疫疫情的出现，对防疫而言，效果适得其反。[190]

反思

因此，从三次鼠疫大流行中，我们可以得出三个教训，一是无论是在过去，还是在可预见的未来，在与诸如鼠疫等疾病的斗争中，医学的能力依然有限。这一结论也适用于其他疾病。虽然现代医学消灭了一部分疾病，比如天花（见下章），但像鼠疫一类的疾病，在很多地区依然是广为流传的风土病，很难从人类历史上完全消失。当然，这还不包括新出现的疾病，这些疾病会为医学带来新的挑战，比如 2009 年的猪流感；此外，以前的疾病也会变异，产生具有耐药性的菌株，导致现有治疗方案无效，比如鼠疫和肺结核。但即使医学不幸对于鼠疫束手无策，就像在第一次、第二次鼠疫大流行时一样，医生也依然相信，通过采取一些手段，他们也许能在抗击疫情方面取得进展。比如 1576 年威尼斯鼠疫时，人们就进行了自我隔离，并从疫区大规模撤离，或许这些措施确实起到了作用。[191] 反过来说，在第三次世界鼠疫大流行中，现代医学在鼠疫面前学会了收敛锋芒，其采取的应对措施也罢、对于细菌的新认知也罢，都只激起了潜在病患的反抗情绪，削弱了防疫措施的效果。因此，现代医学应该在鼠疫一类的疾病出现时作出让步，尤其是如果现代医学的“神奇疗法”被证明并无效果，比如疫苗或是抗生素，或是一时无法获得。此时，现代医学就应该往回看，选择所谓“传统”的方式，比如检疫。而从文化上来说，过去的防疫手段有时既陌生，又令人厌恶，从英国鼠疫医院在印度的情形可见一斑，那么近代社会对此又有何回应？一些防疫措施的后果可能注定会招来抗议，无论这些措施是否符合该社会或文化的习惯，比如家庭成员被迫分离，或经济来源被切断。比如去年，佛蒙特卫生部在一次电话调查中询问我和妻子，万一流感暴发，而又缺乏治愈方案，我们是否愿意在家自我隔离一个月。我们虽然在思想上对这一措施并不抗拒，但其确实会带来一些十分现实的问题，比如我们怎么储存足够的食物？我们在被迫失业之后靠什么撑过这么长时间？我们的社会以及其中的每一个人，都必须决定自己愿意做出多大牺牲，从而在一场可怕的、“类似于鼠疫”的流行病疫情中保全自身。 71

从鼠疫中可以得到的第二个教训是，疾病可以随着动物迁徙或人口流动而传播，所以往往会在全球范围内蔓延，迄今为止，其传播范围由贸易和当时的交通方式来决定。在第一次世界鼠疫大暴发时，疫情主要沿着地中海地区的海路贸易网络传播；第二次大暴发中，疫情则横跨欧亚大陆，沿着蒙古帝国的跨路贸易商路传播；而在第三次大暴发时，以及进入现代以后，鼠疫的传播似乎已经没有了地域限制，可以达到任何船只或飞机可以到达的地方。所以，一些疾病曾经只能在世界某一陌生角落小规模暴发，在当地流行开来，现在却可以成为我们身边的流行病。当然，这就导致我们要更加小心谨慎地防疫，而且只有跨国机构和组织才能对此进行领导，比如世界卫生组织。我们只能希望他们对此做好了准备。

从鼠疫当中得到的最后一个教训是，在疫情中总有赢家和输家，不仅在一个社会文明内部如此，在不同文明之间同样如此。在三次鼠疫大流行中，一些文明曾从中获益，或至少曾试图从中获益：在第一次鼠疫大流行中，伊斯兰倭玛亚王朝的哈里发荣登王位；第二次鼠疫大流行到了尾声时，欧洲在经济和技术上超过了中东；第三次鼠疫大流行中，大英帝国则试图通过鼠疫防疫巩固其在印度的统治。黑死病时期，英格兰的农民阶级似乎从鼠疫当中获得了最多的经济利好，而在埃及情况则恰恰相反。但是，这些影响大多都完全不可预测。比如，英国文官机构试图利用第三次鼠疫大流行，来彰显其帝国医学可以带来的利益，从而强化殖民政府在殖民地人民中的影响。但用一位学者的话来讲，最终结局却是，“引发了公众对于西医和卫生概念的抵制，其规模为 19 世纪的印度之最”，规模
72 之大，“为殖民地权威带来了影响深远的危机”。[192] 虽然对于印度各地的城镇和乡村而言，鼠疫和其防疫措施也带来了混乱、恐怖和社会对立，日常生活由此陷入停滞，但也有一些不光彩之辈通过勒索和犯罪，从中获益。[193] 相反，当中世纪的英格兰政府试图通过劳动法，抹除黑死病带来的经济影响，又以失败告终，却因为解放了农民阶级的劳动力，使其得以释放经济实力，从而获益良多。看到这些出乎意料的结果，谁又能愿意经历鼠疫疫情，只是因为希望自己多少能成为其中的赢家呢？

我们可以确定的是：单纯以其死亡率来说，鼠疫在所有疾病当中最为戏剧化，同时对于社会或文明来说，也会在文化上带来最剧烈的影响，使社会感受到其怒意，无论最后结果好坏。

第二章

天花

天花是一种古老的疾病，历史可能比鼠疫还要悠久。天花的第 73
一次出现可以追溯到最古老的人类文明，比如美索不达米亚、埃及和印度河河谷文明。只要定居的人口数量达到一定程度，就足以支撑天花在人际中传播。天花存在的决定性证据出现在公元前 2000 年的埃及，这些实物证据被保存在一些木乃伊身上，包括法老拉美西斯五世（统治时期为约公元前 1149—前 1145 年）。木乃伊的皮肤上有脓包，这是天花的主要病征。1979 年，天花专家和历史学家唐纳德·霍普金斯在拉美西斯的木乃伊上发现了天花发作留下的皮疹。[1] 与拉美西斯五世同时代的文献是埃伯思纸草文稿（Ebers Papyrus），是现存最古老的医学手稿之一，这份文献也能够证明天花曾出现在古埃及，因为其中涉及对于皮肤病的简单介绍。[2] 另一份关于天花的古代证据则来自印度，是一部梵文医学著作，名为《妙文集》（*Susruta Samhita*），据传是由印度教医生德罕温塔里所著，可以追溯到公元前400年，而其中一些文章可能传承自公元前1500年。《妙文集》中细致地描绘了天花的症状，包括高烧、背疼、虚脱，当然还有发炎并会留下疤坑的皮疹，这一症状来自何种疾病一目了然。[3]

天花由病毒导致。病毒是一种极小的传染病病原体，和细菌不同，并非完整的有机体，需要侵入宿主细胞中来进行自我复制，从而在身体里传播。病毒由核酸组成，不是脱氧核糖核酸（DNA），就是核糖核酸（RNA），后者更为常见。核酸包裹在蛋白质衣壳里，衣壳能够附着到宿主细胞上，并将其刺穿，用宿主细胞的代谢机制
74 来进行自我复制。一些病毒并不只是简单地复制病毒基因，而是使用其RNA模板，来合成DNA，这一过程称为逆转录；而这一类病毒则称为逆转录病毒，其中包括人类免疫缺陷病毒（HIV），也就是艾滋病的致病病原体（获得性免疫缺陷综合征）。此类病毒的感染手段尤为隐蔽，因为其将自己所制造出的DNA融入宿主细胞，使宿主细胞成为“怪物弗兰克斯坦”，难以和健康的细胞区别开来。一旦组装完毕，病毒拷贝便会随着细胞分裂死亡而释放，这一过程称为“裂解”。病毒也很容易改变基因，即所谓的抗原性漂变。同时也很容易和其他病毒进行重组，即抗原性移变。正是通过这两种变化，病毒会进化成更为致命的种类，尤其见于始终在改变的流感病毒毒株。这也使治疗和防控某些病毒导致的疾病十分困难。天花病毒则是一种DNA病毒。

天花最开始可能广泛流行于动物之间，而随着人类驯养动物传染到人身上，最早可能出现在1.1万年到1.2万年前。天花属于正痘病毒属（orthopoxvirus family），其中还包括了能够感染猴子、老鼠、

猫、骆驼、大象、水牛及牛的病毒；牛最有可能是将天花从动物传到人身上的罪魁祸首。[4] 直到如今，牛痘和水牛痘还是能够对人类产生轻微感染，一般通过给病牛挤奶感染。天花病毒有两个主要分类，分别是大天花病毒（*Variola major*）和小天花病毒（*Variola minor*），前者在人类历史上出现得更为频繁，致死率也更高，三分之一的感染者都会死亡。感染小天花病毒就几乎是老天保佑了，其病患死亡率只有 1% 甚至更低，却会保障患者从此对天花产生免疫，甚至对于毒性更强的大天花病毒也能免疫。直到 20 世纪 40 年代，人们才通过电子显微镜看到并识别了这一病毒。但是早在 19 世纪末，人们就意识到了病毒是不同于细菌的微生物，因为通过特殊的精密过滤仪器能够将两者区别开来。天花病毒的拉丁名称 variola，在中世纪时意为“痘”，并且很可能是从拉丁文“有斑的”（*varius*）或是“小脓包”（*varus*）衍生而来。该名称在 6 世纪第一次用于和这一疾病有关的叙述中。直到中世纪结束之际，也就是 1494 年左右，天花才被命名，从而和另一种流行于欧洲的新疾病区别开来。当年，法国国王查理八世的士兵们被围困于那不勒斯，纷纷感染了一种疾病，即“大痘疮”（*la gross verole*），也被称为“法国病”。这是一种性病，有时也指梅毒。当时，伴随着哥伦布的航行，梅毒刚刚从新大陆传播过来，而同样有着皮疹症状的古老疾病则被命名为天花（*la petite verole*），意为“小痘疮”。

天花的症状和其传播密切相关。在经过了 9 天到 12 天的潜伏 75
期之后，病人一般会发起高烧，同时伴有寒颤、反胃、疼痛，有时还会出现痉挛和谵妄。接着，黏膜上会出现红点，包括嘴巴、舌头、上颚和喉头，接着红点会迅速变大破裂，释放出数以万计的病毒，进入唾液，在这一阶段，天花变得极易在人与人之间传染，以飞沫传播为主。之后，病毒会侵入表皮细胞，形成脓包，然后演变成更大的皮疹，内部充满了液体（不是脓液），皮疹会变得透明，然后液体逐渐溢出，直到流干，接着就会结痂、掉落，这一过程一般历时2到3周。天花会留疤，有时也会导致失明，患者皮肤上会留下其特征性的麻坑，永远向所有人表明，该患者曾感染过天花。因为皮疹一般集中在脸部和四肢，所以天花是一种十分显著的疾病，基本上无法掩藏。因此，虽然病患一旦出现症状，就具有传染性，但因为很容易分辨谁正患有此病，所以可以避免接触，减少感染。

痂和皮疹里的液体有时会留在天花患者的衣物和被褥里（16世纪的医生吉罗拉莫·弗拉卡斯托罗称之为“污染物”或疾病的种子），也可能感染其他人，即使这些人从未与病人有直接接触。但天花常见的传播方式还是直接和病人进行密切接触，比如住在同一屋檐下的人往往会相互传染，而且一般发生在身上出现疹子的第一周，也就是病人最具感染性的阶段。部分类型的天花一定会致死，比如“恶性”天花——在这一情况下，皮疹成熟的过程较缓慢，而且在皮肤上始终发红【因此称为“平坦天花”（flat smallpox）】；此外还有烈性天花，或者叫出血性天花——以内部大出血和皮下大出血为病征，有紫癜形成，导致皮肤变黑、眼睛变红，但几乎没有皮疹；最后一种是融合性天花，特征是皮疹相互融合，并且形成一片单一且巨大的皮疹，一旦脱落，就会暴露其下的表皮和组织，很容易遭到感染，因此其患者往往死于二次感染或是机会性细菌感染，而非天花本身。更温和的天花类型则包括小天花感染，一般不太容易留疤，但感染上的概率相对较低，其症状和传播方式与普通天花以及“温和型”天花类似。这一疾病经常与水痘混淆，但前者所感染的群体往往注射过疫苗，且疫苗已经失效。

天花史的主要特点是其对病患造成的后果不同，这一特点既体现在同一个社会或文明中，有时也体现在相互竞争的文明中。因此 76
在这一方面，天花与鼠疫殊为不同，感染过鼠疫的人不会得到补偿，发展出对鼠疫的免疫能力，而中世纪末期的黑死病流行时期，鼠疫在欧洲臭名昭著。虽然并未得到实际证明，但一般来说，人们认为鼠疫对所有人都一视同仁，任何人都会死于鼠疫。当时流行的艺术图案死亡之舞就表明了人们的这一观点，死亡之舞往往和鼠疫联系起来，其成员来自社会各个阶级，以阶级高低从上到下排列，包括教皇、皇帝，往下一直到隐士和穷人，所有人都和死亡一起翩翩起舞。[5] 天花的进程却和鼠疫截然不同。天花的影响不在于像黑死病那样引发了大规模死亡，而在于不是每个病人都会去世，甚至不是每个人都会患病。所以天花就拥有其“倾向性”。对于侥幸获得免疫力的人来说，自己的清白得到了证明，而对于深受其害的人来说，则至少会让自己丧失信心。这也就意味着，和鼠疫比起来，对天花的理解更容易受到其他社会文化因素的影响，比如殖民主义和帝国主义，而不仅限于对疾病本身的理解。相反，对鼠疫的理解则更受到鼠疫自身病理性质的影响，因为鼠疫死亡率极高、传染性极强。此外，人们也应该记住，天花是一个已经被消灭了的疾病，是现代医学已战胜的少数疾病之一，这一点和其他传染性更强的疾病也大不相同，其他传染病至今还在纠缠着人类，比如肺结核、流感，以及鼠疫。

历史上，天花在世界范围内的几次主要流行中，都明确表现出了自身的独特特点，与其他疾病有所区别。天花第一次吸引到古代疾病史学家的注意，是在公元前430年至前426年的“雅典大瘟疫”，由修昔底德所记录。我们已经在绪论中进行过相应论述，辨别了造成雅典大瘟疫的疾病应该是天花，讨论了其如何长期影响了雅典在伯罗奔尼撒战争中的表现。将这场瘟疫归为天花不仅仅是因为修昔底德对于症状的描述和天花症状类似，也是因为其传播速度很快；虽然这场瘟疫似乎在公元前426年就偃旗息鼓，让雅典的人口数量得以恢复到之前的水平，但这场瘟疫出现在战争早期，很可能对于城邦在战争中的表现有所影响，因为这场疫情可能摧毁了雅典著名的形象，使其不再是希腊文明和道德的领袖。或者，借用修昔底德通过伯里克利所作出的评论，雅典不再是“希腊的榜样”——这正是一开始雅典为其战争正名的理由。

但就本文的目的而言，要注意的是雅典大瘟疫与战争同时发生，以及这场瘟疫所带来的感染和死亡只产生了单方面影响，即对战双方中只有一方受到了天花的影响，修昔底德也注意到了这一点。
77 因此雅典人自然而然认为，斯巴达人似乎更不容易感染此病，所以他们向雅典人蓄意传播了病毒，作为其生物战争的手段之一。公元前6世纪，雅典人围攻基拉岛时，就曾使用过这一战术。当时他们在一条小溪里下了毒，而那条小溪是城市的水源，因此雅典人更容易相信下毒的言论。但是，从理性方面来说，修昔底德等历史记录者意识到，城市过于拥挤才是疾病暴发的根源。战争刚开始时，难民大量涌入城市，以求在“长长的城墙”后获得庇护，躲避在乡村造成破坏的伯罗奔尼撒军队。雅典作为国际大都市向外地人开放，伯里克利为了纪念第一位战死的雅典人，进行了“葬礼演讲”，其中大力赞扬了这一政策。正是这一政策以及雅典的贸易导致了瘟疫的暴发，而斯巴达则通过闭关锁国的政策实现了隔离，这一点也记录在修昔底德的文章里。从心理上来说，雅典瘟疫不同寻常的特质使当地人士气低落，但斯巴达人却没有发现这一点，因为他们自己也害怕身染疾病。[6] 但正如我们所见，之后的历史上暴发的天花疫情，远非这一场一般仁慈。

据历史记载，天花第二次大暴发开始于 165 年，发生在罗马帝国，史称“安东尼大瘟疫”。当时正值五贤君中的最后一位皇帝马尔克·奥列里乌斯·安东尼（161—180）在位，他自己可能也死于此病。这场瘟疫到其子统治时依然没有结束，也就是持续到了鲁基乌斯·奥列里乌斯·柯莫杜斯·安东尼奴斯（180—192，也被称为康茂德）在位期间。虽然我们尚无此次瘟疫的确切死亡率数据，但最合理的猜测是，死亡人数大约占整个帝国人口的 10%，其规模显然已足够产生影响，不过其影响并不算很大，因为人口数量很快得到了恢复。但也有人再次认为，天花暴发的时间不巧，当时正值战争期间，帝国正面临着东方帕提亚帝国和北方日耳曼民族的威胁；在这一关键时刻，帝国因为瘟疫而失去了大量战力，对于罗马未来是否能够应对“野蛮人”来说，会产生不利影响，迫使其在日耳曼人中征兵以弥补人数的缺陷。这一政策产生了严重后果，导致了 5 世纪末帝国的终结。[7]

中世纪时，天花的诊断和治疗取得了突破性进展。当时，波斯医生穆罕默德·伊本·扎卡里亚·拉齐（865—925），即西方的拉齐，在阿拔斯王朝的首都巴格达一处医院担任院长，他以自己的诊疗经历，写下了著作《天花和囊虫病论文集》（*Treatise on the Small-*

pox and Measles)。拉齐是第一个明确定义天花症状的人，他将天花和囊虫病区别开来，其差异在于是否出现严重的背部疼痛，但他也注意到，天花的独特病征还有“连续高烧”“全身刺痛”“双颊和眼球发红”，以及“喉部和胸部疼痛”，这些症状都曾出现在修昔底德对于雅典大瘟疫的记录中。拉齐还提供了一系列重要证据，表明当时天花的受害者主要是儿童，也就是说，在中世纪的欧亚大陆，天花已经成为了风土病，在当地经常出现。[8]

78

新大陆的浩劫

人类历史上的天花大暴发中，最具争议、最臭名昭著的疫情出现在西半球的美洲——包括墨西哥、加勒比、中美、南美和北美，始于16世纪早期，持续了100多年。学界对于这一场天花大流行的研究也最为充分。这一场瘟疫对美洲而言，堪称“种族灭绝的浩劫”或“末日”，导致了当地土著人口大量死亡。但我们也要记住，我们在史料里所见的人口缩减，是至少一个世纪的累积数据；而除了天花以外，还有许多其他疾病也对此有所影响，包括一些通过直接接触进行传染的传染病，比如囊虫病、流感、肺鼠疫和腮腺炎，以及一些通过昆虫媒介或污染的水源进行传染的疾病，其中包括斑疹伤寒、腺鼠疫、黄热病、疟疾和霍乱。但天花是最早侵袭美洲的疾病之一，也是最致命的疾病之一，最早出现于伊斯帕尼奥拉岛（现多米尼加共和国和海地），时间是1518年。之后在1520年，伴随着埃尔南·科尔特斯的远征，天花传到了墨西哥，这场远征最后以征服阿兹特克帝国而告终。大约同一时期，也就是16世纪20年代，天花传到了危地马拉、巴拿马和厄瓜多尔，集中在中部美洲和南美。在这个世纪接下来的几十年中，天花在西半球的一些地区重新出现，频率基本上是每 20 年一次；在 1562 年，天花重新出现在巴西，而到了世纪末，又轮到北美的土著遭受天花的折磨。在 16 世纪八九十年代，天花疫情首次蔓延到了美国西南部和墨西哥北部，接着在 17 世纪 20 年代或 40 年代传播到了东北地区。1655 年，天花又在佛罗里达和东南地区暴发，最终在 18 世纪 80 年代肆虐于靠近太平洋的西北部和大平原地区，在这里，天花疫情一直肆虐到了 19 世纪上半叶，直到联邦政府普及疫苗，才最终终结了这场疫情。虽然和西半球其他地区相比，旧大陆的疾病到达巴西和北美的时间较晚，当地人口的分布也比阿兹特克和印加帝国的人口中心更为分散，但其人口减少的数量却和其他任何地方并无二致。这主要是因为巴西和北美地区在非洲奴隶贸易方面十分活跃，甚至比其他地区更活跃，而奴隶贸易也是疾病传入新大陆的途径之一。[9]

关于这场瘟疫究竟夺走了多少人的性命，始终是个争论不休 79
的议题：争论点主要围绕前哥伦布时期的人口数量，要估算这一数量，必然只能依赖于不精确的方式，比如逸事证据、考古发现的手工艺品，以及通过学术知识推测，比如通过一个地区的“负载量”进行分析。以墨西哥为例，据估计，1519 年，墨西哥的总人口数为 300 万到 5800 万，而到 1605 年，则下跌了大约 67%—98%；南美安第斯山脉地区在 1532 年时的人口数量大约是 200 万到 3700 万，到 1620 年下降了 70%—98%。[10] 但就算根据人口下降比例的最保守估计，当地的美洲土著也一定经历了大规模死亡，因此历史学家戴维·诺布尔·库克将这场疫情称为“人类历史上的最大灾难”。[11]

以约翰·达菲、阿尔弗雷德·克罗斯比和威廉·麦克尼尔为代表，上一代历史学家们都认为，疾病是唯一导致美洲种族大灭绝的原因，而除了引入新病原体之外，至于疾病为何能够引起如此大规模的灾难还有其他因素，包括从欧洲向美洲引入的新动植物等。[12] 他们认为，疾病能够在美洲带来这么严重的悲剧，是因为这里是一块“处女地”，这里的人口没有接触过欧洲的疾病。当然美洲土著在前哥伦布时代也会感染传染病，包括痢疾和其他胃肠道疾病、肺结核、真菌和链球菌感染、细菌性肺炎，还可能存在疟疾、黄热病、斑疹伤寒和流感。性病也有所发现，比如梅毒，这可能是土著通过其他方式还给欧洲人的“礼物”。但是，随着每一代新殖民者和奴隶的到来，都会带来不同的新传染病，像海浪一样，一波又一波冲刷着美洲的海岸。这些欧洲和非洲客人带来的疾病再也没有给当地人机会，从任何一次瘟疫暴发中恢复过来，回到之前的人口数量；即使一些人幸存于天花或囊虫病，发展出了免疫力，也迟早会有新的疾病夺走他们的性命。比如，墨西哥在经历了 16 世纪 20 年代的天花疫情后，囊虫病又于 30 年代在当地和美洲中部暴发，40 年代则轮到了斑疹伤寒，同时可能还暴发了肺鼠疫。接着在 50—60 年代，天花再一次暴发于危地马拉和安第斯山区，并伴随着流感和囊虫病，十分致命。而斑疹伤寒又在 70 年代、80 年代和 90 年代初加入其中。[13]

一部分学者认为，除了疾病之外，没有其他原因可以解释美洲土著人口数量的骤减，以及相应的文化活力消退。这一切都发生在哥伦布第一次到达美洲之后，也就是 1492 年往后的一个多世纪中。
80 比如，托马斯·惠特莫尔声称，“整个新大陆上美洲印第安人口持续下降，主要原因是疾病带来的死亡，这一猜测确实无可挑剔”，因为“奥卡姆剃刀规律（即最简单的理由就是最好的）表明，无须猜测还有其他重要原因导致了大规模死亡”。[14] 其他人则与更早期的疾病历史学家持一致意见，比如汉斯·辛瑟尔和亨利·西格里斯特，将部分重点放在了疾病变幻莫测的性质上，正因为这一特点，疾病才能够撂倒历史上的“伟大人物”，比如阿兹特克领袖库伊特拉华克以及印加帝国国王万亚·卡帕克，二者都因身患天花而逝世，从此敲定了美洲文明的命运。[15] 但是，疾病是否的确仅凭一己之力就造就了所有灾难？近来，在新大陆种族大灭绝的研究中，历史学家似乎对这一答案并不满意。

相反，这些历史学家最近就这一问题达成了新的一致意见，认为疾病必须和其他文化因素相互配合，才能合理解释美国土著社会崩溃的原因。而在这一案例中，其他文化因素主要是指殖民主义或帝国主义压迫。或许，最令人信服的论点需要进行比较分析才能得出。换句话说，我们应当类比中世纪末期的欧洲鼠疫，来解释美洲的天花疫情，前者在前一章有所讨论。在早期现代刚刚来临时，欧洲的文化和人口能够从鼠疫的影响当中恢复过来，但美洲文明在瘟疫袭来时，却落入了完全不同的悲剧中，其中的原因是什么？要记住，黑死病绝不比在美洲肆虐的天花更温和，其在欧洲的表现就如同是在“处女地”上肆虐，因为在短短几年内，鼠疫就造成了极高的死亡率。此外还要记住，鼠疫在之后数十年中在欧洲反复暴发，夺走了不少欧洲人的性命，天花在新大陆上也是如此，而且鼠疫也是和其他疾病相互影响，导致了许多欧洲人死亡，尽管欧洲的疾病并不都如美洲的疾病一样致命。[16] 比如，在所有暴发于肯特郡基督教堂修道院的疾病中，三分之一都是鼠疫，夺走了许多修道士的生命，其他疾病还有肺结核，“汗病”（一种神秘的疾病，能致死，病征是寒颤、高烧、排汗，在英格兰最早暴发于 1485 年）、水肿和痛性尿淋漓（疼痛且无法排尿）。这一记录来自该教堂修道院的遗嘱表，其中包含了整个 15 世纪的遗嘱。[17]1382 年，阿维尼翁的作者雷蒙德·沙兰·德·维纳里奥指出，当时存在“许多不同的瘟疫”，包括溃疡性疥疮（皮肤瘙痒或红肿）、肠道蠕虫，以及“间日疟热”（疟疾）。[18]

这两大劫难之间的对比给出了明确答案，即欧洲无须在遭受疾病折磨的同时，面对另一文明的侵略，而且该文明还一心致力于征
81 服。这一入侵文明不仅无情，而且一定程度上，在技术方面远超本地文明，最重要的是，本地人无法承受的疾病，对于侵略者而言却似乎并无威胁。想象一下，如果在黑死病期间，欧洲人也面临着蒙古帝国的大屠杀，而蒙古侵略者对黑死病毫无反应，并不像欧洲人一样容易感染此病，那么侵略者就仿佛是在利用该病作为同谋来侵犯欧洲。在这种情况下，欧洲文明还会如我们现在所见，成功延续下来吗？乍一看，这一想象似乎有些牵强附会，但事实并非如此；仅仅一个世纪之前，蒙古的军队已经打到了维也纳城下，只是因为大汗的逝世导致其撤回东方。而且我们也看到，在 1346 年，卡法的蒙古军队虽然因鼠疫而削弱了力量，却依然通过生物战，将鼠疫传染给了热那亚商人。

最近有学者提出，在许多方面，16、17 世纪的美洲疾病史都与欧洲和其他地区的瘟疫史类似，比如黑死病史。类似点包括：瘟疫暴发的严重性，在当时的欧洲和美洲都平均导致了 25% 到 50% 的

人口死亡；两地瘟疫暴发的条件也可进行比较，都是主要由贸易往来导致、沿着贸易路线传播，并因为其他不利因素而恶化，比如战争。美洲土著对于疾病的回应也和其他文化有类似之处，一方面，美洲人将瘟疫暴发归因于神或超自然的存在，另一方面，他们也寻找其自然病因，而且美洲人也认为，疾病产生于各种元素不平衡，如果要进行治疗或预防，就要让各元素达到平衡。根据安第斯医生的理论，维持生命需要三种流体，包括空气、血液和脂肪，这一点和印度阿育吠陀医学中的能量概念颇为相似，类似的还有希腊的体液系统。而阿兹特克的医学则基于宇宙二元论发展而来，不难让人想到中医当中阴和阳的概念。[19] 与欧洲和中东类似，阿兹特克人也将疾病归因于更高的力量，比如神。他们认为，自己一定程度上冒犯了神，才会导致瘟疫。其治病方式则包括祈祷、放血、饮食（以冷热分）和草药，而且阿兹特克人尤其精通草药。[20]

因此，这场疾病所导致的种族大灭绝虽然发生在新大陆上，但并非如传统所述，是瘟疫史上的一次例外，而应当和整个疾病史融合在一起进行理解。但同时，这一观点的支持者也承认，美洲对于疾病的体验在一些方面特别悲惨，疾病对其来说是一大灾难。美洲与其他地区的瘟疫之间所存在的不同点在于，比起世界其他地区，82
美洲对于许多疾病而言，都是“处女地”。而这些疾病同时在美洲肆虐，造成惨烈的后果。而欧洲、非洲、中国和印度则在古代就有贸易往来，因此疾病能在这些地区的人群中到处传播，形成“疾病池”。因此，和新大陆的情况不同，欧洲的殖民者在这些地区并不存在人口优势。然而，更深远的影响还是来自殖民压迫，与疾病几乎同时出现，一般被称为“黑色传说”，甚至连西班牙的宣传者也这么记录。比如多明我会修士巴托洛梅·德·拉·卡萨斯就在文献中增加了瘟疫中大规模死亡的人数，对这一悲剧进行进一步夸张。在他的叙述中，军队直接占领了新大陆、奴役当地人、强迫他们做苦工以及迁徙，导致了很多人死亡，其数量之多难以计数。虽然学者们对这一情况十分熟悉，但是近来也出现了指责的声音，认为这些记录有所夸大，目的是进行宣传。直到现在，这些因素与当时的种族灭绝之间有何关系，依然尚待研究。[21]

在欧洲，疾病也常常伴随着战争出现，有时是一方掐准了时机。比如，佛罗伦萨就在 14 世纪末 15 世纪初攻打了其在意大利半岛上的敌国，而当时正值鼠疫暴发。[22]但是，这些都无法和欧洲殖民力量趁着美洲疾病肆虐，策划侵略新大陆相提并论，这次侵略不同于欧洲的战争。对于美洲来说，侵略来自完全不同的异域文明，正如上文所述，来自该文明的侵略者不会因当时的流行病而大规模死亡，美洲土著却恰恰相反。在西班牙、葡萄牙和法国的殖民地上，可以确认的是，侵略者并非有意引入会让当地人大规模死亡的疾病，因为这些殖民者还需要依靠当地的劳动力和雇佣关系，来剥削殖民地人民以获取利益。但在北美的英国殖民地，殖民者出于对土地的贪婪，对当地人极不友好，不仅认为他们遭受疾病折磨是一件值得高兴的事，甚至会故意传播疾病。最著名的例子是杰弗里·阿默斯特，他是驻扎在现宾夕法尼亚附近的皮特堡的英军将领。在 1763 年的庞蒂亚克起义中，阿默斯特下令在渥太华人的部落中分发毯子，这些毯子上都残留有天花病毒，因此实际上是一种生物战。虽然一部分殖民者对于土著态度更为温和，不至于威胁到他们的生存，比如在新西班牙、新法兰西的天主教传教士，但他们对于美洲土著所实施的重新安置政策，或称教化集落，也在无意中助长了天花等群体性疾病的传播。这一政策要求整个部落聚集在一起，形成统一的村落，以促使其皈依。这无疑使天花的传播更迅速、更有效。

我也相信，除了疾病直接导致的人口死亡，欧洲的殖民力量也和疾病起了相互促进的作用，增加了疾病大流行期间人口的死亡数量，因为殖民政策大大降低了当地社会抵御疾病、从疾病中恢复过来的能力。从 1348 年开始，至少到 1450 年，欧洲人经受住了黑死 83
病的考验，并最终熬过了人口增长的长期停滞。美洲土著则恰恰相反，除了疾病本身的数量多、严重程度深和发生的时间点不巧之外，当地在文化方面的短板过于显著，使其无法经受住这些考验。比如人们认为，欧洲社会和美洲土著社会都对疾病暴发感到害怕、恐惧、绝望；但我在其他文章中论述过，欧洲人在中世纪晚期对黑死病的反应被过度夸张。许多人文主义学者、医生、艺术家、潜修者甚至修士都曾发表过除了“罪感文化”之外的其他解释，因为“罪感文化”过于病态，而一般认为这一文化正兴盛于黑死病结束后、中世纪晚期的欧洲。[23]

在新大陆上，“黑色传说”和疾病交织在一起，使得“命由天定”的想法更为可信。当时的报告大多来自欧洲的观察者，其中证明了一些当地人会选择自杀、流产、不愿生育，还有一些其他的行为，都是意志消沉、遭受挫败的结果。这一情绪在尤卡坦半岛的《除马尔纳的契兰·巴兰书》（*Book of Chilam Balam of Chumayel*）中也有所见，书中悲叹道：“死亡之气真是具有无穷力量。在我们的父亲和祖父去世之后，又有一半人也去到了另一个世界。野狗和秃鹫在尸体上狼吞虎咽。死亡率高得惊人……我们因此成为了孤儿。我的孩子！所以我们就像回到了小时候。所有人都是如此。我们出生就是为了死亡！”[24]天花很可能是幸存者持有这一悲观想法的罪魁祸首，美洲土著文明对于外表的美丽十分重视，所以对天花造成的毁容也就特别敏感。在一些关于18至19世纪夏威夷岛的研究中，学者分析了流行病在“处女地”产生的影响，发现天花可能是当地人最害怕的疾病，其他疾病则包括囊虫病、腮腺炎、百日咳、水痘、流感和肺结核。但研究还发现，出生率和怀孕率下降，以及男女比例过度失调，才是当地人口数量下降的主要原因。虽然一般认为，梅毒和淋病等性病导致的不孕不育导致了上述情况，但其他因素也起了作用，其中之一就是整个集体都具有断绝自身文明的倾向，导致这一倾向的是“白种人”殖民者和传教士的种族压迫——这一倾向通过流产和自杀表现出来。流产和自杀可能是故意的行为，也可能仅仅是因为漠视或者“社会失范”。这一因素尤其导致了两性人数的不平衡。性病传播广泛可能也有当地文化的助力，比如夏威夷人的开放性文化。[25]

虽然美洲人对于疾病的理解和其他文化十分类似，但应对过程
84 却完全不同。因为他们无法完全按照自己对疾病的理解来进行应对，而必须和另一完全不同的文化作出互动，来采取相应的措施，形成相应的观念。将疾病解释为神的不悦就是一个很好的例子。不仅新大陆的土著认为神因为愤怒而降下了疾病，来自旧世界的入侵者也持相同观点。当地土著人被告知，敌人所尊崇的基督教上帝同样也会降下疾病，就好像只有他们自己的神产生愤怒还不够严重。美国土著因此就在疾病上陷入了两难的境地，他们总是成为疾病这一惩罚的受害者，无论其信仰的神是谁。我认为，天花等疾病在土著中

的传播性更强、死亡率更高，而在欧洲人中则相对温和（对于欧洲人来说，至少在中世纪，天花更像是相对温和的儿童疾病），因此当地人很可能认为基督教的上帝打败了自己信仰的神，[26]而当地人本来就相信神会互相起冲突，比如在阿兹特克神话中，泰兹卡特里波卡（Tezcatlipoca）就打败了羽蛇神（Quetzalcoatl），并将其驱逐。

另一个相似之处是逃离疫区。即使有时家人遭到感染，人们也会选择抛弃他们，逃离疫区。这一点被广泛记录于黑死病时期的欧洲文献中，而在天花流行时期，美洲土著中也有类似的情况发生，虽然后来证明两者情况并不相同。（只有中东的穆斯林文化反对逃离疫区。）我们要再一次强调，两者之间有差异。乔万尼·薄伽丘在黑死病时期抱怨佛罗伦萨的情况时称，逃离疫区可能会切断维系社会的传统群体纽带。而美洲土著逃离疫区则会使一部分欧洲人对其更加轻视，比如耶稣会传教士会留在当地照顾病人，就显得比当地人本身对当地人更为仁爱。此外，当时在天花治疗方面，欧洲人的医药很可能未必比土著的治疗方式更有效。虽然有些人指责称，当地人的疗法会不幸导致病情恶化，比如在汗蒸房里面汗蒸，或冲冷水澡，或是浸没在湖里，但一些欧洲的记录者基本都还是从道德和体液理论方面，对此类沐浴相关的疗法提出了质疑。另一些欧洲的医生则鼓吹以自己发明的汗蒸方式来治疗天花，比如法兰克福的贝尔纳德大师和贝桑松的特奥尔巴德·洛内蒂就提出了各自的疗法。[27]但是因为新大陆上的欧洲医生，比如耶稣会传教士，似乎对天花等疾病免疫，拥有很大优势，而当地萨满和巫师则无法以自己的巫术来治愈疾病，因此传教士恰恰填补了这一空白，并从而能够说服当地人放弃自己原本的信仰系统。这一结论出自对于西北新西班牙地区的

85 研究，其中分析了疾病对于当地文化的影响。此外，耶稣会等殖民机构有现成的思想体系框架，可以直接用来解释天花疫情，使其合理化。[28]

种痘与疫苗

疾病和文化殖民主义之间存在的共生关系，在新大陆体现得淋漓尽致。不过欧洲此时又一次出现了毒性更强的天花，可能是因为一种新型毒株大天花病毒重新从美洲传染回了欧洲。从 16 世纪下半叶起，天花疫情的反复就更加频繁，到 17 世纪末，已成为欧洲的主要疾病，发病率明显超过了鼠疫、麻风和梅毒，堪称欧洲大陆的顶级杀手。造成这一局面的重要原因是城市人口的增加，以及连年不断的战争。两者都加剧了天花等疾病的传播与流行。[29] 但到了 18 世纪，欧洲已逐渐掌握了和天花斗争的工具。提到 18 世纪，就不得不提到种痘技术的发明，这一技术起源于世纪初，天花疫苗则发现于这一世纪末。

种痘，也被称为天花接种，是将经过减毒的天花病毒特意注入人体内，从而产生轻微症状，并获得免疫力。到 17 世纪末，这一技术已经在伊斯坦布尔广为流传，而土耳其人则是从中国或波斯学到了该技术。到了 18 世纪初，一些在伊斯坦布尔的欧洲人开始相互交流他们刚刚注意到的种痘行为，其中最著名的是玛丽・沃利・蒙塔格夫人。她是英国驻土耳其大使的妻子，在 1721 年将这一技术引入了英格兰。大约同一时间，种痘技术也传播到了美洲的殖民地，波士顿的雷韦朗・科顿・马瑟从其西非的奴隶奥内西姆那里习得了这一技术，而波士顿的其他奴隶则报告称，这一举措在西非已实行了很长一段时间，且广为采纳。之后，种痘技术在美国独立战争中也起到了作用，乔治·华盛顿将军命令其士兵进行种痘，从而提前阻止了英国部队进行细菌战，因为英国人基本上都对此病免疫。[30]

1796 年 5 月 14 日，爱德华·詹纳医生在病人身上进行了著名的疫苗注射实验。实验对象是个 18 岁的男孩，名叫詹姆斯·菲普斯。他所注射的是牛痘疮的淋巴液，取自一位牛奶女工萨拉·内尔姆斯手上的痘疮处。这绝非历史记录中首次进行的种痘实验，但却是影响最深远的一次，因为詹纳的实验表明，这种疫苗可以培养出病人对天花的免疫力，而不必经受种痘的副作用。事实上，有人认为，接种疫苗的历史可以一直追溯到印度古代的阿育吠陀医学经典。到 19 世纪，种痘在许多欧洲国家已成为强制性要求。但是当时也有人反对种痘，因为他们担心通过注射疫苗会感染其他疾病，而且疫苗所培养出的抵抗力并非终身有效，比如种痘就不行。讽刺的 86
是，欧洲天花病例的急剧减少只强化了反对种植疫苗者的声音，因为注射疫苗的急迫性也在逐渐降低。[31] 这些反对意见后来慢慢销声匿迹，这是因为出现了更好的疫苗，并且能够重新注射。这里也要指出，虽然疫苗种植项目一直在推进，但天花依然肆虐于“处女地”的人口之中，包括 19 世纪的美洲和太平洋诸岛，以及澳大利亚的原住民，而毒性更强的毒株则在西非引起了重灾，尽管这一疾病在当地已流行了好几个世纪。

19 世纪的欧洲政府不仅在国内面临着拒绝接种疫苗的声音，在国外的殖民地上也碰到了相同的问题。首先映入我们脑海的例子就是大英帝国在印度的经历。英国政府对推广疫苗的态度十分乐观，认为印度人会愉快地接受疫苗接种，并心怀感激，这是西方医学的仁慈与奇迹，能巩固帝国在该地的政治统治。但就和后来第三次鼠疫大流行暴发，英国殖民政府采取措施进行防疫时一样，英国人大大低估了当地人对于疫苗接种的抵制。抵制的原因包括，疫苗接种和印度教信仰起冲突，这是印度独有的一点，比如对手臂进行牛痘淋巴液的接种，会侵犯种姓制度的禁忌，并且会冒犯到神圣不可侵犯的牛。但此外，印度人也和欧洲的反对者有同样的顾虑，比如疫苗是否可靠。印度本身有着悠久的种痘传统和宗教仪式，该仪式围绕着天花女神西塔拉展开，而印度人选择固守自己的传统和仪式。当地的种痘方法也称为提卡达尔。虽然英殖民政府的卫生部门认为本土的种痘方法是牛痘接种的竞争对手，但最终却还是被迫采取了一种更为低调的相互合作政策，依旧把提卡达尔作为种痘的选择之一。一直到 19 世纪末，接种疫苗在印度才变得更为容易，传播也更广泛。[32]

另一次“疫苗起义”则发生在巴西的里约热内卢，也是欧洲的殖民地之一。这场著名的起义发生于 1904 年 11 月。当时，巴西的罗德里格斯·阿尔维斯政府深受英国影响，接受了一位年轻的细菌学家奥斯瓦尔多·克鲁斯的建议，将接种疫苗作为一种人道主义祝福，并认为它是疾病预防的现代化科学方式。在这一方面，巴西政府和印度的英国殖民政府观点一致。但是，城市里的非裔巴西人则更喜欢使用非洲的传统方法种痘，而一些社会学家和巴西寡头政府的政敌也公开反对称，政府实施的公共卫生政策是“卫生独裁”。[33] 对接种疫苗的反对情绪至今也依然存在，反对原因主要是对流感疫苗的担忧。

现代医学战胜的疾病

在20世纪，人类成功消灭了天花，为天花的历史写下了终章。1966年，世界卫生组织宣布了天花根除计划，目标是10年内在全 87
球范围内消灭天花。直到那时，天花依然是南美、撒哈拉以南非洲以及印度次大陆和东南亚诸岛等地的风土病。该项目最后还是成功按原计划完成，几乎是个奇迹。1975年，孟加拉国上报了最后一例大天花感染病例，而索马里则在1977年上报了最后一例小天花感染病例。世界卫生组织在1979年最终宣布，确定天花已经被完全消灭，能够取得这一成就，很大程度上依靠的是“监控—抑制”的策略，即只为天花确诊病例的密切接触者接种疫苗。[34]

现存的唯一争议是，已知仅存的天花病毒封存在美国亚特兰大的疾病控制中心与俄罗斯新西伯利亚州的国家病毒和生物技术研究中心，是否已被销毁尚不确定。世卫组织本来计划在1999年6月30日将病毒最终销毁，但是在2001年的“9·11”恐怖袭击带来的恐慌中，美国总统布什下了命令，无限延期销毁天花病毒的行动。一方面，如果是为了避免天花病毒在小范围内带来的悲剧，那么销毁病毒有其道理，比如在1978年，因为天花病毒从英国伯明翰的实验室里泄漏，导致了一人死亡，并使得实验室的一位负责人自杀。也有人担心，剩余的天花病毒可能落到别有用心的人手里，成为生物恐怖主义的武器。天花病毒如今几乎可以像是在“处女地”上一样蔓延成灾，因为近30年来都不曾有人感染过此病，或是注射过相关疫苗。2000年，人们发现即使是实验室的废弃材料也有危险。当时在俄罗斯的符拉迪沃斯托克，8名儿童被确诊感染了天花，症状轻微，他们之前曾玩过一些从城里的垃圾堆里捡来的玻璃安瓿，其中就曾装过过期的天花疫苗。而另一方面，包括唐纳德·霍普金斯在内的一部分人则声称，应当将活天花病毒保存下来，以作研究之用，并且可以作为一种保险，如果新的疫情暴发，可以用此来培养出更多或更好的疫苗。唐纳德·霍普金斯可能是对于天花最有发言权的人，他曾写下天花史著作，并且还参与了天花教育项目。2004年，世卫组织就通过了对于天花病毒进行基因操作的要求，来研发用于治愈该病的药物。这一行为再次反映了人们重新产生的恐惧情绪，害怕出现潜在的生物攻击。[35]（至今也还没有研发出天花的治愈方式，只有疫苗。）所有一切都再次表明，天花在历史当中扮演了特别的角色，即使现在公认这一疾病已被消灭，即使其命运只掌握在两个仍存有这一病毒的国家手中，该病依然对人们产生着影响。我们只能希望，无论这一争论的结果是什么，天花这一疾病都已封存在历史的书页中。

第三章

肺结核

肺结核是一种古老的疾病，在人类开始畜养家畜的时候可能 89
就已出现，大约可追溯到 1 万年前的新石器时代。肺结核和天花一样，是一种群体性疾病，需要感染者达到一定数量才能在人群中流行开来；只有在动物形成群体、人类会集到城市的时候，才能够形成足够亲密的接触，让这种病成为流行病。肺结核最初由动物感染到人类，是自从驯养了山羊之后，才出现在人类中，而不是在驯养了牛之后。因为导致山羊感染肺结核的牛分枝杆菌（*Mycobactcrium bovis*）菌株，与人类身上的致病菌结核分枝杆菌（*Mycobacterium tuberculosis*）毒株更为相似，而感染牛和羊的结核病菌株并不相同。[1] 但是，鉴于在一具 1.7 万年前的野牛尸体上也发现了结核分枝杆菌，旧石器时代的人类也完全有可能感染过结核病。[2] 和天花一样，肺结核也在古代埃及木乃伊和其他新石器时代的尸体上留下过实体证据，并被考古学家发掘出来。该证据是受害者的脊椎，患者因为骨质疏松，会形成驼背的姿态。古埃及人将此病称为“*phthisis*”（有腐烂之意，可理解为肺痨），希波克拉底在其著作《格言》（*Aphorisms*）中，形容此病为一种消耗性疾病，特点有咳血痰、脱发和腹泻。到中世纪，肺结核往往被称为“瘰疬”或是“国王的恶意”，因为根据法国和英国国王所述，皇室人员的触摸有奇迹般的效果，可以治愈淋巴结发炎而产生的颈部肿大。

90 但直到近代，欧洲的人口数量才达到了肺结核大规模传播的最低要求。在中世纪末，也就是 15 世纪晚期，英格兰坎特伯雷的基督教堂修道院中，导致了最多修道士死亡的疾病就是肺结核，这种病在当地所有确诊的疾病中占了三分之一。[3]17 世纪，“肺痨”（consumption）成为了当时对肺结核的称呼。医院记录以及其他记录都表明，肺痨导致的死亡人数占了全英死亡人数的五分之一，而欧洲则可能有四分之一的人口都曾罹患此病。[4]英国作家约翰·班扬在其 1680 年出版的虚构传记《恶人传》（*The Life and Death of Mr.Baman*）中，为肺结核取了个著名的名字：“死亡的首领”，名不虚传。到了下一个世纪，欧洲死亡人口中的三分之一都是死于肺结核。而大约在 18 世纪和 19 世纪上半叶，肺结核的死亡率和传染率达到了巅峰。接着，在欧洲大陆，从 19 世纪 60 年代开始，肺结核的感染率和死亡率都开始缓慢下降，持续了很长时间，而这一过程在 19 世纪 70 年代才在英国有所端倪。[5]

肺结核的致病菌发现于 1882 年，由德国医生罗伯特·科赫发现【他在下一年发现了弧菌（*Vibrio*），也就是霍乱的致病菌】。科赫还声称，他在 1890 年发现了肺结核的治愈药剂，是一种含灭活细菌的溶剂，他称之为“结核菌素”。事实证明这一药剂尚不成熟，但成为了肺结核皮试的基础，如今就是用进一步研发的结核菌素来诊断肺结核。[6]（只有被感染的人才会对结核菌素产生过敏反应。）真正的结核病治愈药剂发明于 1943 年，是第一剂可以治愈此病的抗生素，即链霉素，由罗格斯大学的生物化学教授赛尔曼·瓦克斯曼和其实验室助理阿尔伯特·沙茨以及伊丽莎白·布吉所发现。[7]之后，现在常用的一些其他药剂也一一被发现，这些药物现在和链霉素配合使用，来治疗肺结核，包括对氨基水杨酸（PAS）、异烟肼和利福平。与此同时，主管里尔的巴斯德研究所的两位法国人阿尔伯特·卡尔梅特和卡米耶·介朗研发了肺结核疫苗，他们在 1921 年首次测试了其所研发的分子式，其中就包含了减毒的肺结核菌株，该疫苗称为卡介苗（BCG）。然而至今，该试验进行之后已经过去了一整个世纪，对于卡介苗事实上是否能有效培养出免疫力，医学专家却还争论不休；一些人认为这一疫苗甚至弊大于利，因为其增加了判断肺结核是显性或隐性的难度。[8]1930 年，卡介苗才研发不久，在德国吕贝克，一批遭到了活肺结核病菌污染的疫苗被误用于 249 名新生儿身上，导致了灾难性的后果，更激化了对于卡介苗的争论。此类悲剧一直困扰着现代疫苗接种，至今依然如此。比如，在 1976
年的美国，一些人因为注射猪流感疫苗，而患上了一种会导致瘫痪 91
的罕见疾病——吉兰巴雷综合征（见第五章）。

社会性疾病

但是在 1943 年以前的一个世纪中，肺结核疫情就一直在缓慢减轻，这确实是一个谜团。为什么在没有发明抗生素之前，就会出现这一情况？在1882年以前，医生甚至不了解肺结核的真正病因。一些人持传染的观点，就像从中世纪开始人们对于鼠疫病理的理解一样。但其他解释也有市场，包括遗传论，以及社会道德行为不端会使人更容易感染此病，比如酗酒或是乱交（会感染梅毒）；此外还有一系列环境因素，包括卫生情况差、压力、过度拥挤和贫困。[9] 甚至在科赫颠覆性地发现了结核分枝杆菌之后，人们依然会争论这种微生物如何在人与人之间传播；事实上，据我们所知，过度拥挤等环境因素确实会让人更易感染肺结核，因为这一疾病如今依然在监狱当中肆虐。[10] 贝拉·艾伯克·弗兰奇曼发起了反对吐痰的运动，作为防止肺结核传播的卫生手段。这一行为颇为正确，因为正如我们所知，肺结核病菌在风干的形式下，更容易依附在空气中卷起的灰尘颗粒上，穿过肺囊泡，深入到肺部。而在人际接触过程中，患者喷出的飞沫体积更大，反而不那么容易传染病菌，而在贫穷地区，随地吐痰也更常见。[11] 从最近的案例中可以发现，患有其他疾病的患者也可能偶然感染肺结核，尤其是艾滋病患者，而艾滋病很大程度上与社会和道德行为相关。[12] 最后，只有十分之一的肺结核细菌感染者会完全发展出肺结核症状，而其余人群则能够将接触到的病菌“锁”在肺部，形成干酪状或纤维状结节，也就是所谓的“结核”。对于这一现象，我们尚未得到完美的解释。个人体质似乎在此起到了作用，比如遗传因素。[13]

不幸的是，在抗生素发明之前，就算当时对肺结核已经有了一定了解，其疗法也都并未起效。放血疗法一直到19世纪中期都是最标准的治疗方式；有时，静脉切开术能够减轻咯血的症状，咯血即从肺部咳出血液，这是肺结核的标志性症状。（英国诗人约翰·济慈曾以此进行自我诊断，将此症状推广出名。他咳出的血滴落在枕头上，称之为“我的死亡许可”。）但是，从我个人对于这一症状的体验来说（由支气管扩张引起，而非肺结核），只有抗生素才能真正将其治愈，因为只要存在细菌感染，就始终会有血液渗入肺部，阻止肺囊泡周围的血管结痂痊愈。到了 19 世纪下半叶，疗养院开始成 92
为流行的肺结核治疗方法，这一趋势首先出现在德国，然后出现在瑞士。瑞士的达沃斯是当地最富盛名的度假胜地，许多国际上知名的人物都会到访此地。达沃斯也是托马斯·曼的小说《魔山》（*The Magic Mountain*）的故事背景所在地。到了世纪末，在纽约州北部阿迪朗达克山脉中的撒拉纳克湖附近，爱德华·利文斯顿·特鲁多建立了“农舍村落”，也是一个疗养胜地。特鲁多是一位医生，他自己就感染了肺结核。

早期疗养院的运行准则是，病人以一种受到监控的养生方式休生养息，做轻微的运动，享受清凉的山间空气，再加上有营养的饮食，或者说大量饮食，至少一天三顿全餐，这样就能够让身体生产治愈的能量，让肺结核痊愈。这并非全新的养生方式，至少在古代就有所耳闻。在 19 世纪早期，前往气候特殊的地区调理身体就已经在肺结核病人中十分流行。当时，人们更喜欢前往气候温暖的地区，比如意大利、南法或西班牙。尽管特鲁多的兔子实验十分出名，证明疗养有减缓病情的效果，但疗养除了能够证实肺结核患者会经历的自然病程之外，是否还起了别的作用尚不清楚；鼓吹者称，把病人和绝大多数人隔离开来会带来许多好处，但我们仍不清楚这些好处是否如其所说一般明显，因为病人往往在 6 个月的隔离期到期后就会出院，但他们此时依然还具有很强的传染性。而且首先，只有很少一部分人能获得进入疗养院的殊荣，一种是早期患者，因为他们仍能被“治愈”，另一种是付得起费用的人。但英美也都有一些慈善机构收治肺结核病人，其运营资金来源于捐款，或是依赖于病人的免费劳动力进行运营。[14]

在抗生素出现之前，肺结核治疗的最后一种方式最为残酷，其效果也不那么明显，名为“萎陷疗法”。在这一疗法中，医生会在病人身上制造人工气胸，也就是将一根空心的针插入胸腔，并引入定量的空气，让肺部萎陷。（有时也会使用石蜡或是油脂来替代空气，从而使胸腔的萎陷更为持久。）虽然这一方法发明于 19 世纪，但到了 20 世纪二三十年代，该技术的使用就达到了顶峰，变得十分流行。这一治疗方式的理论和疗养院一致（这也是绝大多数气胸手术实施的地方）：肺如果能够休息一段时间，就能够自动治愈。虽然胸部的萎陷在理论上会使细菌缺氧，无法繁殖，但这一过程也十分危险，会引起并发症，比如，如果针插错了位置，就会在血液循环系统中造成空气栓塞，这一情况可能会导致死亡。而且萎陷疗法也并非毫无痛苦，尤其是在局部的麻醉剂作用退去之后，病人往往将这
93 种疼痛描述为像是胸口“被驴踢了”或是“被刀刺伤”。此外，如果要维持长期的萎陷效果，就需要有规律地重复这一过程，注入空气，使其“重新填满”肺部。在许多病例中，肺会贴到胸膜上，这是因为肺部存在纤维化的痂。此时就要进行开胸手术，其死亡风险就更高。而最极端的情况是，这一手术会完全移除部分肋骨，称为胸廓成形术，手术期间会切除或移除膈神经，使横膈膜瘫痪，从而让肺部得以永久性萎陷。这对于病人来说会有很大风险，可能会导致大出血及休克。总体来说，之后对于气胸和胸廓成形手术的研究表明，

只有一半甚至更少的病人能够在手术后继续存活几年，这些人往往被用来证明这一极端干预行为的可行性；据估计，在绝大多数病例中，这一手术对于病人的康复而言毫无必要。[15]

鉴于手术结果十分悲观，我们仍需解释为什么在抗生素疗法被证明有效之前，肺结核病例在不断减少。可能性最高的答案是，在19世纪下半叶和20世纪上半叶，西方人的生活水平整体上有所提高，其居住环境更好、饮食更健康、工作环境也有所改善。[16]而在肺结核病例持续减少之前的100多年里，疫情达到了最高峰，这恰巧和西方国家工业革命的兴起与发展时间一致。工业革命带来的是环境的恶化、人口从乡村大规模迁徙到城市，以及对于工人，尤其是童工的无限压榨。[17]肺结核之后的卷土重来也进一步验证了这一猜测：当人们生活水平暂时下降的时候，疫情就会发生，肺结核暴发时一般正值国家处于危机之中或处于紧急情况之时，比如第一次世界大战爆发的时候。显而易见，比起其他任何结论，这次疫情消退最能够展现的是，肺结核是一种“社会性疾病”，至今仍是如此，决定其疫情状况的，远不止这一疾病在某类人群中传播的生物特征。

白死病与吸血鬼

19世纪早期，社会对肺结核的建构达到了高潮。当时人们对“肺痨”进行了重新诠释，将该病浪漫化，甚至冲击了其生物学定义。人们完全不将肺结核当作一种疾病，事实上可以说，当时感染肺痨几乎成为了一种流行，人们将病程想象成一种毫无痛苦的消耗，最终进入济慈所谓的“静谧的死亡”（但事实明显完全相反，病人会因被自己的血液呛住而窒息，或是因为呼吸不到空气而疯狂地大口喘气）。而且一些人甚至希望得病，从而让面容变得憔悴苍白，这是当时十分令人喜爱的容貌，甚至至今也是一些模特努力的方向，有人甚至因此患上了厌食症。[18] 到了 19 世纪末期，人们对肺痨的绝大多数浪漫想象逐渐消失，最明显的标志就是，“肺结核”
94 （tuberculosis）这一缺乏美感的词汇得到了更广泛的使用，这可能是因为科赫发现了这一疾病由细菌导致，人们得以用更为科学的态度来理解该病，也可能是因为肺结核越发被视为多发于贫困环境的疾病。但在浪漫主义时期，许多欧洲的顶级艺术家感染了肺结核，包括济慈、珀西·雪莱、弗里德里克·肖邦、罗伯特·舒曼、勃朗特姐妹和罗伯特·路易斯·史蒂文森（作为病人，他既在达沃斯休养过，又在撒拉纳克湖边休养过）；而在美国，罹患此病的艺术家有埃德加·艾伦·坡、拉尔夫·沃尔多·爱默生以及亨利·戴维·梭罗。[19] 即使许多艺术家因为该病而英年早逝，人们当时也普遍相信，由于罹患肺结核，这些艺术家爆发出了强烈的创作激情，为他们的才华锦上添花。事实上，虽然这些作家的生命注定是个悲剧，但他们却很可能意识到了悲惨命运随时会降临，因此窥见了创作的紧迫性。肺结核在 19 世纪的大部分文学作品中也有一席之地，查尔斯·狄更斯、维克多·雨果、安东·契诃夫以及费奥多尔·陀思妥耶夫斯基等作家笔下的角色都饱受肺结核折磨。除了托马斯·曼的《魔山》之外，和肺结核有关的作品中，最广为人知的是亚历山大·小仲马的小说《茶花女》，其中，选择自我牺牲的女主角玛格丽特·戈蒂埃就死于肺结核（这部小说根据小仲马的经历所写，他曾在现实生活中交往过一位交际花，她在 21 岁时死于肺结核，名为玛丽·杜普莱西）。小仲马的小说以及之后的戏剧给了朱塞佩·威尔第灵感，让他创作了歌剧《茶花女》（*La Traviata*）。而在近代，小仲马的作品又被改编成了电影《茶花女》（*Camille*，1936），由葛丽泰·嘉宝饰演玛格丽特，此外还有电影《红磨坊》（*Moulin Rouge*，2001），由尼克·基德曼饰演莎婷，这一角色的原型就是玛格丽特。

肺结核的文化影响当中，相当有趣的一个小插曲是，该病衍生出了吸血鬼的传说，尤其是在新英格兰地区。人死后尸体会分解，在肺结核这一类疾病中，分解得最厉害的就是肺部，因此有时会有血液从尸体的嘴里流出，让人们觉得这具尸体还活着，并且是通过吸食受害者的血肉而获得了重生。[20] 而另一可疑现象让这种猜测更为合理：往往在相对较短的时间内，来自同一家庭的好几位成员都会感染肺结核。当时的人们对于疾病的传染性还没有清晰的认知，因此吸血鬼的猜测就解释了这一现象。肺结核患者还被怀疑对性贪得无厌，可能也是吸血鬼的传说常常与感官欲望相结合的原因之一，这种特征臭名昭著。从 18 世纪晚期到 19 世纪末，在罗德岛、康涅狄格州东部以及佛蒙特州，男性死者和女性死者的坟墓都曾被掘开，就是为了在尸体上进行一项令人毛骨悚然的仪式。人们相信该仪式能够终止这场超自然祸害：在仪式中，需要有人挖出疑犯尸体的心脏（在人们的描述中，死者的心脏通常鲜血淋漓），然后就近将其烧为灰烬。所有此类“尸体杀手”的案件似乎都始于某个肺结核泛滥成灾的家庭，于是人们开始相信，去世的病患现在正在捕食剩余的 95
家庭成员，而被捕食的家庭成员虽然生了病，但仍然活着。这项仪式中也包含了治疗行为，吸血鬼嫌疑人的心脏在烧完后，灰烬会喂给生病的家庭成员，以期或许能够拯救他或她的生命。来自罗德岛埃克塞特的默西·布朗就是受害者之一。1892年3月，她的尸体在下葬数月后被挖了出来，为了救其兄弟埃德温，因为他也得了肺结核。至少在这个例子中，这一场仪式举行的时间，正好就是科赫宣布发现肺结核致病细菌的10周年，而细菌才是真正从肺结核患者身体里吸取生命力的怪物。[21] 在我自己位于佛蒙特州的农场里，当人们步入丛林，依然能够看到各种遗迹，昭示着人们不顾一切，企图通过各种方式来摆脱肺结核。人们会偶然发觉一些被遗弃的石墙和地窖，像哨兵的鬼影一样站在那儿，守护在半山腰上，提醒着人们其过去的住户曾撤退至此，以求呼吸更健康的空气。

对于肺结核的建构十分浪漫，对鼠疫和天花的解释就截然不同，对霍乱的理解也并非如此。原因并不复杂：我认为可以追溯到不同疾病的客观病征上。我们已经分析过，腺鼠疫和天花会导致身体的极度疼痛，症状暴发时甚至会毁容；而且两种疾病在攻击身体的免疫系统时都十分迅速且突然。霍乱将在之后进行讨论，这种疾病的进程也快得惊人，而且在19世纪的西方审美看来，霍乱的症状十分令人厌恶。而相比之下，肺结核病菌往往能够隐藏、潜伏数年，患者很少能够注意到自己已经遭受感染。而如果最终从潜伏状态暴发出来，变得具有传染性，病人往往会呈现出“苍白、憔悴、虚弱的容貌”【因此肺结核曾经有其他广为人知的名字，如“白瘟疫”（white plague）或是“白死病”（white death）】。至少在19世纪上半叶，追求时尚的美人们都对这种容颜十分欣赏，并且也渴望自己能够拥有。而且即使是最为显眼的症状，即咳血，也能够悄悄掩藏起来，只要技巧性地放好手帕即可，可能直到病程的最后阶段病人才会被拆穿。因此，在浪漫主义时期的大部分岁月里，死于肺结核都曾是一种很好的选择。在肺结核的构建方面，医学和社会诠释相互交织，清晰地展示了实证主义和相对主义对于解释疾病的不同方式。

耐多药肺结核

当前，我们正在书写肺结核在历史上的最后一章，这一章和具有多药耐药性的肺结核菌株（以缩写命名，称为 MDR-TB）有关。这种菌株已经出现，就发生在最近几十年间，此外，现在甚至还出现了广泛耐药的变种（XDR-TB）。肺结核菌株难以杀灭，因为其有一层蜡状衣壳，而变种菌株则通过基因变异，发展出了对于一种或是多种抗生素的耐药性（要记住，病人身体里存在的这一细菌往往数以百万计）。出现这一情况一般是因为，治疗肺结核的药物没有杀 96
灭所有接触到药物的细菌（一般认为是医生的失误，而不是病人的问题）。导致这一情况发生的原因很多：病人没有完成疗程（一般抗肺结核药物联用的“短期疗程”要持续 6 个月到 9 个月）；医生开出药物的剂量出错或不足，无法完全治愈病人的肺结核；药物生产出问题（比如药物不容易被病人吸收，或者包含的有效成分不够）；或者是治疗中心药物不足，无法让病人完成相应的疗程。实际上，在这种情况下，病人就变成了一个孵化器，其体内培育出的菌株远远比其治疗前所感染的类型更为致命，而且他们会将这种菌株传染给其他患者。具有多药耐药性的菌株在 20 世纪 80 年代出现，但另一种远更可怕的新疾病艾滋病也开始让人们付出代价，两者的同时出现或许并非偶然。我们在第六章会详细研究艾滋病，这一疾病会摧毁人类身体的免疫系统；艾滋病人更容易感染肺结核，并且成为耐多药菌株的培养皿。（现在，肺结核是艾滋病人中最常见的“机会性传染病”，会夺走其性命。）在 21 世纪的第一个 10 年即将结束之际，世卫组织做出了报告，其中说明了世界上有三分之一的人口感染了肺结核，每秒都会有一个新感染者，5%—10% 的感染者会培养出一种强毒性菌株。从 2005 年开始，东南亚确诊肺结核的病例数量最多，将近有 300 万例，占全世界确诊数量的 34%，排名第二的是非洲，确诊数量为 250 万例，占全球数量的 29%；这并非偶然，这些地区同样有着数量最多的艾滋病病例。在世卫组织调查的所有国家中，每一个国家所记录的肺结核菌株里，都至少有一类对一种抗生素具有耐药性，而对所有常用抗生素都具有耐药性的肺结核菌株也已经出现。一般来说，世卫组织所定义的耐多药菌株是指对异烟肼和福利平有耐药性的菌株；而这些菌株在苏联地区更为常见。[22]

相关研究中也会引用案例，来说明当前耐多药肺结核引起的危机，最常见的案例是纽约的案例，发生在 20 世纪 80 年代中期到 90 年代中期，这场肺结核大流行中的病例不但有常规肺结核，也有耐多药肺结核。[23] 这场大流行在 1992 年达到高峰期，当时纽约有近 4000 例肺结核病例，大约占全美病例总数的 14%，其中三分之一是耐多药肺结核，占据了全国耐多药肺结核病例数量的 61%。此外，感染了耐多药肺结核的病人当中，23% 都从未接受过治疗，这表明耐药菌株已能够独立传播，无须依靠“土生土长”的原始细菌，而
97 纽约的肺结核病人当中，40% 都患有艾滋病。在那一年之前，肺结核感染率曾一度下降，或至少保持平稳，而当年确诊病例的数量却翻了 3 倍。大部分人都认为，这场危机起源于 20 世纪 70 年代，当时美国国会停止了针对肺结核防疫治疗的单独拨款，并允许各州对

其进行自行拨款。在绝大多数地区，包括纽约州，财政支出都优先倾向其他项目，因为人们当时扬扬得意地认为，肺结核流行已经是过去式了，而这场对于胜利的庆祝显然还为时过早。

最终，纽约城的肺结核大流行得到了控制，很大程度上是因为采取了一项称为直接观察疗法（DOT）的治疗方案。该方案要求病人在监督下完成药物治疗的疗程，现在已为世卫组织所采纳，作为其推荐的肺结核治疗方案。对于耐多药肺结核来说，必须要制定个性化方案来进行治疗，即先要对病人进行测试，确定其所感染的菌株对哪些药物免疫，再使用相应的二线药物进行治疗，这一疗程被称为 DOTS-plus（directly observed therapy short course 的缩写，意为直接观察下短程督导化疗）。采取了 DOTS 疗法之后，纽约城的卫生部门成功改变了疗程完成率低的现状。疫情高发期间，在某些地区，只有不到一半的病人遵循疗程规定，完成疗程，比如在哈莱姆，其依从率只有不到 11%。到了 20 世纪 90 年代中期，依从率已达到了 90%，而耐多药肺结核病例数量也相应大幅减少，下降了 91%。[24]

这一成就虽然令人瞩目，但也付出了代价，而且不仅仅是花费了 10 亿美元的代价；虽然许多病人签署了协议，自愿配合完成疗程以获得一些甜头，比如免费医疗、食物券和交通券，但还是有 47 位病人被迫完成了治疗。他们被隔离在医院的特殊病房里，罗斯福岛上的戈德华特纪念医院，其中有一个共有 25 张床的病房，专门用于这一目的。纽约城的卫生法在 1993 年经过了修改，只要判断病人患有活动性肺结核，“很有可能”将肺结核传染给他人，而且依据病人“过去和当前的行为”，判断其不愿配合完成治疗，就可以对病人进行强制收治。不过，一些人声称，这是一种“敏感手段”，因为病人有权进行上诉，而且还有人对此提供免费的法律咨询服务；此外，虽然尚无切实的证据表明效果，但一般认为，仅仅威胁病人对其进行强制收治，就可以达到劝说其自愿遵守规定的目的，因此在许多情况下都不必真正执行强制收治。[25]但是，一部分人坚持认为，这一法案侵犯了个人自由，其程度前所未有，因为该法案依据的是不遵守规定的准则，而不是因为这种行为对公共卫生直接造成了可量化的威胁，本质上类似于过去对于精神病人和其他传染病人的处理，而且限制性不那么强的其他手段也都还没有试过。[26]

98 类似的两难境地上在历史上也曾发生过，比如说臭名昭著的“伤寒玛丽”（“Typhoid Mary”）事件。当时，纽约城的卫生部门强制扣押了一名爱尔兰女性，名叫玛丽·梅伦，并将她隔离在北兄弟岛的一所医院中，隔离时间从 1915 年一直持续到 1938 年，长达 23 年。因为她虽然身体健康，却携带着具有高度传染性的伤寒病毒。许多人认为命运对玛丽十分残忍，但是在她的厨师生涯中，因为她而感染的病人数量也确确实实达到了 53 人之多（其中 3 人死亡）。（伤寒和霍乱类似，都是通过受到污染的粪便进行传播，玛丽手上可能残留有这一细菌，因为当时洗手的习惯还未广泛推广。）1907 年到 1910 年，她第一次被关入病院。尽管辩护律师根据《人身保护法》提出了抗议，法院却依然判决维持对她的强制隔离。尽管如此，玛丽还是重获了自由，释放的前提是她签署了一份宣誓书，保证自己不再当一名厨师，但她之后违背了这一条约，使用假名担任了厨师（竟然还是在医院）。然而，对玛丽的强制隔离并非只是简单地为了保护公众不受致命病菌影响，因为这一原因无法解释，为什么除了玛丽外，其他数百位健康的致病菌携带者能够获得自由，包括阿迪朗达克山脉地区的“伤寒约翰”（“Typhoid John”），他感染了38位受害者，而其中有两位患者死亡。将一位健康人士视为对公共卫生的威胁，对其进行无限期的强制隔离，实际上是前所未有的行为。纽约的卫生委员似乎下定决心将玛丽作为一个典型，证明一个人即使看上去完全健康，也有可能是疾病的移动携带者；玛丽遭受的一切不幸仅仅因为她是第一个被发现的健康带菌者。此外，玛丽是一名单身女性，性生活混乱，而且还是来自工薪阶层的爱尔兰移民，同时又因为她拒绝和当权者合作，甚至承认自己是健康带菌者，而让人印象深刻。玛丽的一切特征和行为都威胁到了传统观念中体面女性的形象；玛丽和乔治・索柏显然无法友好相处，这位卫生工程师是第一个追踪到玛丽的人，他来自中产阶级，是一位新教徒，受过教育，几乎所有特点都站在了玛丽的对立面。[27]

如果我们再往回看一看，就会发现在19世纪末20世纪初，英国也曾经在印度尝试采取极端的方式，来与帝国内的鼠疫疫情作斗争，然而却遭到了来自当地人的广泛反对，甚至因为当地人的反对而产生了反效果（见第一章）。一方面是因为人们不确信这些努力是否有用；另一方面则是因为这些措施违背了传统文化价值观，也并未考虑到当地人的情绪。可以说，我们远比前人更了解肺结核等疾病的传播方式，并且在现代的西方文化中，人们也更能够接受当权者和医学对于日常生活的渗透。纽约城卫生部门出于自身抗击耐多药肺结核的职责，采取了极端措施，这似乎也得到法院、媒体，以 99
及绝大部分公众的赞同，只有一小部分人例外。原因是，虽然心肠柔软的人可能会考虑到宪法上的问题，而反对这一做法，但相比之下，耐多药肺结核的威胁还是更可怕一些。然而，我们必须意识到，在这一起事件中，只有社会边缘的一小部分人受到了直接影响；如果社会主流当中的大部分人都遭到强迫，如果亲人们在这一过程中被迫分离，又会发生什么？可能只有情景演练或是好莱坞电影会参考这种情况，而我们还从未在真实世界中经历过这种考验。

虽然纽约城的抗疫工作以成功告终，但要完全消灭肺结核，前路还十分渺茫。比如，不是每一个人都认同 DOT 治疗方式；又比如，俄罗斯的耐多药肺结核病例数量在全球排第三，很大程度上是因为其监狱系统人数严重超负荷，成为了疾病的孵化器。而也是在俄罗斯，人们出于文化上的原因，直到最近为止，始终对 DOT 疗法颇为抗拒。俄罗斯卫生部的许多大臣都坚信，人们应该往回看，采取苏联的方式来治疗肺结核。这种治疗方式进程缓慢，需要一个一个病例单独处理，主要依赖 X 光片来诊断，并以手术治疗。[28] 俄罗斯人不愿接受 DOT，可能完全是出于一种对本民族的自豪感。该问题直到 1995 年才得以解决，但即使在那之后，也直到 2007 年，俄罗斯才得以在全国范围内统一实行 DOT 治疗方式。一直到过去 10 年间，当地肺结核病例数量的上升率才最终有所放缓，这也绝非一种巧合。但是其他问题依然存在，包括未能及时侦测和上报新病例、病人依从率低，以及 DOT 管理成功率低、监狱里肺结核病例数量极高（虽然当局尝试着改革，但监狱里依然过度拥挤，空气质量调节依然糟糕），以及大量病例存在艾滋病联合感染。[29]

其他人则指控 DOT 的要求过于“大家长式”，而且很“专制”，对于一些文化来说难以遵循，因此其他治疗方式也应进行考虑，比如可以自愿执行“药品固定剂量复合制剂”疗法（人们预测这一方式能够鼓励病人完成疗程，因为只需要吃一片药，很方便）。[30] 但研发上市有效的抗肺结核新药物是一大挑战。制药公司的预测是这一投资“投入高，商业回报少”，因为“绝大部分感染肺结核的人都是年轻的穷人，来自发展中国家”。[31]【这是2005年的电影《不朽的园丁》（*The Constant Gardener*）中的主题。】近来，科学家对于肺结核的基因进行了排序，从而获得了一些保障，来解决“冬眠”的细菌。“冬眠”指一部分细菌会在身体里蛰伏，从而对抗生素产生抵抗力，在日后又会重新恢复活性。但是这一研究要取得完全成功，或许还要再等上数年。近期内更有希望的项目可能是研发更有效的卡介苗，这一研究已在进行中，其目标是以根除天花运动的成功为模型，用疫苗来消灭肺结核。[32]

肺结核也有潜在的病因，比如贫困。这一问题要难处理得多， 100
尤其是肺结核与贫困两者紧密相关，而且互相促进：肺结核会在过度拥挤、营养不良、不卫生的环境当中肆虐，而穷人最有可能生活在这种环境中。同时，此病对于贫困家庭打击最大，因为病人会失去收入，又增加了医药费开支，常常导致诊治遭到拖延，以及出现错误诊断。[33]此外，肺结核还是很有可能在全球范围内传播开来（比如通过飞机传播），因此富裕国家也不能忽视贫困国家当前所经历的危机。因为肺结核传播速度快、传播方式简单，一次接触就可能立刻感染几十个人，所以对于防疫来说，时间十分关键。这一挑战很大程度上由人类自身造成，尤其是耐多药肺结核。这一问题让人感到讽刺，因为正是治疗变成了诅咒。但是人们似乎也取得了共识，那就是人类能够征服肺结核，只要我们能够召唤起意愿、聚集起财力、发挥聪明才智，就能够实现这一目标。

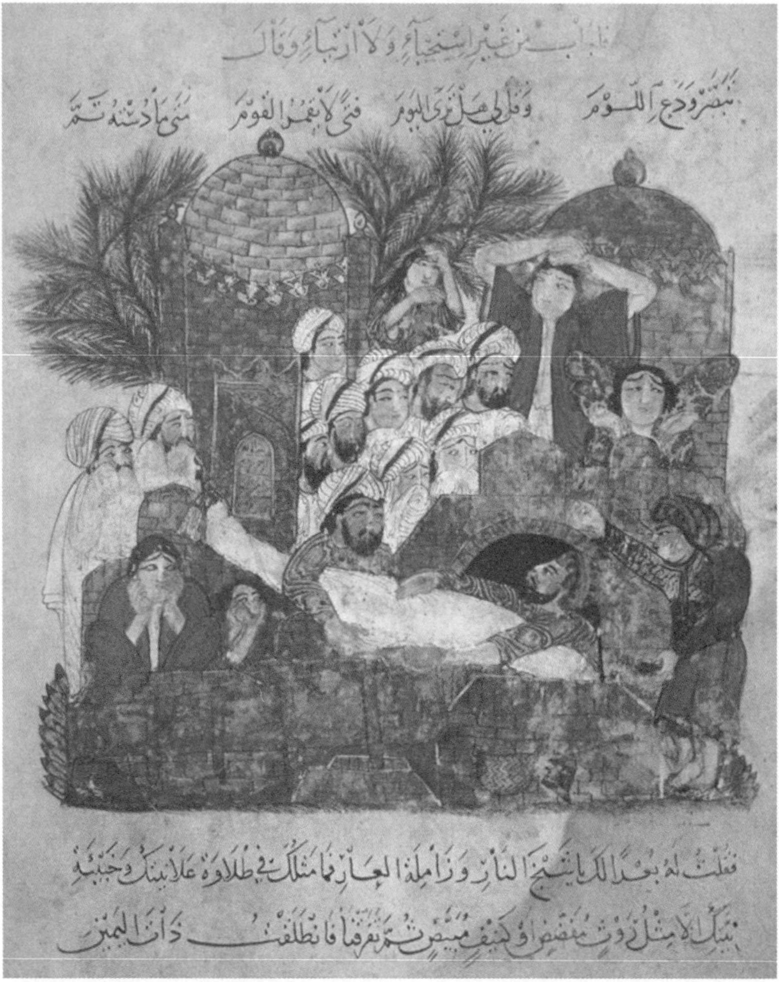

下葬一位鼠疫病人，选自《集会》(*Al Maqamat*)。作者：阿尔 – 哈里里，来自波斯学派。时间：14 世纪。

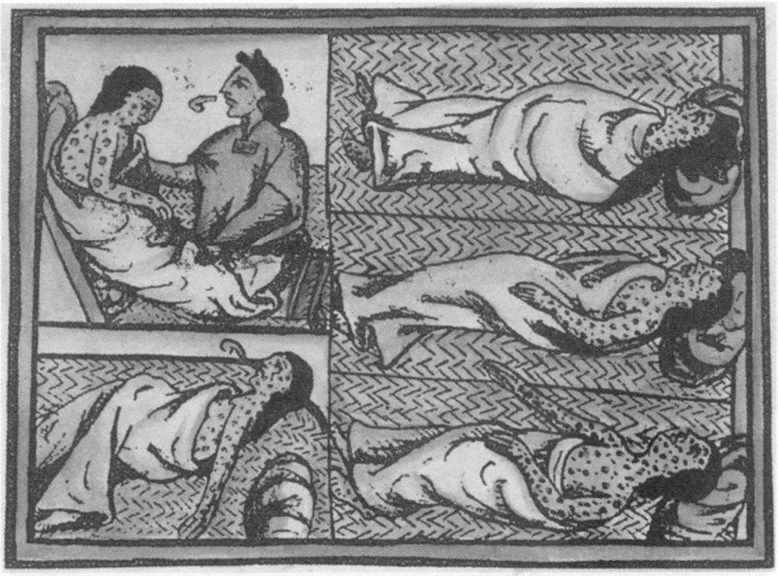

墨西哥天花疫情。一名阿兹特克人从西班牙人处感染了天花，一位医师正在照顾她。出自贝尔纳迪诺·德·萨哈冈神父写于 16 世纪的专著——《新西班牙事物通史》(*A General History of the Things of New Spain*)。

格兰杰库藏，纽约

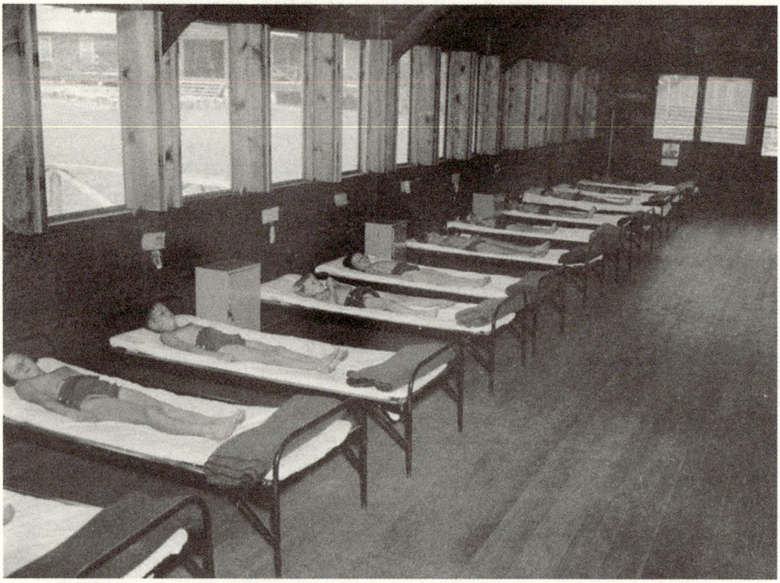

1938 年，位于美国华盛顿的肺结核收治营中，感染肺结核的儿童每天被强制休息 15 个小时。注意这里有许多打开的窗户，是为了让新鲜空气流入。

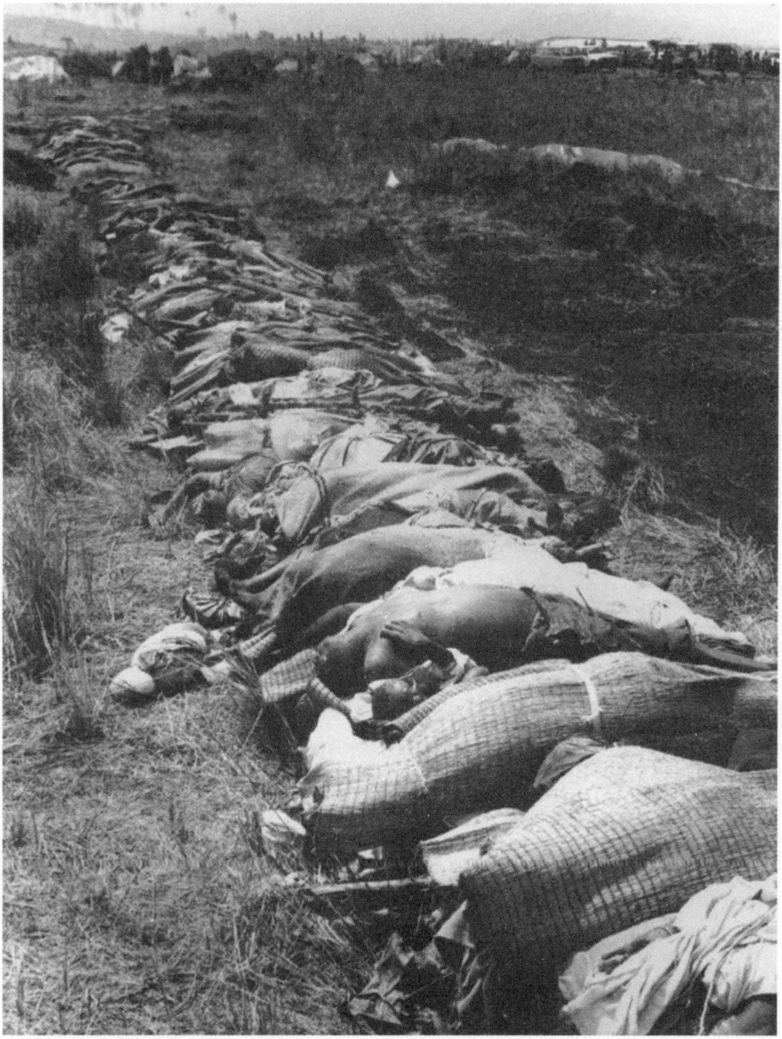

死于霍乱的卢旺达难民尸体。1994 年 7 月，这场疫情在戈马的难民营中暴发开来。图中的尸体正待下葬，将葬于刚果基布姆巴难民营附近的集体坟墓。

© Howard Davis/CORBIS

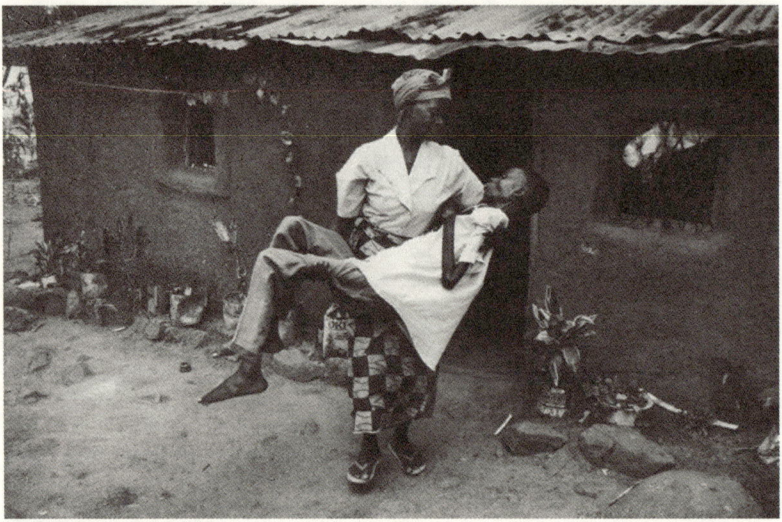

一位来自坦桑尼亚的母亲把她 30 岁的儿子抱出门，让他坐到阴影里。她的儿子名叫约瑟夫，是一位艾滋病人，摄于 2000 年。

© Giden Mendel/CORBIS

第四章

霍乱

和肺结核一样，霍乱也常常与19世纪联系在一起，并且也由 101
细菌导致，致病菌为霍乱弧菌（Vibrio cholerae），呈逗点状，由罗伯特·科赫在1883年发现，为此，他解剖了来自埃及亚历山大和印度加尔各答的病人尸体。[1]霍乱这一名称来自胆汁（choler），即胆汁质，这一体液通常和消化道疾病相关。霍乱的影响与其说在于其致死性，不如说体现在其症状。在欧洲、俄罗斯和美国，霍乱的死亡率基本从来没有超过2%—3%。但在其他国家，死亡率要高得多，尤其是在印度、东南亚、北非、加勒比海区域以及南美，在这些国家和地区，霍乱的死亡率能够高达10%—15%。[2]但是，欧洲人十分害怕霍乱，仅次于对鼠疫的恐惧，很大程度上是因为其症状十分恐怖，而且来得毫无预兆。霍乱的症状包括无法控制的腹泻和呕吐、肌肉痉挛疼痛，以及皮肤呈现出一种警示性的蓝色（因此也被称为“蓝死病”），面容也会变得憔悴。这一切都是因为该细菌的毒素会导致病人迅速脱水。这种毒素会反转小肠内膜的渗透过程，使小肠分泌含盐的液体，以供细菌繁殖。虽然霍乱弧菌通常在胃部就会被胃酸和酶摧毁，甚至唾液也能够将其毁灭，很难感染，但是如果摄入了足够数量的细菌，就会有细菌进入肠道，然后开始攻击小肠内膜，产生“米汤样”粪便。霍乱在病人之间的传染方式一般是，含
102 有带菌粪便的污水混入了未经处理的饮用水。此外细菌也可能转移到食物里，并在其中存活数天。由于血压突然下降和休克，病人几个小时内就会虚脱，因此据称，一个早上还十分健康的人，感染了霍乱后，晚上就会死亡；病人也可能会晕倒在街上，躺在自己的排泄物中。（这种情况下，大约一半患病者都会去世。）[3] 因此就 19 世纪的审美来说，死于霍乱极为耻辱，更不用说该病所带来的疼痛和恐惧，相比之下，死于肺结核则被浪漫化为“静谧的死亡”，两者形成了鲜明对比。只有黑死病和天花所带来的恐怖，才能在严重程度上和霍乱症状所导致的恐惧相提并论，甚至有所超越。

霍乱虽然在世界各地都有所发现，但最初的发源地可能是印度，更确切地说，是孟加拉地区，因为几乎每一次大暴发都起源于这一地区。历史学家细数了历史上的 7 次霍乱大暴发，第一次始于 1817 年，发源于印度孟加拉；1817 年以前必然也出现过霍乱疫情，但是我们很难从那时的史料里辨别霍乱和其他胃肠道疾病，比如痢疾或腹泻。这一场疫情持续到了 1824 年，暴发的地区基本上仅限于印度、东南亚、中国、日本、中东和俄罗斯南部。1827 年到 1835 年发生了第二次霍乱大暴发，这次暴发将霍乱牢牢地钉在了欧洲和美国人的记忆里，其中 1832 年尤为关键。第三次大暴发从 1839 年持续到 1856 年，该病在此次暴发期间第一次传到了南美，尤其是

巴西，以及北非的大部地区，最西到达了突尼斯城。在 1863 年到 1875 年的第四次暴发中，绝大多数撒哈拉以南的非洲地区也被纳入了霍乱在世界上的传染网络中。到了第五次和第六次大暴发，也就是 1881 年至 1896 年及 1899 年至 1923 年，这一疾病导致的最高死亡率基本上集中在东方，包括埃及、阿拉伯半岛、波斯、印度和菲律宾，但欧洲和俄罗斯也出现了几场令人瞩目的疫情，包括 1892 年的德国汉堡疫情和 1910 年至 1911 年的意大利那不勒斯疫情。而第七次也是最后一次霍乱大暴发始于 1961 年，发生在东南亚地区，其致病菌为该病的另一种菌株，名为埃尔托（El Tor，1905 年第一次辨别出该生物型，出现在埃及的隔离营），并一直延续至今。[4] 到了 2007 年至 2008 年，印度、伊拉克、越南和大部分撒哈拉以南的非洲地区都曾报告过霍乱病例。但近年来的霍乱疫情中，感染率和死亡率都低于过去。这一疾病始终存在于第三世界的部分地区，成为了当地的风土病，很大程度上是因为当地卫生条件差，以及缺乏安全的饮用水供给。[5]

霍乱与社会矛盾

和肺结核一样，霍乱的社会构建也十分复杂。但社会究竟如何
诠释霍乱，却始终是历史学家争论不休的议题。传统上认为，霍乱 103
将 19 世纪的欧洲社会分为了两大阵营：一方认为，霍乱是一种人对人传播的疾病；另一方则认为，其主要由环境因素导致，比如瘴气、贫穷、污秽等。两种解释都有相应的防治方式。传染论基本上流行于统治阶级的保守派中，而反传染论，即本地论或感染论，则得到

了进行贸易活动的资本新贵、自由主义政派以及自由贸易者的支持，他们建议通过卫生手段，提高卫生环境来控制疾病。两者的观点都可以追溯到欧洲中世纪和早期现代，在与鼠疫的斗争中找到先例。事实上，正如一些历史学家所称，霍乱的病原学解释并非总是能完全套用到这两派的解释中；而且事实上，这两种观点往往在一套理论中混合到一起，这也正反映了霍乱真正的传染病学特点，这种混合型解释也被称为“酌情传染”。[6]

通过研究 19 世纪的霍乱，历史学家也得以分析疾病和社会矛盾之间的关系。尤其是，欧洲在 19 世纪 30 年代暴发霍乱时，正处于社会动荡时期，比如巴黎的七月革命就发生于 1830 年，在这一场革命中，法国推翻了查理五世和波旁王朝，拥戴了奥尔良公爵路易·菲利普上位。19 世纪 30 年代始终处于七月革命的余震中，这场革命开启了不同社会阶级之间的对抗，其矛盾则可追溯到一个世纪之前的法国大革命时期。1832 年 6 月，霍乱突然暴发于首都巴黎，人们毫无准备，进一步恶化了阶级之间的矛盾。工人和平民主义者否认该病的存在，或是将其归因为政府和统治阶级密谋的投毒行为。这种对病因的解释可以追溯到中世纪的黑死病时期，但是在霍乱疫情中，这种怀疑特别可信，因为病人表现出了胃肠道症状，从医学上增添了这一怀疑的可能性。此外，当时托马斯·马尔萨斯提出的经济学理论对疾病持正面态度，认为疾病对人口数量进行了必要的控制，这一理论则被认为是政府的动机。医生成了替罪羊，是人们发泄愤怒的主要目标。人们认为医生是政府的潜在代理人，政府通过他们来推动所谓的“公共卫生”，而暴民们也因此常常聚集在霍乱医院门外。与此同时，贵族和上层阶级人士则认为，霍乱可以是国家力量进一步干预、控制社会下层阶级的借口，不仅仅是因为霍乱会引起暴动以及其他威胁公共秩序的活动，也因为下层阶级的贫穷和脏污正是霍乱的病源，是疫情发生的根本要素，阻碍了启蒙运动的进行和文明的建设。随着霍乱从贫民窟这一发源地传染到更体面的社区，贫民窟的问题就引起了特别关注。1848 年，社会主义革命横扫了欧洲，1849 年，第三次霍乱疫情接踵而至，但这一次 104
似乎不再和社会对立之间产生关系，很大程度上是因为统治阶级自信心有所提高，认为天主教教会以及其他潜在的敌人对自身的威胁降低，而将矛头转向了社会主义，将其视为当下秩序的主要威胁，疾病则已不构成障碍。下毒的指控显著减少，对医学人士的敌意也大幅下降，至少在法国是如此。[7]

1832 年，其他国家也爆发了对于下毒的恐惧和随之而来的暴动，比如俄国，当地的替罪羊则主要是外国人。但这一动荡并没有为俄国社会带来长期改变或改革，只是孕育了和西方医学类似的启蒙医学。[8] 英国则和法国一样，大众对霍乱的恐惧和怀疑指向医院和医生，但原因却和法国有所不同。英国人没有指控医生下毒，而是担心霍乱的受害者们得不到体面的安葬，担心他们的尸体被送到解剖学校作为解剖材料。一般来说，只有罪犯和拒绝以基督教方式下葬的人才会受到这种对待。霍乱暴发时，英国正饱受“盗尸者”的困扰。“盗尸者”就是尸体偷窃者，一般是一些犯罪分子，他们往往以团伙的形式对坟墓进行盗窃，甚至做出更可怕的事，来为解剖系的学生提供原材料；最著名的案子发生在 1827 年至 1828 年的爱丁堡。此案中，威廉·伯克和威廉·黑尔一共谋杀了 17 人，并将尸体送到爱丁堡医学院的罗伯特·诺克斯医生处。（凭借黑尔的证词，伯克最后因为这一罪行而被判以绞刑，之后他的名字衍生出两个单词“burking”和“burker”，即“杀人并出售尸体，以供解剖”及“杀人并出售尸体者”，尸体盗窃以及盗窃者从此以后逐渐变得广为人知。）在霍乱疫情期间，一位 4 岁的男孩死在了曼彻斯特的天鹅街霍乱医院。人们打开他的棺材后发现，一块砖放在了男孩头颅的位置作为替代，而他的头颅已经由住院医生罗伯特·奥尔德姆带走，以供解剖。这位男孩的祖父带领了 3000 人聚集在医院门口和医院内，他们进行了暴动作为复仇。讽刺的是，男孩的祖父也是一名爱尔兰人，名字也叫黑尔。[9]

从长期来看，很难说盗尸在之后的霍乱疫情中产生了怎样的影响，因为在 1832 年，议会通过了《解剖法》，英国公众的不满很快消失殆尽。同年，英国还通过了《改革法案》，扩大了选民基础，除去了“衰废市镇”。1892 年，德国汉堡暴发了一场严重的霍乱疫情，夺走了 8000 多人的性命（大多是贫民），但这座城市并未经历任何社会动荡，只有大约 4 万中产阶级市民因为恐慌而出逃，而在前一
105 次霍乱暴发时，也只出现过一次暴动。一份研究认为，这一现象证明，此时欧洲人已经“医学化”，即已经屈服于为了控制疾病而采取的专制手段，并将其视为个人自由和当地传统应该作出的牺牲，以换取整体的健康。[10] 但是，这一观点可能并非真实情况。1884 年，那不勒斯暴发了疫情，在当地人之间激起了一股对于下毒的“恐慌”，矛头直指吉普赛人，而另一次疫情发生于 1910 年至 1911 年，也是欧洲的最后一次霍乱暴发，意大利当时大约有 1.8 万人死于霍乱。这场疫情掀起了一场席卷各地的大众运动，名为罗肯迪里（*Locandieri*），此次运动是为了抵抗政府在国家中部地区实施的高压

卫生政策。而在那不勒斯，当地的人们和媒体显然和城市当局进行了合作，完全否认疾病的存在，这一隐瞒行动十分成功，这场 20 世纪初发生于那不勒斯的霍乱疫情甚至没有记录在历史学家的作品中，直到近来才有所改变。如果这是群众的“医学化”，那这种“医学化”并不合理。[11]

帝国的工具

历史学家研究 19 世纪霍乱疫情的另一价值在于，如果要研究疾病如何成为“帝国的工具”，霍乱的案例必不可少。而“帝国的工具”，换句话说，即欧洲国家在美洲、非洲、亚洲的殖民地上实行的帝国主义政策中，疾病所扮演的角色。这一点尤其体现在大英帝国在印度的统治中。印度是霍乱的发源地，当地的卫生部门（其采取的是反对传染的理论）基本上是以卫生的手段抗击霍乱，就和其在 1896 年第三次鼠疫大流行中的防疫方式一致。但是，英国在印度采取的医学干预受到了阻碍，其程度甚至超过了对鼠疫预防的阻碍。而且殖民政府似乎从未认真实施过他们认为必要的手段，比如对前往布理的剑圣神庙等印度教神庙朝拜的人数进行限制，其原因在于相关花费过高、担心伤害当地人的情感（尤其是在 1857 年的印度民族起义之后），以及对于霍乱病因的不确定。1866 年，国际卫生大会在君士坦丁堡召开，会上表明朝圣者是霍乱暴发的“最主要原因”，这一声明得到了麦加霍乱疫情的证实。麦加是世界上最受欢迎的朝圣地点之一，当地的霍乱疫情暴发于 1865 年，导致了 1.5 万名朝圣者死亡。尽管如此，英政府对于印度朝圣者的管理依然松懈。[12]

就驻印英政府的政策而言，霍乱和鼠疫的一大重要不同之处在于，当 1817 年，霍乱首次暴发于孟加拉地区时，本土的阿育吠陀医学和西方医学提供了颇为类似的手段，两者的理论基础都是体液理论和瘴气理论；英国医生虽然坚持认为自己的医术更为高明，但依
106 然十分愿意借鉴印度本土的治疗方式，同时他们也认为霍乱和亚洲地区的迷信传统相关。1831 年，法国人亚历山大·莫罗·德·琼斯提出，印度教的朝圣传播了霍乱，他还夸大了当地霍乱导致的死亡人数到 1800 万。英国的卫生官员则在 1868 年评论道，布理剑圣神庙的庙车只呈现出了一种“花里胡哨又低劣”的场景。[13] 但是，我们也会看到，欧洲人同样会相信不理性的观点，比如他们自己的医生会毒害他们，并且拒绝政府采取措施将他们“医学化”，有时甚至会以暴力抵抗，这一切在 1831 年至 1832 年尤为明显。

但是到了 19 世纪中期，在约翰·斯诺等一部分医学先驱的努力下，英国和欧洲大陆在理解霍乱的真正病因方面突飞猛进，尽管还是存在着不同的解释。因此，很难说在英属印度，是否仅仅因为“绅士的资本主义”只追求自己的利益，就导致了这些进步举措无法拯救印度的数百万人口。[14] 事实上，印度的英国政府在不同时期颁布了不同的霍乱政策，这些政策阻碍了印度以殖民政府的西方医学为模范，对自身的医学进行彻头彻尾的改造，而到 19 世纪末，为了应对鼠疫而作出的努力也是如此。英国从未吸收过这一惨痛教训，没有意识到先进的医学手段在与印度的霍乱作斗争方面，能取得的成果有限，因为其从来没有真正研究过医学在控制霍乱时有何限制。从霍乱疫情一开始，印度人就指责英国政府侵犯了印度教传统，并谴责当地人对于殖民统治的顺从，他们认为这才是导致霍乱在印度

多发的原因。[15]

而与这一情况形成鲜明对比的是，美国就从霍乱疫情中实实在在地吸取了教训。1898 年美西战争结束之后，美国占领了菲律宾群岛上的西班牙殖民地，当地在 1902 年暴发了可怕的霍乱疫情，夺走了超过 10 万人的生命。瘟疫暴发前，当地刚刚经历了长达 3 年的独立战争，即针对美国统治的起义。和英国政府在印度应对鼠疫的经历类似，美国政府为了控制霍乱疫情而采取了高压政策，包括在隔离营隔离病患和其密切接触者、摧毁病患房屋和个人物品，或对其进行消毒。当地人因此逃离疫区、隐匿病患，反而延长了疫情持续时间，甚至传播了瘟疫。美国政府于是不得不撤回政策，对当地人的情绪作出妥协。[16] 而北非突尼斯的例子表明，在霍乱防疫方面，殖民地人民对于西方医学措施的抵制并非总是出于对于殖民力量的反抗，在突尼斯，这种抵制情绪主要还是来自传统力量对于现代化的抵抗。从 18 世纪开始，突尼斯统治者曾对西方医学和科学进行大力宣传，称其比当地的穆斯林传统更为先进。比如，由欧洲人主管 107
的卫生委员会在当地实施了隔离措施，帮助突尼斯人几乎完全逃过了 19 世纪 30 年代的霍乱大暴发。但到了 1848 年至 1850 年，事实证明了隔离措施无法避免疾病从埃及和阿拉伯传入突尼斯，而且这一措施同时遭到了一部分欧洲人和当地穆斯林的抵制，前者是因为反对传染说，后者则是和另一部分欧洲人一样，散播谣言称外国医生下毒导致了疾病的暴发。当时，40 位名为穆罕默德的行政长官共同进行祈祷，以求神的帮助。这些行政长官都自称自己是先知的后代，因此都名为穆罕默德。似乎正是这一举措让疫情得以在 1850 年夏天停止，而医生们的努力则以失败告终。因此，当地的穆斯林更加偏爱他们所推崇的传统病理观念，比如灵怪和魔鬼，认为这些超自然的存在会用箭穿透病人，让他们染上霍乱。到了1856年，霍乱再一次暴发时，新上任的首领穆罕默德·贝公开禁止了隔离政策，事实上，他禁止了任何卫生委员会所推荐的政策，也就是前一次疫情中采取的防疫手段；但是，从长期来看，突尼斯所进行的医学改革并未因此中断，始终对当地造成影响，让当地人逐渐接受了西方医学。[17]

污水传染理论

最后，和鼠疫疫情一样，霍乱疫情也表明，现代交通方式大大加快了疾病在世界范围内的暴发，比如火车和蒸汽船旅行就传播了疾病。在我看来，霍乱疫情中，最重要且最振奋人心的经验是关于怎样找到解决霍乱的方式——该解决方式甚至至今也仍在使用。即使当时距离提出细菌理论、发明现代抗生素治疗方式都还有几十年，却也找到了应对的方法。比如，1854年，一位来自约克郡、在伦敦行医的医生约翰·斯诺绘制了伦敦当地霍乱疫情的地图，证明了该病通过被“微生物”污染的饮用水进行传播，一锤定音。（作为一名麻醉师，斯诺倾向于否认主流的瘴气理论。）当时，有两家公司同时为泰晤士河边的同一个区域供水，一家的水源受到污水污染，而另一家没有，结果导致了完全不同的感染率，和阶级以及其他因素完全无关。最出名的是，斯诺以苏活区布罗德街的水井为中心，向四周辐射开来，来绘制霍乱感染的地图，他自己就曾经住在这条街上。当时恰逢有婴儿死亡，有人将已经用不到的尿布在污水坑里清洗，而污水坑里的水漏进了这条街上的水井，污染了这口井。周围不使用这口水井的人，比如劳动救济所的穷人们和一家啤酒厂的员工，就没有感染霍乱，虽然人们认为这些人的道德和社会地位低下，应该是该病的易感者。一位名为苏珊娜·埃利的患者住在离汉普斯特德大约4英里之外的地方，但却感染了霍乱而后去世。她故去的丈夫曾经在布罗德街上的雷管公司工作，因此她对该工厂外面水井里的水十分怀念。正因为她喝了那里的水，才感染了疾病。当斯诺说服该教区的保护协会取缔了布罗德街的水井后，当地的霍乱疫情就销声匿迹了。[18] 斯诺绘制地图的例子表明，仅仅通过改变传播环境，就能够抗击霍乱，并获得胜利。无独有偶，人们在20世纪消除了黄热病和疟疾疫情，也是通过消灭蚊子这一昆虫媒介所达成。这一行动由威廉·戈加斯主持，当时美国正在修建巴拿马运河，而他担任首席卫生官。戈加斯最终在1905年至1906年达成了这一目标。[19]（疟疾病例近来有所上升，在撒哈拉以南的非洲地区尤为严重，一部分是因为人们用DDT等杀虫剂来控制蚊子数量，所带来的有害副作用导致了复杂的后果。） 108

不难发现的是，虽然我们相信斯诺在《论霍乱的传播方式》（*On the Mode of Communication of Cholera*）一书中提供的证据，但对该书作者的同胞们来说却并非如此。霍乱并未能促使所有地区都进行类似的公共工程改造，来消灭该病——比如，英格兰和纽约城当地的卫生委员会就没有采取措施。[20] 直到1866年，伦敦当局才采纳了斯诺的污水传染理论，并采取了措施，但当时斯诺已经去世。1858年，伦敦的私人厕所排泄物漫出了下水道，出现了“恶臭”，这才促使当局进行了下水道治理。[21] 甚至在1883年，科赫分离出了霍乱弧菌，为一切提供了决定性证据，也无济于事——在1892年汉堡的霍乱疫情中，科赫就来到了当地，但也未能保障他所建议的所有措施成功实施。科赫所推崇的《国家传染病法》也未能通过，直到 1900 年鼠疫对德国造成威胁后，情况才有所改变。[22] 那不勒斯则在 1910 年至 1911 年对于霍乱疫情进行了隐瞒，主要是因为希望保障移民流动，而这一流动为其带来了丰富的利润。当地也采取了低调的手段来控制疫情，但毫无疑问，隐瞒的行为阻碍了对于疫情的控制，而这也和当代孟加拉和菲律宾的情况类似，在 20 世纪 80 年代，两国不再上报霍乱病例，因为害怕出现贸易禁令以及旅游业缩水。[23]

霍乱最有效的疗法是直接向病患的血管里注射盐水溶液。同样，这一疗法早在 1832 年，就由一位鲜为人知的英国医生托马斯·拉塔设计，并试验成功。[24] 至今，补液疗法仍是最常见的霍乱治疗方案，尤其是在该细菌对抗生素进化出了耐药性之后，比如对四环素的耐药性。[25] 但是，因为拉塔提出了这一疗法的理论基础是化学理论，并不能简单匹配到当时任何医学传统当中，比如体液理论，所以在他的一生当中，这一疗法都未曾被广为采纳。而与此同时，一些效果十分有限而且对人体有害的疗法却常常得到采用，比如放血（直到 1892 年汉堡暴发霍乱时，放血依然是当时常用的疗法之一），以及服用通便药物和其他催吐药物，这一方式虽然在历史上
109 一直都受到认可，其起源可以追溯到古代，但其实和霍乱所需要的治疗方式背道而驰，因为该病会耗尽身体中的液体。其他“疗法”就仅仅是些奇怪的治疗手段，比如用蜂蜜封住肛门，以期堵住不受控制的腹泻，但注定是白费力气。[26] 这一切都表明，人类社会的防疫方式和治疗手段有时可能尚不成熟，但也有可能是社会自身还缺乏智慧、远见，或是尚未做好心理准备，来接受正确的疗法和防疫方式。

第五章

流感

流感是病毒感染，就和天花一样，但是流感病毒和大天花病 111
毒、小天花病毒比起来，基因要不稳定得多。因此，其种类也比天花病毒更多，而且还在不断发生改变。所以如果要用疫苗来控制流感，挑战也比控制天花要更大。流感病毒就像是一个“移动的靶子”，在不断复制 RNA 的过程中，始终在进行基因突变。这种病毒通过入侵宿主细胞，来获取代谢机制，从而复制自己的 RNA；据估计在一个细胞内，每 5 到 6 个小时，流感病毒就能制造并释放出 100 个复制品。正因为其复制效率高（无须“校对”，即纠正其中的错误拷贝，而 DNA 就需要进行纠正），流感病毒很难定位。流感病毒外层有保护膜，或称衣壳，由蛋白质分子组成，又称抗原。免疫系统中的抗体能够识别抗原，并作出反应。但流感病毒的衣壳一直在进化，既有激烈变化，也有小幅度变化，前者叫作抗原性移变，后者叫作抗原性漂变。因此，我们可能永远也无法像 20 世纪 70 年代消灭天花一样，“战胜”流感病毒，或者说，根除流感病毒。从这一方面来看，流感病毒更类似于人类免疫缺陷病毒（HIV），即艾滋病（人类免疫缺陷综合征）的致病毒，这一病毒将在下一章详细讨论。最近还发现，流感病毒会攻击、抑制人类的免疫系统，在艾滋病中人类免疫缺陷病毒同样如此，而流感病毒这么做是为了给病毒创造时间，在肺部进行复制。

因为流感病毒的复杂性，其分类系统十分精细，总共被分为三
112 大“类”，分别是甲型、乙型和丙型（根据核蛋白抗原分类）。就目前所知，只有甲流病毒会在人类当中导致大规模流行性感冒。而甲类流感中，流感病毒可以进一步分类，其依据的是衣壳进出宿主细胞的方式，即根据血凝素糖（H）和神经氨甘酸酶（N）两种糖蛋白进行分类，其中前者一共有 15 类，而后者有 9 类。这也是新闻和文献在讨论相关大流行的致病病原时，对不同类型的流感病毒进行命名的方式；比如，人们认为，H1N1 病毒就导致了 1918 年至 1919 年的流感大暴发，而最近其又导致了 2009 年的流感疫情。我们尚不清楚的是，流感病毒的移变和漂变是交替进行，并仅限于发生在已经识别的几种抗原组合中，还是抗原始终在进化，我们注定每次都会遇到新的蛋白质。[1]

所有已知的传染病中，流感或许是传染性最强的一种；流感比天花的传染性更强，因为流感病毒和人鼻病毒一样，会导致普通的感冒，尤其是如果其攻击的细胞是上下呼吸道细胞，但是该病毒最终也会分散到身体的另一部分，比如大脑或神经系统，导致出现其他疾病和相关症状。因此，流感尤其容易在人与人之间传播，传播方式为打喷嚏、咳嗽，或者仅仅是呼吸也有可能传染。而且因为病

毒比细菌小了500倍，所以和细菌性呼吸道疾病的患者比起来，比如肺鼠疫或肺结核病人，流感病人咳嗽或打喷嚏一次，所释放出的病原体要比前者多得多；这不仅会让周围的人更容易感染流感，而且病毒也更有可能深入肺部，更不容易被咳出来。（1910年至1911年的东三省肺鼠疫大流行中，伍连德医生推荐使用纱布口罩来保护医护人员，而这一措施在1918年至1919年的流感疫情中，就没有起很大作用，原因就在于此。）此外，流感病毒在脱离宿主的情况下，能够保持传染性的时间长达48小时，因此人们遭到感染可能是因为呼吸进了受到污染的灰尘，也可能是在触碰到了受到污染的物体后，比如门把手和家具，接着吸入了手上的病原体而导致感染。之前的禽流感疫情也表明，流感能通过胃肠道系统进行传染，即通过食用受到感染的禽肉，或饮用受到污染的水进行传染，这种情况至少发生在动物到人的传染过程中。[2]

感染了1到2天后，流感的典型症状就会出现，包括高烧、发冷、头疼、身体酸痛、虚脱、无精打采，有时也会呕吐或拉稀。在最糟糕的情况下，会接着产生细菌性或病毒性肺炎，因为流感和肺炎之间存在一定协同作用：流感能够为肺炎感染做好准备，反之亦 113
然。[3] 要注意，在这些症状出现之前，病人就已经具有传染性，些人感染了流感病毒后，可能几乎不产生症状，实际上就成为了流感病毒的无症状携带者。[4] 但是流感的症状在其他病症中也很常见，很难仅通过其症状，就确定历史上的某次瘟疫是流感暴发；通常，如果该瘟疫的模式为传染率高，死亡率低，那么大多数学者心里就会确定这是一场流感，因为这是流感的典型特征。[5] 流感病毒通常在人体里停留3天，就完成了其生命过程，之后，病人就基本上能完全恢复。流感导致的死亡比较罕见，绝大多数流感疫情中，平均大约 0.1% 的患者会死于该病；这些不幸之人要么很年幼，要么年纪很大，都是在前现代时期的高风险人群。当然也有例外，即 1918 年至 1919 年的流感大暴发，其平均死亡率骤升至 2.5%—5%，在一些地区甚至更高，而且其中死亡的青壮年病患数量要多得多，年龄大多集中在 20—40 岁之间。这场流感的感染率在普通流感中也前所未闻，大约 25%—50% 的人口都感染了该病，但众所周知，我们很难确定具体数据，因为对病患数量的统计并不如死亡统计一样严格。[6]

流感同样也是季节性疾病，一般在南北半球的冬季暴发，在热带地区的雨季暴发。但有时，流感也会分成数波来袭，比如 1918 年至 1919 年暴发的流感。在那一次暴发中，历史学家注意到该病接连几次来袭，第一次较为温和，发生在 1918 年春季到盛夏；第二次疫情最为严重，几乎立刻始于夏末，延续到秋季；而第三次，也就是最后一次暴发，病情又变得温和，始于 1919 年初，持续了数月。[7] 2009 年下半叶，流感再一次在美国暴发，在 9 月和 10 月达到顶峰，而并未出现在通常流感肆虐的季节，比如 12 月和 1 月。一般认为，社会和自然环境因素共同造成了流感的季节性变化。当天气变糟糕时，自然而然就容易出现过度拥挤的情况，从而助长流感的传播，但同时，病毒也总在湿度低、阳光少的情况下更有活力，冬季的气候就很合适。在寒冷或下雨的天气中，人们要抵抗糟糕的天气，对病毒的免疫能力就会变差。但是，考虑这些因素时，我们仍会产生疑惑：对小白鼠的实验发现，即使在温度和湿度相同的情况下，流感暴发依然有季节性规律。[8]

以上仅是流感的流行病学特征，这些特征将该病和我们曾讨论
过的其他疾病区别开来。和鼠疫、天花或霍乱比起来，流感的症状 114
并不令人印象深刻，既不剧烈，也不持久。大多数情况下，无论在某一地区，还是在世界范围内，流感都是突然暴发，然后很快平息下来，一般仅仅持续数月，只有少数人会死于流感，其中一部分本来就所剩时日无多。因此无论过去还是现在，人们都容易忽视流感，甚至可能觉得该病和严重的感冒相差无几。但是，1918 年至 1919 年的流感暴发则完全颠覆了固有认知，流感不再是一种看似温和的疾病。这场瘟疫横扫了社会各个群体，和鼠疫的“死亡之舞”类似。一些病例令人印象极为深刻，病人就像感染了霍乱一样，脸色发蓝或是发绀（青紫），而且痊愈者身上则会留下印记，就像天花病人脸上的痘坑一样清晰可见。然而出人意料的是，这场流感有时表现得就像是最可怕的流行病，会夺走患者的生命，其致命性堪比黑死病。同时，这场流感也像其他流感一样，致死率低，传染性强：虽然这场流感导致的死亡十分可怕，但绝大多数感染者依然能康复，一些人甚至不会感染上该病。这场流感的感染率高于其他流感，易感人口范围更大，在部分群体中死亡率较高，其影响尤其广泛，传到了世界上每一个角落，即使最偏远的地区也没有遗漏。也就是说，流感还是流感，只是这一次的病毒是一种更为可怕的类型，势必会在人们脑海中留下刻骨铭心的记忆。虽然历史学家阿尔弗雷德·克罗斯比称，对他那一辈而言，这场暴发于 1918 年至 1919 年的流感是一场“被遗忘的疫情”，但这场疫情其实留下了深刻的阴影，之后每一次流感重新出现，人们都担心其会发展为类似的大流行。[9] 这场流感是历史上最为致命的一场瘟疫，死于这场瘟疫的人数甚至超过

了死于黑死病的人数。根据最近的估计，在流感肆虐期间，世界范围内死于该病的人数在5000万到1亿之间。这场疫情为什么会发生？疫情到底如何进展？答案至今还在探索当中。

在分析臭名昭著的1918年至1919年大流感之前，我认为应该先回顾一下流感的历史。流感病毒在地球上已经存在了数百万年，其自然宿主是鸭子和其他野生水禽，这些动物中许多对流感基本免疫，因此只是病毒携带者，通过排泄粪便来传染病毒。当人们在4000年前开始驯养鸭子时，流感病毒成功实现了物种间的传播。但是，现在人类所感染的流感病毒毒株早在新石器时代就已经出现，也就是在8000年前。随着人们驯养其他动物，尤其是猪和鸡，流感
115 在人类当中形成了风土病，分布在古代世界的各个地区。（除了以上物种外，马、狗和猫也会感染流感。）但是，从古至今，人类世界中绝大多数的流感疫情都起源于东南亚，因为当地有着古老的稻田养鱼传统。在这一传统中，稻田里会养鸭，鸭子能吃掉杂草，鸭粪能成为稻田的肥料和鱼食。而在这锅微生物大乱炖中，猪的加入则让流感病毒更容易在人畜之间传播，因为和鸟类比起来，猪在解剖学上更接近于人类，能够同时感染人类和鸟类身上的流感菌株，从而成为各类流感菌株的“混合器”，让菌株得以混合，产生新流感病毒，引发大流行。[10] 然而流感病毒也能直接由鸟类感染人类，历史上就曾经出现过这一情况。事实上，现在一般认为，1918年至1919年大流感的病毒就是直接从鸟类感染到人类。在过去至少10年中，世界各地肆虐的禽流感病毒也是直接来源于鸟类。

古希腊医生希波克拉底也许是第一个记录下流感的人，他在《流行病》（*Epidemics*）中描述了这一疾病，该书作于公元前4世

纪。一直到中世纪，流感可能一直都归于“发烧”“感冒”和“黏膜炎”的门类。“流感”（influenza）这一术语来自意大利语，从1504年开始被广泛使用，用于描述因为行星的“影响”（influence）而在人群中大规模流行的疾病；但这一词汇的现代含义直到18世纪才出现，同时另一个词汇也开始被用来指代流感，即“grippe”。在英国和欧洲，16、17世纪就出现了流感病例的可靠记载，但很有可能当时的疫情只零星出现，而并非大规模暴发。[11] 出现这一情况的原因有很多。一种解释是，当时的健康手册、疾病论文和养生疗法都建议人们不要食用水禽，不仅因为这种“水分过多”的肉会导致血液稀释、容易腐败，而且因为这些动物所吃的食物往往生活在肮脏的死水里，不干净，甚至有毒。[12] 虽然当时的人们不可能知道水禽是流感病毒的天然宿主，但这些建议能减少流感在人类当中流行的可能性。至少在欧洲，医生们就提出了此类建议，减少了流感的暴发。此外，虽然远东可能是古代流感的自然发源地，但欧洲人前往远东的路途太遥远，人数也很少，还不足以让流感成为世界性流行病。

18世纪以前，流感从未大规模流行过。但到18世纪，交通速度更快，而且战争也在世界范围内打响，使得流感大暴发成为可能。
流感的传播方式与鼠疫不同。鼠疫是一种基于老鼠和跳蚤传播的疾 116
病，会沿着粮食和货物的运输道路传染，而流感则必须等到现代科技发展之后，才能在距离很远的地点之间进行人际传播，从而在大范围内传染开。此外，当时的城市也开始飞速扩张，人口密度快速上升，尤其是在18世纪下半叶，工业和农业革命兴起之后。一般认为，流感的大范围暴发发生在1729年至1730年，1732年至1733年，1761年至1762年，1781年至1782年以及1788年至1789年，其中 1781 年至 1782 年的大流行尤其严重。1761 年至 1762 年的流感疫情期间恰好发生了七年战争，这场战争从 1756 年持续到 1763 年。七年战争是第一次实际意义上的全球冲突，是欧洲各国在美洲和印度殖民地上的相互竞争。虽然我们很难得到切实的数据作为证据，但这场大流行的感染率高，死亡率低，是典型的流感疫情。根据当时的记载，这场疫情持续了数月，范围从东到西横跨欧洲，起源在俄罗斯，但也有人怀疑在 18 世纪 80 年代，亚洲就出现了疫情；而在一年后，流感还从欧洲传染到了美洲。18 世纪的医学对于流感暴发的判断更细致、更精确，而且医生所使用的方法也更加明智，但传统病理思想仍有影响，人们依然认为疾病通过瘴气传播，支持污染的理论，而放血和拔火罐也依然是治疗的主流方式。因为流感是一种相对轻微的疾病，至少不如鼠疫和天花严重，只有少数人会死于此病，所以医生不会常常使用催吐这么激烈的手段进行治疗，他们一般首先建议病人多休息，并食用有营养的食品，这一建议至今也仍然管用。[13]

到 19 世纪，上个世纪出现的趋势依然在继续，但速度却有所加快：随着蒸汽船和铁路技术的发展，跨洋和跨陆旅行的时间大大缩短；欧洲国家实行殖民主义和帝国主义，建立了广袤的帝国，其影响遍布世界每一个角落；工业革命全力发展，城市飞速扩张，人口快速上升。这一切对于流感的暴发和扩散来说都极为有利。在医学方面，人们开始用新方式来解释和治疗传染病，这些前所未有的理论和方法振奋人心。天花疫苗就是例子之一，此外医学界还意识到了病原体的存在，并识别出了许多疾病的致病菌。但是，这些进步非但没有真正应用到流感方面，事实上还让医生产生了错觉，觉得自己已经掌控了疾病。在19世纪早期，瘴气论的影响力依然超过细菌论，甚至放血疗法也依然受到欢迎。但是至少就流感的死亡率来说，欧美国家已经进行了更为精确可靠的数据记录。1831年流感第一次暴发，同时霍乱也横扫了欧洲，第二次、第三次暴发则分别发生于1833年和1837年，最后一次暴发的死亡率远高于前两次。117
而从1889年到1891年，又接连了发生了三场流感疫情。19世纪的最后一次流感暴发则发生在1899年至1901年。俄罗斯再一次被认为是疫情的发源地（因此人们称之为“俄罗斯流感”）。根据最保守的估计，在欧洲和美国，至少100万人死于这场大流感。此次瘟疫中遭到感染的人可能对于1918年出现的毒性更强的流感病毒产生了一定抵抗力，而1918年的流感则主要感染青壮年（他们在1889年的时候都还尚且年幼）。一些学者认为，1957年的流感中出现的病原体H2N2毒株在19世纪末也曾活跃过。[14]

1918年至1919年流感大流行

现在我们来分析所有流感暴发中最严重的一次，这场瘟疫在1918年至1919年间三次来袭，席卷了整个世界，其传染率和死亡率都很高。之后所有的流感疫情都会和这场流感进行对比，尤其是近年来引起恐慌的禽流感（H5N1），以及2009年的H1N1流感。1918年至1919年大流感显然再也不是一场“被遗忘的流感大流行”。随着克罗斯比在1976年对疾病史进行了突破性研究之后，出版市场上涌现了大量关于疾病的叙述性历史研究。[15]除了基于美国或欧洲背景的传统逸事性叙述之外，现在也出现了更多关于世界其他地区的流感研究，内容涵盖其病理和社会影响。

对印度的研究就是其中一例。印度是全世界受流感疫情打击最严重的国家之一。最近的研究估计，在 1918 年大流感中，当地的死亡人数大约在 2000 万，几乎是第三次鼠疫大流行中死亡人数的两倍。如果按照全世界死于流感的总人数是 5000 万来算，那么印度一个国家就占据了 40%。该国的流感疫情表明，这一疾病与贫困密切相关。在印度社会，低级种姓的感染率远高于高级种姓。原因可能是，低级种姓营养不良，又缺乏周到的照料，而充足的营养和照料都有利于提高抵抗力，防止机会性细菌感染。此外，印度的例子也表明，即使一个国家远离第一次世界大战的前线，并未因为战争的原因而造成大规模人口流动，流感也可能在其人口中不幸传染开来。在印度，英国人建造的铁路网络和拥挤的城市都大大加快了流感的传播，而 1918 年夏天，雨季降雨量不足，引发了饥荒，最后导致流感的死亡率高达 6%—10%。因此在印度，该病的帮凶不是战争，而是饥荒。[16] 疾病、战争和饥荒这三大问题在坦桑尼亚则同时存在。那里曾是德国在非洲的殖民地，战时被英国接手。在当地，流动的军队和难民不仅传播流感，还抢夺土地。被抢夺的土地也无法再进
118 行耕种，因为农民都已死于流感。这些问题共同产生作用，导致当地该病的死亡人数达到了总人口数的 10%。[17] 在印度，战争也对流感的防疫产生了影响，但并非直接影响。战争分散了英国政府的注意力，致使政府未能采取更有效的防疫手段，当地报纸也批评了政府的不作为。英国政府更依赖于和非政府组织合作，以在疫情期间提供医疗和住院服务，可能是从 1896 年孟买的鼠疫暴发中吸取了教训。此外，虽然当时已经提出了细菌理论，但不幸的是，西方医学

依然无法解释流感病理，也不能治疗该病，因此慈善医院和其他医疗组织还是更愿意采取阿育吠陀医学或尤纳尼医学进行治疗。然而传统医学却备受政府打压，因为政府盲目地相信“西方医学已经掌握了一切答案”。[18]

在其他第三世界的国家，比如比属刚果、加纳以及荷属东印度群岛（今印度尼西亚），流感死亡率都和印度相当。但此外流感也传播到了世界上更为偏远的地区，比如阿拉斯加的腹地、加拿大紧邻北极的地区，以及太平洋南部岛屿，如西萨摩亚和汤加。在这些地区，流感就像来到了“处女地”一样，其疫情的严重程度可以和 16 世纪在新大陆肆虐的天花相比，当地一半甚至全部人口都因感染流感而死亡。但这不仅仅是因为当地人之前没有接触过该病。一份对于加拿大北极圈附近流感疫情的研究发现，感染流感的家庭缺少食物和木柴，他们本来依靠哈德逊湾公司分店的长线供给来获得生活必需品，但这些线路如今却因为疫情而中断；饥饿与寒冷显然也会增加感染流感的概率。世界上其他偏远地区，比如澳大利亚、美属萨摩亚群岛和阿拉斯加的费尔班克斯城，则因为与世隔绝，成功防止了流感的暴发。[19]

对于 1918 年至 1919 年的流感疫情研究中，更为轰动的一项进展则是，通过现存的解剖样本，成功复原了致病病原体的基因。这些样本保存在马里兰州罗克维尔的美军病理学研究所，在阿拉斯加的永冻层中也仍存在。研究使用的样本一部分来自两位年轻士兵，他们于 1918 年 9 月在美国的军事基地病逝，另一部分则来自一位因纽特女性，她在 1918 年 11 月死于流感，逝世于白令海峡边的一个村庄中，村里只有 8 人活了下来。在 1996 年到 2005 年，该研究

所成功通过研究样本修复了 8 个基因组成的病毒基因对，并用其复
活了一个 1918 年大流感的病毒，在小白鼠身上进行了实验。[20] 但不
是每一个人都赞同这种弗兰克斯坦式的实验，实验对象还是如此致
119 命的病毒怪物，[21] 但该实验也确实提供了一些珍贵的历史信息。研
究发现，1918 年的 H1N1 病毒毒株毒性尤甚，能够迅速在肺部繁
殖——比普通的流感病毒快了好几千倍，因此其激活的免疫反应也
会失去控制，这在现代医学中被称为“细胞因子风暴综合征”。（细
胞因子是一种原子，能让血液中的免疫细胞白细胞迅速前往身体中
受到感染的部分，接着免疫细胞刺激分泌更多细胞因子，形成循
环。）而这只让情况变得更糟糕，肺部开始充满各种免疫细胞，血
液和组织也渗入肺囊泡，从而摧毁肺囊泡，导致病人窒息。现在也
将这一症状称为急性呼吸窘迫综合征（ARDS）。1918 年至 1919 年
间的解剖者也观察到了这一点，患者的肺部、甚至有时整个腔体都
充满了泛着血沫的液体，正是这些液体导致了该病最剧烈、最吓
人的症状，即脸色青黑、皮肤发绀（血液缺氧的表现），以及耳
鼻流血。[22] 细胞因子造成的症状在最近新兴的疾病中也能观察到，
这些疾病同样也十分致命，比如埃博拉和其他出血热、汉坦病毒肺
综合征（HPS），以及严重急性呼吸综合征（SARS）。[23] 但更严重的
是，1918 年出现的毒株也为细菌性肺炎打下了良好基础，细菌性肺
炎和流感会相互促进，因此也十分凶险。

现在仍未解决的谜团是，这一不同寻常的流感病毒究竟起源于何处。美军病理学研究所的研究者得出了结论，1918 年的病毒是禽流感病毒，从鸟类直接传染到人身上，并产生了突变，而非像之前所认为，以猪流感病毒作为中间形态发展而来。[24] 因此 1918 年

至1919年的大流感很可能起源于东南亚，当地自古以来就是人类禽流感病毒的发源地，因为和其他地区相比，当地人始终和水禽之间保持着更为亲密的接触。另一可能性则是，该病发源于美国堪萨 120
斯的哈斯克尔县，这是一个偏远小县城，与世隔绝。1918年1月到2月，流感在当地突然暴发。很快，300英里外的堪萨斯莱利堡芬斯顿军营出现了第一名感染流感的士兵，该病例是在1918年3月4日确诊了此病。第三个可能的地点则是法国的埃塔普勒。1916年至1917年冬季，驻扎在当地军营内的一名英国士兵感染了当时所谓的“化脓性支气管炎”，同时伴有“面色发绀”，这一症状在之后的流感患者身上也有所体现。流感最终在1918年秋第二次暴发，变得更为致命，横扫了整个欧洲。为“支气管炎”死者做了解剖的医生确认，这些人应该是死于流感，这种流感和当时大规模肆虐的瘟疫是同一种病。此外，为埃塔普勒军营供餐的市场出售鸭、鹅、鸡和猪，而且该营使用毒气武器，会导致诱变（即能导致基因突变）。但是，目前没有来自埃塔普勒军营的解剖样本，无法确认其中存在流感病毒。一些驻扎在当地的医生也无法确认营中的支气管炎具有传染性，因为该病并未传播开来。[25] 当然，1918年至1919年的流感大流行也有可能同时发源于不同地区。

对于流感病毒的检测工作取得了令人瞩目的进展，而1918年至1919年流感大流行的历史背景则仍有探索的余地。其中最出名的是第一次世界大战，“一战”发生于1918年11月，正值可怕的流感疫情第二次全面来袭。“一战”导致了至少1500万人死亡，包括士兵和平民，但和世界范围内流感导致的死亡人数比起来，这一数字相形见绌。然而如果我们将目光集中在欧洲地区，也就是“一战”的主战场，那么和死于战争的人数相比，流感导致的死亡人数不过是九牛一毛。当然，流感和“一战”是共生的关系，相互促进。1918 年春，流感第一次在美军士兵中暴发，横扫了全国的军营，然后伴随着停靠到法国布雷斯特港口的满载步兵的船只，传播到了欧洲。到了春末和夏季，流感对战争产生了影响，导致德军在距巴黎 37 英里外的马恩河战败。根据埃里希·冯·鲁登道夫将军在 1919 年出版的回忆录所述，在这场战争的转折点，“blitzkatarrh”（这是德国人对于此次流感的称呼，字面含义为“闪电般的鼻炎”）导致德军丧失了勇气和士气。随着协约国在夏末和秋季开始反攻，第二波流感疫情开始在战争双方的军队中进行扫荡。当时美国的医学顾问建议暂缓在 1918 年 10 月拔营，总统伍德罗·威尔逊拒绝了这一
121 要求，遭到了历史学家的批评。如果当时能够暂缓拔营，那么很多士兵就能够得救，不至于让流感在狭小的空间里肆虐，导致大规模死亡。然而，总统也别无他法，因为美国军队肩负着重大的责任，需要确保协约国的胜利，当时英法都已经竭尽了全力，付出了一切代价。不过美国也确实吸取了严酷的教训，明白必须为军队提供更好的医疗服务，而不是仅仅在基地建造医院。[26]

即使在深陷战争的国家，比如在法国，人们也发现战时的物流运输才是传播流感的关键，而非战争本身。军队常常来往于前线和后方；因为物资全部都供给了士兵，所以市民缺乏物资。前者导致了流感的传播，后者则使得宿主的体质变弱，更易感染流感。而作为中立国的西班牙也深受流感困扰，其程度之严重，甚至让欧洲人称这场瘟疫为“西班牙流感”，或是“西班牙夫人”。这一名称对西班牙来说并不公平，因为其只是少数公布了疾病相关数据的国家之

一。和人们的直觉恰恰相反，对意外遭受流感侵袭的国家而言，战争甚至能带来好处，新西兰就是其中一例。该国为战争做好了准备，因此能够在流感暴发时，在各地及时实施紧急救援。根据英国所发布的数据，我们也应当质疑流感和其他因素之间的关系，比如过度拥挤和社会经济两极分化，因为在英国，流感死亡率分布得颇为平均。[27] 但如果事实果真如此，又该怎样解释印度的死亡率是美国或欧洲的 12 倍之高呢？除非当时在亚洲流行的毒株和欧美的完全不同，但这显然并不可能。[28] 如果我们要吸取 1918 年流感大流行的真正教训，就必须解决这一问题。换句话说，如果流感导致的死亡率很大程度上是因为其生物特性，即因为人们对其没有免疫力，就和中世纪肆虐欧洲的鼠疫以及 16 世纪肆虐美洲的天花一样，那么专家们认为，另一场类似的天灾可能会出现，甚至无可避免。但是，如果流感的高死亡率主要是 1918 年至 1919 年的特殊历史背景所致，包括"一战"及其余威、糟糕的天气和大规模粮食歉收、医药知识不足以及对该病准备不足等，那么我们就有希望不再重蹈覆辙。[29] 我认为问题在于，两者共同导致了这一结果：1918 年的流感大流行中出现了一种毒性非同寻常的毒株，而当时的种种环境又大大加速了流感的传播，提高了流感的死亡率，尤其是增加了机会性感染的可能，比如肺炎。在这一情况下，我们至少可以降低（反之则提高）未来流感会带来的威胁，即使到时候出现的毒株和 1918 年的一样致命。此外，在我们当前的气候条件下，南北半球也许都无可逃避：
当代人类社会的一些行为更具有毁灭性，比如人为活动导致的环境 122
恶化或是农业和食品生产的工业化，实际上这些行为都在为新型流感病毒毒株的出现创造有利的环境，在这一环境下，其他奇特的病毒也会出现。

历史学家注意到，1918 年至 1919 年的流感大暴发打破了一切规则。从某种层面上来说，这场流感和其他流感大流行类似，在大多数地区都以高传染性和相对较低的死亡率为特点，但有时，却实实在在地违背了人们对于流感趋势的预测。更令人惊讶的是，这场流感的感染者主要是青壮年，年龄在 20—40 岁，这并非流感的普遍特征；我们已经讨论过，1918 年大流感病毒会引起独特的细胞因子反应，而这种反应在健康强壮的成年人当中最为激烈，世界各地都注意到了这一不同寻常之处。但除此以外，我们也要记住，所有年龄段的群体，包括一般更容易感染流感的小孩和老人，在感染了这一流感后，死亡率也高于一般情况。因此，当时的流感就好比中世纪的黑死病。即使一些先进的工业化国家没有直接参与到战争中，其人均寿命期望值也因为此病而下降了至少 10 年，美国就是其中之一；而女性（尤其是孕妇）似乎也失去了寿命方面的优势。[30] 流感带来的影响和战争导致的损失相互交织，受到其冲击的群体中，也包括社会中最具有生产力的人（在此情况下是男性），因此我们很容易明白为什么他们成为了“失落的一代”。当时，因为墓地空间不足、掘墓人人手短缺，尸体就像“木材”一样堆叠在医院的走廊上，躺在那里无人掩埋，这一惨状让人自然而然联想起鼠疫。在流感暴发早期，也有人逃离疫区或是寻找替罪羊，但人们很快放弃了这些行为，因为他们意识到没有人能够逃离这场瘟疫，无论身在何处，都无法避免感染。和黑死病一样，1918 年至 1919 年的流感疫情在城市和偏远地区都有所见。医生再一次发现，即使他们近来在细菌学说上有所进展，对此病却依然无能为力。当时发现的潜在致病菌之一是“普法伊费尔菌”，据称由德国医生里夏德·普法伊费尔发现于其病人身上。事实证明，这一结论并不成熟，后来逐渐失去了热度，令人沮丧。直到 1933 年，医生才从人类实验对象身上分离出第一株流感病毒毒株。此外，女护士也发现自己有了话语权，因为卧床休息和临床护理被证明是最有效的治疗方式，至少能让饱受折磨的病患在生命的最后时光中，获得一丝慰藉，这主要是因为当时抗生素尚未发现，还没有针对肺部炎症的“神奇药物”。[31]

流感大流行期间，各地也采取了一系列行动来提高卫生水平，比如通过立法来禁止咳嗽和吐痰，和前一个世纪欧洲为了应对霍乱
而采取的行动类似。回顾更早之前，在鼠疫流行期间，当权者甚至 123
禁止人们前往公共场所——现在禁止前往的地方除了教堂，还包括学校和电影院（但不包括酒吧，因为人们认为酒精和烟草能预防流感）。而对于世界末日的预测也再一次流行开来，和中世纪时一模一样。流感甚至给了人们灵感，使其创作出了相关的童谣，就好比在 1665 年的伦敦鼠疫期间，诞生了《编玫瑰花环》这一童谣。我妻子的祖母在 1918 年就唱过流感相关的童谣，内容十分具有预见性，比如据我们所知，该病毒可能来源于飞禽，而该童谣中唱道：

> 我有一只小鸟
> 名字叫作恩佐
> 我打开了窗户

恩佐飞进来啦![i]

1918年至1919年流感大流行中还出现了一些现象，也预示着未来将出现的疾病相关问题：比如，在一些美国的城市中，政府要求人们戴上纱布口罩，但后来这一措施被证明并无作用，人们因此对市政提出了民事自由诉讼，因为一些人觉得戴口罩不舒服，或令人尴尬。此外，因为1918年死亡人数激增，一些公司损失了数百万美元，比如人身保险行业的公司。而死亡率上升在经济方面产生的巨大影响也变得广为人知，后来的传染病大流行中都以此为标准，来计算自身在瘟疫中产生的损失。[32]

最重要的是，1918年至1919年大流感的独特之处还在于人们对它的记忆方式。比如，流感和鼠疫不同，是“被遗忘的瘟疫”，不仅仅对于欧美来说如此，在全世界其他国家亦是如此，如塞内加尔。对于为什么会有这一结果，学者们给出了不同的解释。对于大多数西方国家来说，流感发生前的4年中，西方国家正深陷战争，其暴力程度和残忍程度都前所未有，因此流感只是增加了“另外几百万”死亡人口；这场瘟疫并没有在凡尔赛的谈判当中产生任何政治外交影响。另一种可能是，即使当时的人们已经丧失了对于战争的浪漫想象，但对他们来说，安静地死于疾病还是不够英勇，也不够浪漫。流感本身的性质也会让人们集体遗忘它。正如克罗斯比所述，流感疫情来去匆匆，而且和鼠疫等对于个体而言致死率极高的疾病比起

i 原文：I had a little bird/ And its name was Enza/ I opened up the window/ And in-flu-enza! 原文中小鸟Enza的名字来源于流感（influenza）的最后四个字母。In-flu-enza和in flew enza谐音，后者意为小鸟Enza飞进了室内，通过谐音暗示了流感传染了进来。——译者注

来，流感也没有那么恐怖，绝大多数感染者依然能够存活，连 1918 年大流感也是如此。最后一个原因是，人们可能只是想忘记这场瘟疫的恐怖之处，他们已经经历了太多，而记住这场瘟疫就好像另一场流感暴发一样令人痛苦。[33] 但现在情况发生了变化，从 1976 年开始，人们逐渐恢复了对于 1918 年至 1919 年大流感的记忆，而这一记忆让人对当前和未来的流感大流行都产生了阴影，让流感变得和黑死病一样黑暗不详。

1976 年疫苗项目

1919 年以后的 30 年中，流感疫情似乎渐趋平息。当时，通过 124
电子显微镜这一新技术，人们已经能够成功扫描病毒，抗生素也已发现，并在人类身上进行了首次试验。1948 年，世界卫生组织成立，第二年还建起了世界流感中心，来协调世界各地对于该病的应对，让世界上 45 个国家的实验室能够共享信息。之后，随着航空业的发展，世界日益缩小，大流感基本上每 10 年就会发生一次：战后，在 1946 年至 1949 年，流感再一次暴发；1957 年也出现了疫情；下一次流感暴发则出现在 1968 年。这几场流感远比 1918 年至 1919 年的流感温和，再一次回归了该病的典型规律，即易感人群是小孩和老人。世卫组织的活动也展现出，疫苗项目可以在世界范围内协同落地。世卫组织在 20 世纪 70 年代就通过疫苗，在天花根除运动中取得了成功。但令人烦恼的是，这几场大流感表明，流感病毒的变异速度很快。20 世纪 40 年代出现的是 H1N1 毒株，人们在经历了 1918 年流感大流行后，对其会有一些免疫力；但 1957 年和

1968 年的两场流感中，致病的病原体分别是 H2N2 和 H3N2，两者都是全新的毒株（抗原性漂变所致），成功替代了之前的毒株。人们认为这几次疫情也起源于远东，而且分成数次来袭，和 1918 年的情况类似，其中第二次来袭时，病毒毒性比第一次更强（即传染性更强，死亡率更高）。这就说明流感病毒经过了进化，更加适应人类。但是，就和 1918 年时一样，在第一次温和的流感暴发中，如果感染了病毒，那么在后来几次流感来袭时，就能获得一定抵抗力。一般认为，1957 年和 1968 年流感疫情中出现的毒株可能在 19 世纪末也出现过。这对老一辈来说是一种安慰，因为他们最容易感染流感。在这两场流感中，病原体是人类流感和禽流感混合后基因重组的产物，产生于第三方宿主身上，比如猪，而并非和 1918 年的流感一样，从鸟类直接传染到人类中。这也就意味着，这场流感不会像是在“处女地”上一样肆虐，也不太可能导致无法控制的免疫反应，比如细胞因子风暴。但这也并不保证一切都一帆风顺。在西方国家，
125 比如英国，政府在遵循世卫组织建议及关闭学校方面，反应十分缓慢，而这些措施实际上有利于控制疫情。由于措施实施不及时，医院的设备和工作人员常常不堪重负。[34]

流感疫情在战后每 10 年发生一次的规律仍在继续。1976 年 1 月，驻扎在新泽西州迪克斯堡的军队中，超过 200 名士兵感染了“猪流感”，即 H1N1 毒株，而另外几十名病患感染的则是 H2N2 病毒，即 1968 年流感的致病病毒。当时极受关注的是，猪流感病毒已经表现出能够在人际之间传播，而且似乎和毒性极大的 1918 年流感毒株有关联。这一猜测的证据是，研究人员从超过 50 岁的人群当中提取了血清，其中存在对该病毒的抗体，而那些人都曾经历过 1918

年的流感。这也意味着大多数人口，尤其是年轻一代，都不具备对这一病毒的免疫力，因为他们出生之前，1918年的大流感毒株就已不再出现。从这一角度推断，当时可能会再一次出现“处女地”式的流感大规模流行。如我们之前所见，近来生物分子考古学的研究者从患者的解剖样本中发现，1918年病毒是禽流感毒株，并非猪流感，但1976年时人们却并不了解这一信息；事实上，这一场“似是而非的流感疫情”第一次表明，流感病毒产生重大抗原性移变时，不一定会引起大规模暴发。这可能是因为该病毒直接由猪传染到人类，而没有和人流感病毒进行基因重组，这种基因重组会让该病更容易在人际之间传播。[35]

虽然人们不可能对疫情无动于衷，但也确实需要仔细考虑一些看似冷酷的建议：艾伯特·萨宾建议疾病预防控制中心（CDC），只有高风险人群才应该是疫苗注射的首要目标，同时多出来的疫苗应当储存起来，他还指责世卫组织未能汇报发生在世界各地的其他流感疫情。萨宾在国会面前也证实了自己的观点。他是20世纪50年代协助发明了小儿麻痹症疫苗的研究人员。但为美国总统杰拉尔德·福特提供咨询的蓝丝带小组却刻意忽略了此类异议。因此，福特在4月快速签署了一项雄心勃勃的计划，耗资1.35亿美元，在全美为大约2亿人进行大规模疫苗注射，这项计划从10月份开始推行，注射了第一支疫苗。之所以以这一前所未有的规模进行疫苗注射，其考虑因素有很多。其中最主要的原因是害怕1918年的悲剧重现，导致大量人口死亡和财产流失，在这一次，其数量级会变成数百万人口死亡、数十亿美元流失。关于流感的历史书写也产生了作用。据称，美国健康教育与福利部长戴维·马修阅读了克罗斯比关于 1918 年流感大流行的新书《流行病与和平》(*Epidemic and Peace*)，并警告其同僚行政管理和预算局局长詹姆斯·林恩，称
126 “我们会见证 1918 年流感病毒的回归”。此外，在 1957 年和 1968 年的两场疫情中，疫苗注射得太晚或数量不足导致了数千人死亡。但还有一个因素是，当时正值选举的年份（也是美国 200 周年国庆），福特一开始面对着来自共和党的强有力挑战，对手是加利福尼亚州长罗纳德·里根，而后又在大选中面临其民主党内对手吉米·卡特的挑战。事实上，《纽约时报》的编辑就曾谴责疫苗注射项目背后的动力主要是政治角逐。在这一项目中，紧接而来的所谓“大败”，甚至“惨败”让福特失去了大量政治资本，甚至超过了他的收获。当年秋季并未出现流感疫情，因此强化了福特无能和愚蠢的形象。[36] 我依然记得当年观看的《周六夜现场》，这一喜剧节目对于美国总统竞选辩论进行了讽刺性的恶搞，其中喜剧演员切维·切斯扮演了福特，他手臂上还插着一支疫苗注射器。（电视上还出现过福特接受疫苗注射的图片，可能是为了增加民众对疫苗的信心。）

到 12 月中旬，疫苗注射项目撤销，主要是出于人们对于其副作用的恐慌，当时有几百位接受了疫苗注射的人罹患了一种罕见的神经性疾病，即吉兰巴雷综合征，该病有时会致死。虽然之后的研究表明，和未接受疫苗注射的人比起来，这些接受了疫苗注射的人罹患吉兰巴雷综合征的概率高了五倍（但概率还是很低），但这支疫苗和该病之间是否不止有间接联系，依然有待证明，因为任何输入体内的异物都可能引起此类病症。[37] 尽管出现了挫折，一些人依然声称 1976 年的疫苗项目是成功的，因为该项目证明，大规模疫苗注射能够在短时间内进行——在美国，超过 4300 万人口接受了注射，

占高危人口的 50%（是一般的疫苗项目覆盖率的两倍），占总人口数量近四分之一。支持这一项目的医疗顾问埃德温·基尔伯恩总结了该项目的实施原因，来为自己和疾病预防控制中心申辩。他说："注射了疫苗但没有碰上流感，总好过流感来了但没有打疫苗。"[38]就在 1976 年的一场闹剧之后，继任的卡特政府还召开了两场全国免疫大会，其中提出应实施长期流感疫苗项目，由联邦政府监督，并且这两场会议也让人们越发意识到，要针对其他传染病研发出更好的疫苗，比如小儿麻痹症、囊虫病和白喉。[39]

除了财政上的支出外，取得以上进展还付出了其他代价。在里根担任总统的 20 世纪 80 年代，人们对于政府疫苗项目饱含敌意，且政府也无意控制，因此针对流感和囊虫病等可预防疾病的疫苗项目缺乏资金，导致从此以后研发疫苗的项目都归于私人企业。[40]但 127
是，1976 年的实践却证明这种做法并不合适，因为制药公司发现，他们自己能够获得的保险不能在诉讼当中赔付应当承担的金额（至今为止，相关诉讼涉及金额累计高达 6 亿美元），因此只能由议会拨款覆盖。而对于疫苗的分发和配给也有困难，因为分发和配给由州政府管理，所以分配并不均匀。更常见的一个后果是，公众缺少对于疫苗的信心，而这一问题也很显著。人们不相信疫苗不仅是因为并发症，也是因为制造过程不合规，有一系列的案件都是关于疫苗制造过程中，用了错误的病毒。如果媒体和大众能够更好地共享信息，这些误解就都能够避免，或至少能够有所减轻。尤其是当时发生了水门事件，人们普遍因此对联邦政府丧失了信心。[41]直至今日，这些误解依然困扰着流感疫苗项目的实施。

关于禽流感的争议

近年来，人们开始害怕禽流感会造成大流行，作祟的病毒为H5N1毒株。到了2009年底，世卫组织报告，世界范围内发生了467起人类感染禽流感的病例。其中282例死亡，死亡率刚好超过60%。[42] 但一些人认为，这一数据过度夸张了禽流感的致命性，因为许多人的流感症状十分轻微，根本没有上报。已知案例中，大部分都发生在印度尼西亚和越南，其他病例则出现在埃及、中国、泰国、土耳其、柬埔寨和阿塞拜疆，数量依次递减。要在此声明的是，这一情况反馈的不仅仅是真实的病例数量，也反馈了上报的诚实性。一般来说，人们都是通过和家禽直接接触感染了禽流感，家禽同样很容易感染这一病毒（至今为止，已有上百万家禽死亡）；在大多数病例中，人们要么是通过摄入病禽的肉制品传染（比如生鸭血，这在越南是一种美食），要么是通过吸入被鸟粪污染的灰尘感染，鸟粪中包含大量病毒。但是，人际传播案例也曾大量出现，这种情况往往限制在家庭成员之间，和传染源的亲密接触是前提条件之一；而且病毒在每一次传播过程中，毒性都会有所减弱。当时，一些流感病人会出现细胞因子风暴的症状，或是免疫系统对病毒过度反应，和1918年的流感症状颇为相似，但是在另一些病例中，症状会延迟出现，或是程度较轻；出现这种差别似乎是因为每个宿主对于病毒的反应有遗传差异。[43]

128 禽流感疫情至今为止还都只局限于部分地区，对于其是否会在更大范围内暴发还有许多不同的声音。一些人认为，H5N1病毒必然会经历基因变异，进化出直接在人与人之间传播的能力，比现在的传播速度更快，这种情况频频出现于流感的历史中。其他人则反驳称，所谓流感大暴发“不是可能性问题，而是时间问题”的恐惧不过是一场骗局，主要由媒体和制药行业制造和传播，这些行业都会从生产禽流感疫苗和抗病毒药物中获得巨额利润。[44] 根据该观点，这一禽流感病毒在动物宿主身上就已无发展空间，且从未在人类当中广泛流传，因为其独特的基因和蛋白质组成不适合人类的细胞，1976 年对于“猪流感”的夸张就证明了他们的说法。人们认为禽流感病毒表面的蛋白质无法与人类鼻细胞、喉细胞中的糖分子结合，但能在深入肺部和肺囊泡时和糖分子结合；这就是为什么人们难以感染此病，而一旦感染就会致死。对于禽流感的乐观观点依赖于另一认知，即感染鸟类和人类的不同流感毒株不可能在第三方宿主身上自然进行基因混合（基因重组），比如在猪身上。这一观念没有阻止人们努力在实验室里创造出这种病毒，以期防止这一情况在自然界发生，这是另一个制造怪物弗兰克斯坦的实验，就和重制 1918 年流感病毒一样充满争议。[45]

争论的另一焦点在于禽流感的疫源地。在大多数文献中，学者认为流感疫源地在中国南方的偏远地区，当地人和大量家养的鸭子、鹅、鸡、火鸡混住在一起，这些动物可以四处游荡，或是跨越很远的距离被运输到其他地方，有大量机会和携带 H5N1 病毒的野生鸟类进行接触；他们怀疑，流感病毒从这些地方传到了韩国、日本和东南亚。但是，正如本章开头所示，中国养殖家禽的传统可以追溯到还没有历史记录的时期，而至今为止，病毒似乎也从未通过野生禽类传播到其疫源地之外的地区，可能因为大多数携带病毒的鸟类都会在到达很远的地方前死亡。2005 年，在中国的部分自然保护区中，一些野鹅和其他野生水禽就出现了这一状况。虽然其他 H5 和部分 H7 类的禽流感毒株也在西方有所出现，包括美国、加拿大、意大利、爱尔兰，最近一次则是 2003 年出现在了荷兰，但这些毒株都仅感染动物，或至少对人类来说并不致命。[46]

而另一种假设则认为，食品和农业生产工业化才是罪魁祸首，即动物集中饲养作业（CAFOs）。该养殖方式将禽类集中在一起，形成所谓的禽类监狱。大量家禽挤在笼子里的狭小空间中，又常常
129 和其他动物种群接触，比如猪。这一“家畜革命”出现的时间不长，记录显示其在 20 世纪 90 年代才达到了顶峰，和禽流感第一次出现的时候一致。该养殖方式和亚洲的产业集团息息相关，比如泰国曼谷的卜蜂集团，此外美国的集团也参与其中，比如泰森食品和珀度食品。这些食品产业巨头产出大量鸡粪，有时会用作肥料，有时则随意排泄，对环境产生危害。他们还侵吞或排挤散养家禽的小型家庭农场、使用抗生素或转基因胚胎来维持生产质量（也增加了出现耐药菌株的风险）、采用具有风险的喂养措施，比如将其他动物的尸体切开作为饲料（这是牛海绵状脑病出现的原因，即“疯牛病”）。并且会花费政府大量经费来进行监管，这一监管旨在预防或控制疾病跨物种传染，相关监管方式包括宰杀有风险的动物种群，以及采用由美国农业部门所提出的全国动物识别系统（National Animal Identification System，NAIS）。虽然政府宣称，此类限制措施更有利于健康，因为其将家养动物与野生的疫源动物分离开来，但事实可能恰恰相反。野生鸟类可能会偶然进入人工制造的环境中，从而感染奇异的病毒。人工制造的环境往往不通风，且缺少阳光，动物不得不在彼此身上排泄，因此这一环境十分不卫生，更不用说是否

人道。[47]

那么面对禽流感带来的困境，我们有什么解决方法，又会产生什么结果呢？即使我们不必担忧禽流感大暴发，找到更合适的方法来预防和治疗该病也是一个明智的选择。一些抗病毒药物，比如奥司他韦和扎那米韦，就能作用于N蛋白，该蛋白负责让新病毒从宿主细胞中破体而出，因此这些药物可能对于治疗禽流感有一定作用，但其最主要的作用还是减轻症状——所以这不是特效药。药物的主要价值是为疫苗的研发和使用争取一些时间，只要能够在出现流感症状后，大量存储并配给药物，就能达到这一目的。近来的H5N1疫苗只能起50%的作用，而且其注射量必须是一般疫苗的12倍，这就更可能导致出现副作用，而且当流感出现暴发的征兆时，在短时间内为大多数人注射疫苗也不现实。禽流感疫苗以难以生产出名，因为疫苗需要在鸡蛋中生长，而又会导致作为培养皿的鸡蛋死亡；转基因疫苗能够避免这一问题，因此在短时间内生产也要容易得多。还有一种选择是使用抗体，抗体普遍存在于幸存者或是对禽流感免疫之人的体内；这一工作和艾滋病防疫研究相似。在疫苗方面还有第三种选择，即使用无害的腺病毒来转移流感病毒表面的H蛋白， 130
这种方法似乎在解决抗原性漂变产生的几种毒株时颇为有效，因为其会同时激活宿主体内的抗体和免疫细胞。这种药物可以替代长期有效的疫苗。此类疫苗可望而不可即，其主要原理是能作用于所有流感病毒都有的蛋白质，也就意味着注射一剂疫苗就能对所有流感产生抵抗力。[48] 如果果真能找到此类疫苗，那么就能进行流感根除运动，方式和20世纪70年代的天花根除运动类似。

但即使能够研发出疫苗，在那之前，也不应该忽视禽流感的社会经济和文化影响。换句话说，目前应对流感的最佳手段是改变生活习惯和行为方式，以限制流感的跨物种传染。在亚洲的禽流感疫源地，这就意味着要改变农业种植的方式，在野生动物和家禽之间划出明确界限，同时要加强家禽市场和农村的卫生，严格上报病禽及病人的情况，并改变处理、烹饪及食用禽肉制品的方式。以泰国为例，在2004年禽流感重返东南亚时，当地实施了相关政策，起到了作用。但我们也必须明白，当前依然存在一些重要因素，阻碍了这些措施的实施，比如宰杀当地人养殖的家禽，会使其失去家庭的生计和食物来源，此外一些措施还可能会对发展中国家带来经济损失，因为一旦流感疫情被公之于世，就会影响旅游业和出口。要解决这些不利影响，唯一的方法就是，富有国家对相对贫穷的国家进行经济补贴。而唯一能说服他国进行援助的方法是，让人们明白禽流感造成的健康问题会影响所有人，因为我们都笼罩在世界疾病网络之中，同样的原因也被用来鞭策各国共同应对全球变暖带来的环境灾害。也就是说，西方富裕国家的公民也应作出类似的社会、经济、文化选择，比如改变消费模式，不再购买大规模生产的食物，而向当地以可持续的方式生产食物的商家购买食物。[49]【这实际上也是2009年的纪录片《食品公司》(*Food Inc.*)的主题。】

2009年，H1N1大流感暴发。如果我们不将1976年险些暴发的流感疫情算在内，这是流感在近40多年中首次暴发。随着此次大流感的出现，许多流感相关的事宜再次回到了大众的视野中。2009年的第一波流感疫情暴发于春天，墨西哥首先上报了疫情，当地的流感病例最早应该出现在1月，第二波疫情则在秋天到来。(第三波疫情据预测会在2010年冬春之交到来，但事实上没有暴发。)2009年

6 月，世卫组织和疾病预防控制中心正式宣布该流感为世界性流行病。仅在美国，到本书所著时间为止，“猪流感”的感染人数据估计就已达到了 4700 万，占总人口数量的 15%，其中有超过 20 万人住 131
院，死亡人数达到了 1 万。[50] 虽然在世界上各个国家中，这已经是流感导致的最高死亡数据，但有传言称，流感在发展中国家更为严重、更为致命。[51] 此外，媒体将这一场世界性大流行命名为“猪流感”，但这一名称是误称，因为研究表明该病毒的基因组成包含猪流感、禽流感和人流感毒株的基因。虽然在一些国家中，该病毒在猪身上也有所发现，但其只在人群中传播，而从未从猪传播到人身上，也从未通过吃猪肉制品传染过。然而这也并未阻止一些国家禁止进口猪肉，比如阿塞拜疆和印度尼西亚，埃及也决定在 4 月宰杀国内的所有肉猪（数量超过了 30 万），尽管当地并未发现任何流感病例。

2009 年的流感在社会经济和文化方面引发了各种不同反应，十分有趣，我们对其中一部分较为熟悉，另一部分则较为陌生。大多数死于这场流感的人都是健康且充满活力的成年人，年龄在 18 岁到 64 岁之间，孕妇中也有人死亡。这一情况引起了恐惧，人们担心这场大流行会重蹈 1918 年流感大流行的覆辙，然而至少在美国，该病导致的死亡率低于一般流感暴发时期的死亡率。在一些病例中，病人很快死于细胞因子风暴，因为他们强健的免疫系统对新毒株产生了过度反应。但是，我们现在拥有了现代先进医疗系统——比如使用磷酸奥司他韦等抗病毒药物，以及治疗细菌性肺炎的抗生素。此外，现在大多数人的营养状况和免疫能力都不再受到世界大战的影响，因此也将流感的死亡率限制在了很低的水平，低于 1918 年的死亡率。一些国家和地区采取了隔离的措施，或声称将采取隔离措施，针对的是可能携带病毒的旅客，即将他们单独隔离在宾馆中或邮轮上。此外，这些国家和地区还采用了新技术，比如热成像系统，来测量体温，这些技术被应用于机场来配合来自全世界的航班。实施这些措施的国家和地区包括中国、日本、澳大利亚、埃及和俄罗斯。戴口罩的习惯则再一次流行开来，尤其是在日本等国，当地在文化上更容易接受戴口罩，而且人们也将其作为防污染的手段。一些国家也因为这场大流行而遭受了严重的经济损失。比如在墨西哥，由于流感在春天来袭，人们产生了恐惧心理，导致坎昆和其他旅行圣地的旅游业在夏天全面崩溃。但该国也从世界银行收到了数百万美元的贷款来处理这场危机。该国获得的贷款一部分是奖励，因为其勇敢地在早期上报了疫情。相反，尽管人们害怕会出现新的世界性
132 大流行，2010 年冬奥会还是如期在加拿大温哥华举行，当地因此在流感感染人数和死亡人数方面位列世界第九。此外，这场流感也让一些希望破灭，并且带来了长期挑战：人们仍不知道该流感是否有周期规律，按季节来袭，还是只是一场一次性的暴发；许多病人没有高烧和咳嗽的典型症状，但他们依旧具有高度传染性，而且在痊愈后的最多 3 周之内，依然能传染病毒；而且，正如我们所知，由于疫苗和医疗服务普及程度不同，流感疫情在全世界范围内的严重程度也有很大差异。[52]

在美国，防疫措施一般是由各州政府和当地的学校来实施，其中一部分政府和学校在过去的数年中，已经多次因为禽流感疫情可能暴发，而反复做好了类似的准备。就佛蒙特州而言，大学会定期发送邮件，更新流感大流行的信息，而相关的传单也在校园里广泛发放，学生健康服务中心则做足了准备，最多能应付 30% 的学生受

到感染的情况。防疫宣传中包括常识性的信息，比如要勤洗手洗脸；咳嗽和打喷嚏的时候要避开他人；如果受到感染，应在家自我隔离，至少到症状消失的 24 小时后才能解除隔离（虽然在这场流感中，病人的传染性会保持更长时间）；如果症状出现超过 3 天或出现极端症状，应该及时就医等。为了应对疫情，世卫组织和美国政府推进了大规模疫苗注射项目，其规模之大，在 20 世纪 50 年代的小儿麻痹症疫苗项目之后就再未出现过。但是在美国，注射疫苗的时间却推迟到了 11 月，而第二波流感疫情在初秋就已来袭。疫苗延迟是因为在受精的鸡胚胎中培养疫苗十分困难；据称这一病毒的复制速度慢得出奇。另外，疫苗的测试协议和安全保障措施十分复杂，目的是避免 1976 年的情况再次发生，这也可能导致疫苗项目延误。2009 年 9 月 26 日，之前暗暗反对疫苗的呼声浮出了水面。当时，美国著名政治评论员及电视脱口秀主持人比尔·马厄（彪马叔）在社交网站上对疫苗进行了猛烈抨击：“如果你注射了猪流感疫苗，那你就是傻瓜。”2010 年 1 月的第 2 周，美国总统奥巴马宣布这一周将成为“国家流感疫苗接种周”，而美国卫生和公众服务部在各地的报纸当中发表社论，鼓励人们接种猪流感疫苗。这一切都表明，1976 年的阴影依然在人们脑中挥散不去。但就和 1976 年时一样，各州疫苗注射系统所获得的资源和需求量并不匹配。在我的故乡佛蒙特州，人们蜂拥到 H1N1 流感诊所，因为疫苗需求量高于往常，本州的流感疫苗早已用尽。但在纽约城，《纽约时报》报道称，流感诊所空空荡荡，和 1976 年的情况一致，而纽约城的疫苗注射率只有 10%。对于谁应该接受疫苗注射，以及谁应该来进行管理，人们也仍有争 133
议。在佛蒙特州，至少在一开始，疫苗注射仅供给部分“优先人士”，即高危人群，包括孕妇、健康工作者、年龄在6个月到24岁之间的人，以及之前就有健康问题并且因此对流感易感的人（我就是其中之一）。但如果流感病例数量激增，感染的人群是健康、正值壮年的成年人，而且他们病倒的原因是免疫系统十分活跃，那么他们难道不应该接受疫苗种植吗（或许可以先到先得）？尤其是，这些人在工作场合十分活跃，最容易传播流感。比如，佛蒙特大学注射H1N1疫苗的服务仅面向学生。这一政策可以理解，因为学生会在寝室里传播流感。但教授也会是该病流行开来的“导火索”，而且如果教授请病假，对于校园生活的可持续性会产生更大影响，尤其是在学习指导方面。在此次疫情中，全美有上百所小学和中学暂时关闭了学校，以应对疫情，尽管疾病预防控制中并不推荐这种做法。我还认为，指定公共诊所提供疫苗注射服务的方式并不合理，这似乎对于流感传播来说是完美的环境。或许更合理的做法是，由家庭医生来注射流感疫苗以及配给活体疫苗鼻喷雾，这样就可以将预约时间错开。虽然疫苗项目困难重重，但人们成功控制住了流感的大流行。一些人所预测的灾难并未发生，1918年的惨剧也未重演。事实上，虽然之前认为流感大流行大约每10年暴发一次，但现在也可以持更积极的态度，即流感大流行需要花很长时间才能再次出现。我们都为此感到庆幸，但是如果还会有下一次流感大流行，我们依然需要吸取相关教训。

第六章

艾滋病

在本书所涉及的所有致命传染病中，获得性免疫缺陷综合征 135
（acquired immune deficiency syndrome，简称 AIDS，即艾滋病）受到社会建构的影响也许最为深刻。艾滋病的“隐喻”始终在改变，不同社会的态度及行为对其产生了不同影响，该病的临床和生物学表现也参与到了对该病的建构中。最好的例子就是“两种艾滋”的情况。艾滋病出现在 20 世纪 80 年代初期，其往后 30 年间的发展却呈现出两种不同的趋势。一种趋势发生在西方国家，主要是美国和西欧（一些组织在世界范围内追踪艾滋病传播的轨迹时，有时也称这些国家为一类国家），而另一种趋势则发生在撒哈拉以南的非洲国家和加勒比海地区的国家（二类国家）。在剩下的一些国家中，艾滋病才出现不久，其发展尚待书写，这些国家集中在东欧、亚洲和中东（三类国家）。事实上，不同国家之间的差异之大令人震惊，一些“艾滋病毒论反对者”甚至宣称两者是完全不同的疾病，这当然并不正确。但我们会分别分析一下这两种情况。

一种年轻的传染病

首先，我们要先简单回顾一下这一顽疾的历史，看看迄今为止，人们对其独特的生物学特征和起源有何认知。艾滋病由人类免疫缺陷病毒（HIV）引起，和流感病毒一样，这种病毒变异颇为迅速，几乎在每个复制周期当中，就会变异一次，因此很难以疫苗或者药物来控制。但是，艾滋病毒和天花或流感病毒也并不相同，其在逆转录酶的帮助下，能够利用自身的 RNA 来复制出 DNA，然后将复制出来的 DNA 融入宿主细胞的核染色体中，从而制造出更多
136 的病毒 RNA，也就是更多病毒。拥有这一能力的微生物被称为“逆转录病毒”，因为常规的细胞生物学顺序是 DNA 转录为 RNA，而逆转录病毒能颠覆这一顺序。逆转录病毒的优势在于，被感染的细胞能够继续生存，而且保持活性，来满足病毒的复制需求，就好像是外星人或具有控制能力的幽灵占据了人的身体。其他的病毒则会在宿主细胞溶解时或在病毒从宿主细胞的细胞膜内释放完毕时，杀死宿主细胞。（相反，逆转录病毒在宿主细胞内“发芽”时，会形成一种不成熟的形态，不会明显破坏细胞膜的完整性。）逆转录得到的 DNA 也能隐藏或休眠在宿主细胞内，在数年之内没有任何影响，而突然又神秘地死而复生，迫使细胞再一次复制病毒。

在具有欺骗性的逆转录病毒家族中，艾滋病毒还有另一种邪恶的能力，因为其靶细胞对免疫系统运作起了至关重要的作用。艾滋病毒的靶细胞是辅助 T 淋巴细胞，即 T-4 细胞，该细胞为其他细胞

发出信号，从而在血液中释放抗体，同时也会催动细胞对病毒产生免疫反应；但是，T-4 细胞特别容易被 HIV 病毒感染，因为其表面有 CD4 蛋白分子，能够对接艾滋病毒。另一种易受攻击的免疫细胞是巨噬细胞，它是一种吞噬细胞，或称白细胞，能够吞噬其他被病毒感染的细胞，其也包含 CD4 受体，因此会被艾滋病毒感染。但与其他逆转录病毒不同，艾滋病毒一般会在利用完 T-4 细胞进行自我复制之后，就将其杀死。在一部分 T-4 细胞及巨噬细胞中，病毒会进行休眠，只在日后才会重新激活。就我们现在所知，和艾滋病相关的一些病毒也会感染动物，这些动物包括猴子、猫、羊、山羊和马，而这一类病毒十分特别，原因就在于其抑制免疫力的能力。此类病毒形成了单独的属，或称亚种，名为“慢病毒”（意指需要很长时间来致病）。艾滋病毒是一种潜伏期尤其长的病原体，因为其会找出我们身体赖以抵抗感染的细胞，并将其杀死，或至少让它无法工作。而且和其他微生物不同，其他微生物只会和身体的免疫系统竞争，来获得营养物质的控制权，但艾滋病毒实际上攫取了免疫系统，来制造更多的病毒，而免疫系统本来应该防止这些病毒的入侵，因此它将身体原本的救星变成了自己最可怕的敌人。[1]

因为艾滋病毒是一种潜伏时间长、反应缓慢的病毒，病人在很长一段时间内都不会出现任何显著症状（因此称为无症状），这段时间往往可以持续好几年。在这段时间内，这些人可能幸运地并未意识到自己已经感染了此病，但他们依然有传染性，能通过血液、精液、阴道分泌物和母乳传播该病。当然也应该指出，艾滋病毒在这些体液里的含量不高，而且在各种体液里的含量也各不相同。但是，也有一部分人在感染了艾滋病毒后，立刻就会出现症状，有时症状

137 和流感类似，有时是淋巴腺肿大，此外还有可能出现急性感染综合征，但这些症状很难和其他疾病区分开来。之后，病人就会出现一些具有代表性的症状，比如 T-4 细胞数量低，盗汗、长期低烧、腹泻，以及食欲不振（往往是因为感染了鹅口疮），同时伴有体重骤减，普遍还会产生恶心和疲惫。这些症状一开始被统称为“艾滋病相关综合征”（AIDS-related complex，ARC），但这一术语现在已不再使用，因为容易产生混淆，让人对病人感染的疾病是否是艾滋病感到疑惑。专家更倾向于认为，ARC 是艾滋病最终完全发作前，艾滋病本身所产生症状的一部分，尤其是鉴于相同症状到时候会再次出现。

最终，艾滋病会完全发作是因为身体已经束手无策，免疫机制已经无法正常运作，病人很容易出现机会性感染或二次感染。这些疾病远比一般情况下更为致命、凶险，大多数艾滋病人都是死于机会性感染或二次感染，而非艾滋病本身。在缺乏抗逆转录病毒治疗（antiretroviral therapy，ART）的情况下，艾滋病会在感染艾滋病毒后的 10 年到 12 年内完全发作，但是在这一时间范围内，确切的发作时间也可能出现显著差异。一些病人的艾滋病病情发展很快，在感染的 2 年内就会发作，可能是受到生活习惯影响（比如吸毒），或受到其他血液相关疾病影响，比如肝炎。不过，有 5% 的病例可能在几十年里都不会出现艾滋病的症状，他们是“长期不进展者”，这可能是因为其免疫系统在和艾滋病毒的搏斗中表现特别优异，或者是因为他们感染的毒株复制能力较弱。一旦艾滋病全面发作，在不接受治疗的情况下，病人的生命就只剩下了 6 个月（在二类国家）到 2 年。艾滋病患者中一些比较典型的机会性感染，包括原生动物性疾病，比如弓形虫病（攻击脑组织，导致发炎）以及隐孢子虫病（感染小肠，导致长时间严重腹泻）；真菌类疾病，比如卡氏肺孢子虫肺炎、隐球菌病（一种脑膜炎），以及念珠菌病（即鹅口疮）；此外还有细菌性疾病，尤其是肺炎。此类病菌大多本来就存在于人体内，但一般正常运作的免疫系统都能对其进行控制。艾滋病人也很容易得癌症，往往是因为联合感染了疱疹病毒属的病毒，比如卡波西肉瘤，这是一种罕见的皮肤癌，会在身体上长出紫色色斑或丘疹，症状类似于败血性鼠疫中的弥散性血管内凝血（disseminated intravascular coagulation，DIC）；爱泼斯坦—巴尔二氏病毒，会在免疫系统中引起淋巴瘤或癌症（也会在年轻的成年人中导致单核细胞增多症）；还有巨细胞病毒感染，一般会导致失明。女性病人也常常 138
会感染宫颈癌。应对此类感染，只需单独使用抗生素和化疗来治疗即可，无须考虑艾滋病毒；而这类疾病也往往被认为是艾滋病并发症，因为此类病症在艾滋病人中反复出现，而免疫系统一旦受损，就很容易感染此类疾病。此外，艾滋病毒自身也会引发致命疾病，无须其他微生物的参与。其中之一是艾滋病痴呆复合征，罹患该病的病患会丧失记忆、头疼、丧失方向感、抑郁、改变性格，还会经历其他神经症状，原因是隐匿在巨噬细胞中的艾滋病毒入侵了大脑细胞。最后，感染此病的艾滋病人会陷入昏迷，而后死亡；艾滋病还会对脊柱和外周神经产生伤害，并导致瘫痪，病人的四肢会产生灼烧感、刺痛感，或是麻木感。其他和艾滋病相关的症状包括艾滋病消耗综合征（即“消瘦病”），病人体重会急剧下降，下降重量达到或超过体重的 10%，通常还伴有长期腹泻、高烧、盗汗和食欲不振；此外还有淋巴结病综合征，即病人颈部、腋下或腹股沟的淋巴腺会持续肿胀，和腺鼠疫症状类似，但并无疼痛。[2]

艾滋病在人与人之间的传播方式现在已经得到了充分理解和研究。幸运的是，艾滋病毒十分脆弱，无法在脱离宿主的情况下生存很久，因此必须通过体液才能在人群中传播。因为艾滋病毒最常出现在血液、精液、阴道分泌物和母乳中（在眼泪和唾液中仅有微量存在），这就意味着艾滋病毒只能以有限的方式进入身体，只要小心选择社交行为，就能进行有效控制。艾滋病最有效的传播方式是通过被病毒污染的血液进行传染，其感染率为 90%，但从 1985 年开始，所有美国的血液制品都要经过检测，防止该病毒的出现（通过抗体测试来检验），所以至少在一类国家，现在这种传播方式颇为罕见。但是，在无法对血液制品进行检查的地方，血液传播还是艾滋病传播的重要方式，比如在撒哈拉以南的非洲。而且毫无疑问的是，在我们具备对该病的科学认知之前，受到污染的血液也导致了艾滋病大规模传播。一些注射吸毒的方式也会模拟血液传播，比如吸毒者共享注射器，他们会拉起活塞，使血液和毒品混合（以确保他们找到了血管或者所有毒品都已注射入体内）。在贫困国家，由于缺乏供给，人们也会重复使用注射器具。同理这也是一种高危行为，因为血液会留在用完的注射器上。在全世界范围内，静脉注射
139 吸毒者占所有艾滋病患者数量的不到 5%，表明在重复使用针头的情况下，这一问题可以通过为针头消毒来轻易解决，但直到近年来，静脉注射吸毒依然是亚洲和东欧地区艾滋病的主要传播方式。另外，不小心被针头扎伤导致的感染占比也相对较低，仅为 0.3%（即每 1000 个病例中有 3 个病例因为这一原因感染），原因可能是，在这一情况下，针内的物质并未真正注射入受害者体内。母婴传播是

艾滋病传播的主要方式之一，无论是在怀孕和生育期间，还是在母乳喂养期间，都会传染：据估计，如果母亲患有艾滋病，而且母婴都不进行抗逆转录病毒治疗，那么婴儿通过以上方式受到感染的概率为 25%—50%。最后，无保护性行为也是艾滋病传播的方式之一；和以上所讨论的各类传播方式相比，这一方式的感染概率相对较低，但是根据性行为方式和性行为对象的不同，感染的概率也大相径庭。但是，其他性传染病，比如梅毒和淋病，通过无保护性交传染的可能性，要超过艾滋病传播的可能性，每一次暴露于性传染病病毒时，被感染的概率是 20%—40%。[3] 如我们所见，母婴传播和其他异性恋性行为传播似乎在撒哈拉以南的非洲十分常见，而同性性行为和静脉吸毒的传播方式则在历史上更常见于一类国家和三类国家。

抗击艾滋病等传染病的常见手段是研发疫苗，对抗天花和流感便是如此。但是，用疫苗抗击艾滋病毒这一微生物，是一种非同寻常的挑战，这既有生物学方面的原因，也有社会经济方面的原因。如我们所见，艾滋病毒会将自己的基因组融入宿主的 DNA，然后在此休眠，隐藏数年，其间疫苗引发的任何抗体都无法对其进行攻击。一旦病毒激活，就会在细胞内飞速复制，并且很容易变异，对疫苗而言就是一个移动的靶子，这一点和流感颇为类似。还有人担心疫苗所使用的失活艾滋病毒会再次被激活，这在自然感染该病毒的病 140
人身上就曾发生过。另一种可能性是，艾滋疫苗在使免疫系统做好准备抗击艾滋病毒的同时，也可能伤害免疫系统，因为其抗体模拟了艾滋病毒的 CD4 蛋白，使其能与 T-4 细胞或巨噬细胞结合。鉴于出现的种种困难，一些人建议研发一种“治愈型”疫苗，而非“预防型”疫苗。“治愈型”疫苗会模拟免疫系统，一旦出现在身体中，就会与艾滋病毒战斗，将其消灭，由此防止其艾滋病全面发作，而非仅仅防止艾滋病毒感染。这种方法还能够减少人际传播的风险，包括母婴传播。但是除了生物学上的困难之外，还有其他方面的问题阻碍了艾滋病疫苗的研发，包括难以找到动物实验对象以及人类志愿者来进行疫苗实验，观察疫苗是否起效的时间长，关于实验对照组和在贫穷国家进行实验的伦理问题，以及经济方面的抑制因素，比如责任问题以及诉讼的威胁、研发所需的高额经费、发展中国家的低回报率——疫苗的市场大多数集中在发展中国家，而非富裕的发达国家等。此外，在尝试寻找疫苗数年后，实验的失败也会带来幻灭和失望。[4] 然而在 2009 年，一项为时 6 年的实验宣告结束，实验中发现了一种混合疫苗，既能刺激 T-4 免疫细胞进行反应，也能刺激抗体进行反应，在预防艾滋病毒感染方面的有效率为 26%—31%，这再次点燃了最终能够找到疫苗的希望。

迄今为止，最有效果的治疗方法还是抗逆转录病毒疗法，能够减少血液中的病毒数量。该治疗所用药物中包含逆转录酶抑制剂（能干扰病毒制造 DNA），比如齐多夫定（AZT），即立妥威；蛋白酶抑制剂（干扰新病毒蛋白质衣壳的合成）；融合抑制剂（防止艾滋病毒与宿主 T-4 细胞结合）；侵入抑制剂（用来防止艾滋病毒进入宿主细胞）；以及细胞因子类药物，比如白细胞介素 -2，能在身体和病毒复制的竞争中，刺激身体产出更多 T-4 细胞。通常这些药物会混合在一起，像“鸡尾酒”一样，配给艾滋病患者，只要能负担起费用（在西方，其价格在 1.5 万到 3 万美元之间），从而设法避免了艾滋病毒产生抗药性的可能。我们之后也会看到，在一类国家中，这种高效的抗逆转录病毒疗法（简称 HAART，即鸡尾酒疗法），大大延长了艾滋病患者的生命，由此艾滋病转变为一种长期但可控的疾病，而非一种随时可能导致死亡的致命疾病。抗逆转录病毒治疗也能够预防母婴传染。但必须强调的是，抗逆转录病毒治疗无法治愈艾滋病，因为艾滋病毒最终还是能对任何混合药物产生耐药性，而且这种情况不可避免，原因在于该病的变异能力很强。因此，针对艾滋病治疗，必须不断设计新药物——比如，除了齐多夫定外，现在市场上至少有 10 种核苷类和非核苷类逆转录酶抑制剂，比如奈 141
韦拉平片。同理，抗逆转录病毒治疗现在只在艾滋病人出现症状后才开始实施，而非在病人体内的病毒数量尚低的情况下就配给药物。但是，抗逆转录病毒药物对于制药工业而言，利益可观，因为病人必须长期服用药物，而且种类必须不断改变。这与疫苗恰恰相反，理论上，只需一支疫苗，就可以保障病人一生都对艾滋病有免疫力。既然艾滋病基因组中的 9 个基因都已经识别，并且基因图谱也已清楚，那么基因疗法就很可能在未来替代药物和疫苗，来抑制该病。[5]

最后我们探讨一下艾滋病的起源地。这一话题颇具争议性，因为无论哪一地区被认为是这一可怕疾病的起源地，都会遭到歧视。我们分析过，在 19 世纪，印度被谴责为“霍乱之乡”，而当地人居住环境又被认为十分肮脏。通过这一称呼，人们自然会将当地人的居住环境与腹泻的症状关联起来，而至少从西方的审美来看，这一症状十分恶心。然而，这一观点背后也有生物学原因和历史原因，这些原因能让我们对霍乱有更全面的了解，并让人们最终有能力抗击这一疾病。我们要记住，艾滋病在人类社会还是一种新兴的疾病，尤其是和已经出现了好几个世纪的鼠疫或肺结核等病相比。随着时间流逝，西非和中部非洲作为艾滋病自然疫源地，所面临的歧视会渐渐消失，但现在在艾滋病会议上，这一歧视仍是需要小心处理的话题。现在，没有人会因为中亚可能是黑死病的发源地而歧视该地区：这仅仅是一个历史问题，尚待研究和阐明。对于要和艾滋病在同一世界共存的事实，我们还需要时间来慢慢接受。

有充分的科学证据表明，艾滋病可能起源于撒哈拉沙漠以南的非洲地区。在非洲当地的猴子身上，研究者进行了大量对猴免疫缺陷病毒（simian immunodeficiency virus，SIV）的研究。有三种从猩猩身上分离出的 SIV 病毒毒株和 HIV-1 病毒中的三组毒株基因非常相似，而后者几乎导致了所有人类当中传播的艾滋病。（仅 M 组就已经导致了 99% 的病例，而 O 组和 N 组则发现于非洲加蓬共和国和喀麦隆的病例中，猩猩身上携带的 SIV 毒株也有着类似的分布。）因此，人们认为艾滋病毒首先从猩猩身上交叉传染到人类，就像天花或流感曾经从牛、禽类和猪身上传染给人类一样。非洲当地的艾滋病毒种类数量在世界上首屈一指。只有非洲存在 HIV-1 毒株 M 类的所有 10 个子类别，以及这些子类别中，基因重组最多次的毒株，而 HIV-2 毒株仅在西非有所发现，其基因组成和当地的白领白眉猴
142 中的 SIV 毒株十分相似。（艾滋病毒的不同毒株都导致过疫情，这也在一定程度上解释了为什么艾滋病在世界上不同地区会有不同的表现。）尽管野生猩猩的基因 98% 都与人类基因类似，但猩猩一般不会感染艾滋病。很显然，该种群和艾滋病毒之间发展出了相互适应的能力，正如水禽和流感一样，而猩猩的免疫机制在未来或许会为我们带来启发。这一例子当然也说明，我们应当尊重并维持人和动物之间的自然界限，正如我们应该维持和野生鸟类之间的界限，因为它们是流感的自然疫源一样。在艾滋病检测中，最早呈阳性的

血液样本来自刚果民主共和国（前伊扎尔）的一位居民，他是该国东部边境城市金沙萨的当地人，死于 1959 年。艾滋病毒基因的进化图谱表明，人类第一次从猩猩身上感染此病发生于 20 世纪 30 年代，当时恰逢大量中非西部的原住民被法国殖民政府征用，在殖民地修建铁路。当地发生的饥荒迫使工人们食用野生动物，包括猴子。这次接触成为了“爆炸中心”，从此以后，艾滋病就开始在人类当中迅速蔓延，遍布了整个非洲。20 世纪下半叶，世界各地通过全新的全球交通网络联系在一起，进一步将艾滋病传播到了全世界。艾滋病毒从猩猩交叉感染到人类身上，最有可能的途径是，猎人在处理鲜血淋漓的“野味”时，动物血液接触到了猎人身上的创口，导致感染。而在非洲偏远地区，猎杀野生动物只是为了果腹。直到 21 世纪早期，SIV（而非艾滋病）感染到猎人身上的情况仍在喀麦隆有所发生。还有一种理论是，20 世纪 50 年代，刚果的西方实验室创造了艾滋病，是在猩猩的肾脏上进行研发和测试所得，原本是作为一种脊髓灰质炎的疫苗。这一理论十分具有讽刺效果——正是为了使用现代医学技术拯救生命，才导致了新瘟疫的出现！此外，这一理论也暗含了一层政治正确的含义，即西方帝国主义在第三世界留下的负面影响仍在持续。[6] 但事实证明，艾滋病和刚果的脊髓灰质炎疫苗之间没有联系。独立实验室对原始疫苗的冷藏样本进行了分析，发现其中并无任何艾滋病毒或猩猩的细胞——该疫苗实际上培养于亚洲猕猴身上；此外，虽然科学家一开始用过刚果当地的猩猩进行实验，但这种猩猩身上并不携带原始版本的艾滋病毒，即 SIV 病毒。从历史上看，交叉感染很可能发生在脊髓灰质炎实验之前，也就是 20 世纪 50 年代之前。但是，医疗或疫苗注射中反复使用被污染的针头可能也还在产生影响，让 SIV 病毒在非洲人群中快速循环感染，从而变异为艾滋病毒。[7]

我们在此还需要讨论一下对艾滋病病理“持不同意见”的科学家，比如彼得·迪斯贝格（Peter Duesburg），他对艾滋病毒是否真正导致了艾滋病提出了质疑，并怀疑其是否起源于非洲。迪斯贝格
143 提出了一些极端的阴谋论，比如艾滋病来源于外太空，或者西方的实验室故意研发了该病毒作为生物或种族武器。在此先不讨论这些观点，除此以外，迪斯贝格的其他观点应当受到认真对待，因为他供职于加州大学伯克利分校，是一位饱受尊敬的科学家，也是研究癌症致病病毒的专家，虽然他在科学圈中也以离经叛道的观点出名。迪斯贝格不否认艾滋病毒的存在，但却认为其只是艾滋病人体内一类无害的“乘客”，而艾滋病的病源实际上是生活方式产生的“压力”，比如不健康的饮食以及营养不均衡、娱乐性的毒品使用，甚至可能正是现在用于控制、应付该病的抗逆转录病毒药物。这不仅仅是一位想法古怪的边缘人士提出的一种无伤大雅的假设，因为虽然“主流”科学界人士反对这一说法，但也有一小部分其他“持不同意见”的科学家支持迪斯贝格的观点，其中就包括他的同事、癌症研究者戴维·拉什尼克，克伦比亚外科医生、热带传染病专家罗伯托·热拉尔多，比利时病理学教授、在多伦多大学执教的艾蒂安·德·阿尔万，数学生物学家丽贝卡·卡尔肖以及诺贝尔奖获得者、化学家凯利·穆利斯。其中一部分人成立了声援小组，名为“重新思考艾滋病”。此外，一些“调查”记者也支持对艾滋病源的异议，比如约翰·劳里森，亨利·鲍尔以及雅尼娜·罗伯茨。在美国以外的地区，最著名的支持者则是南非的前总统塔博·姆贝基。

他曾在 2000 年德班艾滋病大会上为迪斯贝格单独设立论坛，并因为迪斯贝格的反对意见而不支持在国内实施抗逆转录病毒疗法，尽管制药公司在南非已经大幅降低了艾滋病药物的价格。因此，可以说艾滋病毒是否导致了艾滋病不仅只是学术方面的争论，更关乎数百万生命岌岌可危的男性、女性和孩子。从流行文化方面来看，迪斯贝格的观点在新闻媒体、科学杂志中也有受众，并通过他自己的著作，比如 1996 年出版的书籍《发明艾滋病毒》(*Inventing the AIDS Virus*)，以及他自己的个人网站，让更多人了解这一观点（其中有他发表的文章和其他艾滋病毒论反对者的网页链接）。让这一争议更为复杂的是，迪斯贝格所支持的理论，即生活方式对艾滋病有侧面影响，也有一定道理。生活方式确实在病人感染艾滋病毒之后，对艾滋病何时全面发作有所影响。此外，在艾滋病无症状患者的体内，病毒数量非常少，甚至难以检测，虽然现在的抗体测试能够对艾滋病毒感染做诊断性测试。否认艾滋病可能也是为了满足一个愿望，即掩饰这个世界的恐怖之处，一部分人也因此否认纳粹大屠杀发生过。

迪斯贝格的反对意见中，最合理的一点是，艾滋病毒的发现不符合发现病原体的科学章程，比如由细菌学家罗伯特·科赫于 1890 年提出的“法则”。这里必须指出，即使是科赫自己也没有完全按照他所提出的法则来辨别霍乱和麻风的致病菌。某种微生物和疾病之 144
间的关联应当有多密切，我们才能接受两者之间有关系并且进行应用？要回答这个问题，现在仍有实际操作方面的限制，而我们也不得不接受这种限制。此外，艾滋病毒复杂得超乎寻常，与科赫所研究的微生物完全不同。比如，该病毒在宿主细胞外时十分脆弱，因此很难完全在培养皿中培养出这一病毒，但这却是法则的要求之一。即便如此，依然有人认为，艾滋病研究事实上已经满足了科赫法则，包括疾病必须通过人工的方式感染到病人身上，并产生症状。对于像艾滋病这样致命且无法治愈的疾病来说，故意进行此类实验在伦理上就不堪一击。曾有3位实验人员不小心暴露于艾滋病毒，然后就感染了该病。大量间接证据也表明，艾滋病毒和艾滋病有关，比如所有经历过艾滋病全面发作的病人身上，都能检测出艾滋病毒；几乎没有人在未感染艾滋病毒的情况下，就出现该病的一系列症状；世界上也没有出现过任何病例，在没有出现艾滋病毒感染所导致的前期症状时，依然经历了艾滋病的全面发作。我们必须承认，艾滋病是种独特的疾病，因为病毒会隐藏在人体内，对免疫系统进行抑制，并和其他机会性疾病或癌症进行联合感染，来对人产生影响。因此，感染艾滋病和某种微生物入侵之间没有直接的因果关系，微生物入侵也并不能立刻导致艾滋病发作，这一点和其他绝大多数传染病都不一样。[8] 迪斯贝格在其1996年出版的著作开篇中写道："不管从哪一方面来看，与艾滋病的战役都是以人类惨败告终。" 以此作为对艾滋病研究的激烈批评。尽管迪斯贝格的评价令人沮丧，但其实世界上无数艾滋病人的生活如今都已恢复了常态，他们依靠的正是受到迪斯贝格抨击的抗逆转录病毒疗法。正如迪斯贝格所述，艾滋病毒很可能是一种古老的微生物，早已出现了好几个世纪甚至数千年。[9] 但是，这并不能解释该病毒如何在人类社会中发展壮大。近来出现的艾滋病大流行也证明，该病与近年来的历史发展息息相关，尤其是撒哈拉以南地区的历史，比如入侵野生动物栖息地、人口大规模迁徙和对聚落形态的扰乱，以及性传统的改变或松懈。艾滋病毒的自然疫源是猴子，而在非洲，该病从猴子身上交叉传染到人类，这是对于艾滋病起源至今为止最为可信的解释。

美国：逐渐边缘化的艾滋病

对于艾滋病的记叙大多数只关注美国和撒哈拉以南的非洲地区。美国是第一个意识到艾滋病大流行的国家，但在撒哈拉以南的非洲，艾滋病疫情的严重程度现在已完全超过了一类国家。1981 年 6 月，艾滋病第一次在美国得到了关注，当时疾病预防控制中心在《传染率和死亡率周报》（*Morbidity and Mortality Weekly Report*）上发表了一篇文章，详细记录了 5 位来自洛杉矶的年轻病例，他们都罹患了一种罕见的肺病——卡氏肺孢子虫肺炎，原因是他们的免疫 145
系统都“严重受损”。很快，到了 7 月，又出现了 24 个卡氏肺孢子虫肺炎病例，此外还出现了一例罕见的皮肤癌卡波济氏肉瘤病例，患者依然是一名同性恋男性，其免疫系统受损，这些人绝大多数都来自纽约。到了 1982 年，疾病预防控制中心收到了数百起新病例的报告。也就是说，每 6 个月，病例数量就会翻一番，而其中 40% 以上的病例都已奄奄 息。我们现在知道这些病例很可能已经经历了 10 年潜伏期，甚至更久，病人最早应该是在 20 世纪 60 年代或 70 年代遭到感染。一位青少年在 1969 年死于密苏里州的圣路易斯，他所感染的疾病是卡氏肺孢子虫肺炎和卡波济氏肉瘤，这可能是美国首位死于艾滋病的患者。1986 年，其冷藏的血液和组织样本中测试出了艾滋病毒。艾滋病不仅仅感染同性恋群体，这一点在 1982 年就已经逐渐清晰。疾病预防控制中心得出结论，认为有 4 类高风险人群，即所谓的“4H”人群，包括海洛因成瘾者（heroin addicts），即注射吸毒者，血友病患者（hemophiliacs），海地移民（Haitian immigrants）和同性恋（homosexuals）。同年，疾病预防控制中心正式采用了“艾滋病”这一名称来命名该病，而舍弃了其他名称，比如同性恋相关免疫缺陷（gay-related immune deficiency，GRID）。到1983年、1984年，人们渐渐发现异性性行为传播和母婴传播也是艾滋病的传播方式，意味着理论上，没有一个社会群体能对该病免疫；而同性恋群体，尤其是旧金山和纽约的同性恋群体开始改变他们的“高风险”行为，因此到了1985年，新感染病例中的同性恋数量开始趋于稳定。同时，医学界对于艾滋病的了解迅速加深，尤其是发现了艾滋病毒之后。艾滋病毒的发现归功于吕克·蒙塔尼（Luc Montagnier）和罗伯特·加罗（Robert Gallo），前者曾就职于位于巴黎的巴斯德研究院，而后者则在美国国家癌症研究所工作，但现在一般将绝大多数功劳归于法国人。当时被搁置的癌症药物齐多夫定也成为了首个可以治疗艾滋病的抗逆转录病毒药物，并在1985年首度配给病人。艾滋病患者、影星洛克·赫德森死于1985年10月，他的死亡一时间引起了人们对艾滋病的关注，并让该病面向了公众。[10]

在20世纪80年代的后5年中，各种和艾滋病相关的社会事宜纷纷在美国社会登台。其中最为活跃的是纽约的男同性恋者健康危机组织（Gay Men's Health Crisis，GMHC）以及艾滋病患者联合力量组织（AIDS Coalition to Unleash Power，ACT UP），两者都由活动家拉里·克莱默成立。GMHC追求的是成为艾滋病服务组织（AIDS service organization，ASO），或艾滋病患者的信息资源中心，是一个低调的角色，而ACT UP则采取了一种更为对抗性的方式，来宣传自身的政治诉求，比如进行“快闪”来反对潜在的妨碍者。最著名的一次活动发生在纽约天主教教区的圣帕特里克大教堂，146
1989 年的一天，他们占据了该教堂的座位，打断了当天的弥撒。当时，艾滋病人的核心诉求是保留公民自由，尤其是私密性和个人隐私，因为他们面临着公共卫生部门的强制措施。公共卫生部门为了控制疫情，采用了诸如检测、追踪接触者等手段，有时还会隔离病人。艾滋病活动家出人意料地颠覆了长久以来的一项传统：为了保障公共健康，可以牺牲个人权利。这项传统在美国的历史可以追溯到一个世纪前，和一系列传染病相关，比如梅毒、流感和肺结核。艾滋病检验使用的是酶联免疫吸附试验以及蛋白质印迹法，首先出现在 1985 年。这项测试和结果上报严格遵照自愿的准则，但也有例外，比如美国军队的军人或外交使团申请者就必须接受检验。即使到了 1997 年，也只有一半州政府要求上报艾滋病毒检测呈阳性的病人姓名。艾滋病的“例外”有一系列原因，包括担心检测有误（虽然当两种测试同时进行，结果基本上万无一失），担心艾滋病人因为害怕歧视而隐匿不报，这样反而会让防疫结果适得其反，曾经采取过的卫生措施效果未得到验证以及 20 世纪 60 年代到 70 年代间，因公民权而产生的一系列运动。当时反复出现的论调是，任何人都可能感染艾滋病，因此任何压迫措施都可能降临到每一个人身上，但这一主张似是而非，因为到 80 年代晚期，就已有证据表明至少在美国，这场疫情仅仅限制在一部分涉及“高危”行为的人口当中。到 90 年代早期，人们已经明白，艾滋病不会在大多数人口当中暴发，但还是成为了一种公认的灾难，让每一个人都感到害怕。但是，为了继续获得艾滋病研究基金，甚至连更了解此病的医学权威也坚持，艾滋病依然威胁着所有人。只有一小部分人反对这一说法，比如《异性恋艾滋病迷思》（*The Myth of Heterosexual AIDS*）的作者迈克尔·富门托，但这部分人饱受争议。[11] 而应当批判的谬论是，艾滋病能够通过日常接触进行传染，比如咳嗽、打喷嚏、触摸、接吻、共同触摸物体表面或共同使用公共空间、蚊虫叮咬等。相反，艾滋病毒很难传播——其传播基本上由可预先控制、自愿的社交行为决定，因此该病和肺结核等疾病比起来，并不构成重大健康威胁，因
147 为后者由飞沫传染，传染方式不可控。但是对艾滋病的畏惧并未阻止人们在公共休息室安装“非接触式”干手器、皂液器、水龙头和马桶，现在这种厕所随处可见，但却最终变得毫无用处。一些人提出了极端的建议，比如反复参加总统选举的林登·拉罗奇就在加利福尼亚进行了不记名投票，决定是否要隔离所有艾滋病患者（应该是终身隔离），最终却落得完全失败，此外还有保守主义评论员威廉·巴克利以及安·库尔特，他们提出应当在艾滋病患者身上文身，这些极端言论都对公共卫生无益。另外，毫无疑问，因为由公民权引起的运动，政府不幸丧失了一些控制疫情规模的时机。比如，旧金山市的公共卫生部长默文·西尔弗曼在1985年关闭了臭名昭著的旧金山澡堂，而并未受到多少抗议。

此外，还有许多其他和艾滋病相关的社会性难题。对于艾滋病患者的住房和职场歧视就是其中之一，美国司法部部长埃德·米斯默许了此类歧视，但是最高法院却表示反对，因为艾滋病人的情况和残障人士类似。人们对艾滋病人因为误解而存在偏见，比如医生和救护人员不愿意治疗患有艾滋病的病人；警察在被迫接触艾滋病人时，会戴手套和其他保护用具；保险公司拒绝为艾滋病人提供保

险，因为他们属于“高危人群”；而国家通过艾滋病检验，拒绝身患艾滋病的病人入关，也因此，想要在美国举办艾滋病相关的国际会议十分困难。（最后一条政策直到奥巴马执政，才被政府撤销。）尤其令人痛心的是所谓的无辜艾滋病患者，即患有血友病的孩子（他们依赖捐献者的血液存活，而血液来源于不同捐献者），一旦他们在艾滋病检测中呈阳性，学校就会拒绝让他们入学，因为害怕他们会在一些（极不可能发生的）情况下传播该病，比如在运动当中流血，导致和其他孩子的血液接触。印第安纳州的瑞安·怀特就是一例，此外还有阿卡迪亚的雷氏兄弟，他们在自家房子被烧掉后，就搬离了小镇。

除了公民权，ACT UP 组织当时的主要诉求还包括，让艾滋病人获得更多实验性治疗。艾滋病人的死亡已经近在眼前，因此新药不应该经历一般情况下研发所需要的繁复检验步骤，而且这些患者也没有钱来购买新药。因此，该组织在当地的食品药品监督管理局办公室前“拟死示威”，而另一群反抗者则将自己锁在了纽约股票交易所的贵宾室阳台上。这些示威抗议活动达到了目的，食品药品监 148
督管理局之后很快批准了齐多夫定上市，只花了几个月，而本来应该要花上数年。齐多夫定的生产商伯乐斯·威尔康（在美国国家癌症研究所的大力协助下）几乎腰斩了该药的价格，其原始价格为每年 1 万美金。而美国国家过敏症与传染病研究所所长安东尼·福奇则受到了赞扬，因为他支持了“平行途径”的方法，前所未有。通过这一方式，艾滋病患者能获得研究中的新药，而不必对药物进行临床试验，也就是药企的“同情使用”项目。但同时，福奇也受到了猛烈抨击，因为他未能带领艾滋病临床试验组研发出任何有效的新疗法，而且新药的副作用有时候也十分严重，病人宁愿选择死亡，也不愿继续治疗。[12]

就总统的政策而言，罗纳尔多·里根的共和党政府对于艾滋病人的请求也十分麻木不仁，直到1987年总统本人才公开承认了该病的存在。然而，虽然该政府在财政方面持保守态度，但联邦的艾滋病预算在里根执政期间却大幅上升。1982年时，相关预算为550万美元，而到了里根执政末期，即1988年，该预算超过了9亿美元。此外，里根政府的卫生部部长埃弗里特·库普（以其标志性的蝴蝶领结出名）虽然表面上十分古板，但在1986年却发布了一份艾滋病报告，震惊了所有人。这份报告建议，中小学应该进行全面且“持中立价值观”的性教育，作为与艾滋病斗争的手段之一。但对于广大美国家长来说，这一建议让人难以接受，尤其是在保守党的核心地区。之后继任的共和党总统乔治·W.布什则更为温和，他对艾滋病人表达出了更明显的同情、更愿意支持反歧视法律，但布什也受到了指责，因为他在抗击艾滋病的过程中领导不足。当时的政府指定了携带艾滋病毒的篮球明星“魔术师”埃尔文·约翰逊作为国家艾滋病委员会的成员，这还可以说是仅是一个姿态，但政府也确实将资金投在了其所宣传的方面。到1992年为止，艾滋病相关研究的联邦经费提高到了超过20亿美元，1990年通过了瑞安·怀特健保法案，从而将艾滋病指定基金导向最需要的城市。事实上，艾滋病基金和其他疾病的基金相比，可以说份额要大得多。花费在每个死于艾滋病的人身上的支出和花费第二高的疾病比起来，要高了4倍到5倍。事实上，罹患艾滋病的人只是一小部分，1992年时美国有12万艾滋病患者，而患者最多的疾病是心脏病、中风和癌症，大约有 5000 万人，艾滋病患者人数和后者人数比起来，只是九牛一毛。
此后，民主党政府自然也继续实施甚至强化了这些措施，但即便是
克林顿总统也发现他在艾滋病政策方面能力有限。他撤回了对于针 149
具交换项目的拨款，尽管该项目有利于减少艾滋病在吸毒人员之间
的传播，而且许多城市无视州法律，已经推行了该项目。[13] 克林顿也未能通过全民医疗法案，而该法案能让贫困的病人接受越来越贵的艾滋病治疗，并减轻医疗补助项目的财政压力（该项目每年为每个接受三联疗法的病人支付 3 万美金的费用）。虽然最后在奥巴马担任总统期间通过了全民医疗改革，但是我们仍需考察该项目将如何在 50 个州落地，因为一部分州对新法案提出了诉讼。

20 世纪 90 年代的克林顿时期，美国的艾滋病治疗方案和艾滋病文化经历了翻天覆地的转变。1996 年，医学界提出了新治疗方案，名为“联合疗法”，即选取两种不同的逆转录酶抑制剂，如齐多夫定、奈韦拉平或惠妥滋，将其如“鸡尾酒”一样混合使用，再加上一种新研发的蛋白酶抑制剂，比如茚地那韦，来形成对病毒的三重打击。这一治疗方案能够减少病毒数量，使其降至无法检测出来的水平，事实上就是消除了病毒的踪迹，该状态能持续超过一年的时间。这一方案的缺点是，药物服用极其复杂，因此可能降低病人的依从性，从而导致艾滋病毒产生耐药性、产生副作用的概率增加、支出大幅度提升。随着贫穷的艾滋病患者越来越多，无法负担药物费用的患者数量也在增加。联合疗法能让病人几乎过上正常的生活，将其寿命延长数十年。对艾滋病人的支持服务也因此进行了调整，重心从临终关怀转变为更为普通的事务，比如住房、工作、财务规划等。事实上，联合疗法成功将艾滋病转变为一种可控的慢性病，

甚至让艾滋病人和“高风险”人群慢慢放松了警惕。可以说，联合疗法在其发明之后的数年中取得了传奇的疗效，但是从长期来看，150 其反而让我们在与艾滋病的斗争中陷入了僵局。到 90 年代末，上报到美国疾病预防控制中心的新艾滋病例降至 4 万，艾滋病死亡病例数量降至不到 2 万；而 1990 年至 1995 年之间，新艾滋病例数量为 8 万，死亡病例为 5 万。但从此以后，这一数据几乎就再也没有改变过。到 2007 年，新确诊的艾滋病例为 3.7 万多，而年度死亡数量超过 1.45 万例。到本书所著时，美国已有超过 50 万人死于艾滋病，而还有超过 100 万罹患该病的病患。[14]

20 世纪 90 年代晚期的情况还预示着一些其他趋势，也将在 21 世纪的前 10 年显现出来，即艾滋病出现在美国的第 30 年。艾滋病现在可以说取代了流感，成为一种“被遗忘的传染病”。我认为，这一方面是因为早期对于艾滋病威胁过度夸张，不可避免地招致了情绪反弹。公众凭直觉就会发现，该病尚未在绝大多数异性恋群体中流行。此外，艾滋病也注定会从公共视野当中消失，因为该病的传染率和死亡率不断下降，最后趋于平稳，而且有了经过改良的新抗逆转录疗法，该病已不再是一种死刑。流行文化也反映出，公众已经渐渐遗忘了该病。对艾滋病的关注在 20 世纪 80 年代后期、90 年代早期达到了巅峰。当时，在首都的华盛顿国家广场曾多次展示艾滋病拼布，在全美也进行了多次巡回展览。1993 年，三星影业发行了好莱坞主旋律电影《费城故事》，其中的男主角汤姆·汉克斯获得了奥斯卡最佳男主角。他在剧中饰演一名律师，在得知他感染了艾滋后，公司非法将其解雇，因此他将公司告上了法庭。男主角的律师由丹泽尔·华盛顿扮演。然而，1998 年的喜剧电影《婚礼歌手》

（*The Wedding Singer*）虽然旨在引发对 80 年代的怀旧情绪，但片中却丝毫不曾提及艾滋病。艾滋病历史学家苏珊·亨特在其 2006 年的著作《艾滋病在美国》（*AIDS in America*）中警告，艾滋病有可能在美国卷土重来，甚至可能超过 80 年代早期的势头，而且将在主流人群当中流行开来，程度之深前所未有。但不可否认，年轻人以及女 151
性在新艾滋病感染病例中的占比正在上升；无保护性行为、卖淫和吸毒正在不断导致新的感染；而在美国不断增长的监狱人口中，艾滋病人的比例也高得惊人。[15]

艾滋病逐渐边缘化的另一原因在于，“高危”人群正在不断转向更边缘化的群体。在 20 世纪 90 年代晚期，艾滋病将其魔爪伸向了少数族群，即黑人和西班牙裔，这一趋势始于 80 年代末。而在 90 年代末，黑人在艾滋病感染者中开始占据极大比例，大约 45% 的新艾滋病感染病例都是黑人，而黑人在美国人口中仅占 12%。这一差别在感染艾滋病毒的女性中也十分显著，其中黑人女性感染者的数量远超白人女性感染者的数量，在 1995 年，其比例为 15：1。该趋势在近年来也并无改变。到 2007 年，黑人病例在所有艾滋病例占比 44%，白人则是第二大感染群体，占比稍微超过 35%；而西班牙裔则是 19%。据称在美国，男性同性恋性行为导致的艾滋病感染数量占总体的 47%，而高风险异性恋性行为和毒品注射则分别占比大约 24% 和 22%。[16] 即使有人怀疑黑人从遗传学上来说，更容易感染艾滋病，事实上更有可能的原因是，环境因素导致了黑人更容易通过静脉吸毒、同性性行为和异性性行为感染艾滋病。比如，黑人当中共享针头的比例更高，以及身患性病的人数比例更高，包括梅毒、软下疳、尖锐湿疣和生殖器疱疹。（此外，研究人员也发现在极少数高加索人中，对接艾滋病毒的辅助受体基因 CCR5 产生了变异，因此他们对艾滋病有一定免疫力，甚至能完全对其免疫。有理论称，该基因变异传承于对黑死病免疫的欧洲祖先，但这一说法完全只是猜测而已。[17]）一些人认为，要降低黑人当中感染艾滋病的人数，更多的精力应该投入改善他们的社会经济地位中，并针对其文化制定教育材料。而黑人的教会和社区始终不愿意面对乱交、吸毒和恐同事宜，会让艾滋病进一步传播。此外，调查显示，大部分少数族
152 裔更容易相信关于艾滋病的不实阴谋论，比如政府的实验机构创造了该病，作为种族武器或生物武器。这可能是因为一些真正发生过的丑闻，比如塔斯基吉梅毒实验，让他们对官方医学失去了信任。[18] 此外，对于异性恋性行为传播艾滋病的研究显示，女性在性行为中感染艾滋病的可能性比男性高了 20 倍。旧金山的南希·帕迪恩就做过相关研究，得出了这一结论。[19] 即使有时毒品并非通过静脉注射进行吸食，不会直接传播艾滋病毒，其仍可能成为性行为传播艾滋病的帮凶，因为毒品会影响人的认知能力，使其选择不安全的性行为。[20] 这是美国的黑人和女性群体中艾滋病传播的原因，撒哈拉以南的非洲也发生了类似的悲剧，而且规模更大。

153 在所谓的美国艾滋病政策第三阶段，我们要探讨的最后一个议题是，至少从 1997 年开始，政府就加强了对艾滋病毒携带者的监控和强制治疗。当时在纽约发生了努肖恩·威廉姆斯事件。据称，这位艾滋病毒携带者感染了 13 位女性，尽管他可能知道自己的艾滋病毒血清测试呈阳性。由于此次事件，纽约和其他至少 26 个州设立了法律，要求艾滋病毒携带者上报姓名，追踪其接触者，甚至判定携带艾滋病的性活跃者为罪犯。正如前文所述，人们越来越容易通过

不断改进的疗法治疗艾滋病，对新增艾滋病病例的监控也有所发展，更为精确，两者都成为推动政策改变的动力。然而，接受公共协助对于艾滋病人而言，意味着要服从远为严密的监管和控制。从 2003 年开始，疾病预防控制中心宣布，从今往后，对有风险的群体进行艾滋病检测将成为其重点防疫手段。疾病预防控制中心还对接受其资金资助的社区组织施压，要求这些组织在提供咨询和引荐服务的时候，“摸清病人的伴侣数量和联系方式”。因此，乔治·W. 布什政府在所谓的与恐怖主义的战争中侵犯了公民自由，这一罪名也可以延伸到对待艾滋病患者方面，毫不令人诧异。而为艾滋病人发声的组织似乎也放弃了艾滋病例外论的主动权和立场。此外，在性教育 154
中推行婚前禁欲主义以及始终禁止针具交换项目的做法也遭到了批评，因为这些措施非但无法取得预期效果，而且违背了所有证明能预防艾滋病的做法。[21]

我对于艾滋病也有个人的想法，因为以上艾滋病在美国社会中的历史，就发生在我自己社会生活和性生活活跃时期，和我的经历几乎重合。我还记得 1985 年，当我从大学毕业、第一次作为记者踏入工作场合时，正是公共意识对艾滋病的关注达到顶峰、美国社会对于艾滋病最为恐慌的时候。对于这 新兴疾病的恐惧显而易见，主要是因为艾滋病还是个未知数，而且当时的医学权威只在其传播方式方面作出了合理的解释。尤其令人害怕的是，这是一种无论如何都会致死的疾病，而且其会在病人身上徘徊许久，将死刑拉长成一种精细的长期折磨。（和中世纪时期的祖先不同，我们更愿意迅速死亡，这才是一种仁慈。）尤其令人心碎的悲剧是，历史上第一次，患者必须先告诉他们家人自己是同性恋，接着就告知他们自己感染了艾滋病，为自己遭受歧视下了双重保险。当我为《艾滋病：职场问题》（*AIDS: The Workplace Issues*）准备专文时，我听到了以下故事：如果听说某位同事可能感染了艾滋病，人们会拒绝使用该同事用过的杯子，或是其汗水碰到的键盘；被裁员的员工因为心怀不满，而在离别时亲吻其同事，然后告诉他们："我刚刚把艾滋病传染给了你。"[22]（当然，现在我们知道艾滋病不可能通过日常接触传播。）即使我们没有感染艾滋病，或是知道别人感染了该病，该病似乎都永远锁定了我们，只要我们还想要过性生活。如果艾滋病是对"异常"行为的惩罚，那么大家都无可逃避。上一代人享受了毫无罪恶感、毫无负担的性革命，我却对此感到愤愤不平，因为我觉得自己现在不得不为父母辈的快乐付出代价。同时，我对老一辈几乎产生了嫉妒，因为他们性欲减退，又有稳定的伴侣，不会再感染艾滋病。

之后，到20世纪90年代晚期，我研究生毕业，开始了第一份教职。当时，我注意到在佛蒙特州，我所在的社区对于艾滋病的态度在文化上发生了剧烈转折。当我对学生们提到艾滋病时，他们变得目光呆滞，好像完全不了解我所说的内容（现在越发如此）。在历史课上，我努力将乔万尼·薄伽丘对于黑死病的三种心理回应和我
155 们对于艾滋病在性方面的回应关联起来，前者在佛罗伦萨表现为隔离、否认或保持中庸态度，而后者则是禁欲、无保护性行为，或使用安全套。但这一类比似乎随着时间流逝变得越来越平淡。我妻子坚持，必须在进入亲密关系之前进行检查。（我们俩在艾滋病检测中都呈阴性。在一部分州，比如伊利诺伊和路易斯安那，政府试图让艾滋病检测成为婚前必测项目，但以失败告终。）当我在佛蒙特州当地的大学教学时，我邀请学校的护士来到一年级的讨论课中进行

性教育，她反复讲述性传染病的危害，比如尖锐湿疣和生殖器疱疹，但却并未涉及艾滋病。

如今，美国社会似乎陷入了艾滋病的僵局，或者说是和艾滋病之间产生了一种平衡。该病还是一种顽疾，无法治愈，和梅毒完全不同，但又有哪种病毒性疾病能被治愈呢？甚至连普通的感冒都无法通过治疗痊愈。人们似乎也作出了让步，无论集体还是个体，都将艾滋病作为另一种慢性病，与其共存。只不过该病基本上通过性行为传播，就和生殖器疱疹一样，永远都昭示着一个人的道德败坏，无论患者无辜与否。该病并不直接夺走患者的性命，而是让其始终处于痛苦中，为感染疾病的不确定性而惶惶不安。对于西方国家的绝大多数人而言，艾滋病现在只存在于认知的边缘——这是“他者”的疾病，始终徘徊不去，但从未大白于公众面前。

独特的“非洲疾病”

接下来，我们要讨论艾滋病的另一种发展趋势，主要出现在撒哈拉以南的非洲地区，但也有其他一些第三世界国家也不幸成为了该病的舞台。虽然直到美国发现了艾滋病病例之后，非洲才意识到艾滋病的存在，但现在认为，在非洲大陆上，该病的流行早就经过了长时间的孕育。艾滋病在当地至少起源于 20 世纪 50 年代晚期，而在 70 年代全面暴发于赤道附近的非洲地区，该地区是艾滋病最有可能的起源地。更确切地说，我们可以将时间锁定到 1975 年。当时，在刚果民主共和国首都金沙萨，医院记录了大量病例，症状都与艾滋病类似，比如卡波济氏肉瘤和严重的消耗性疾病。[23] 现在，绝大多数艾滋病例和新确诊的病例都出现在撒哈拉以南的非洲地区，甚至导致艾滋病被认为是一种独特的“非洲疾病”。到 2008 年，三分之二的艾滋病患者和四分之三的艾滋病相关死亡病例都出现在非洲；当年，200 万非洲人感染了艾滋病，而全世界有 270 万人感染（致使该病在非洲的感染者达到了 2240 万，而全世界的病例数量则达到了 3340 万），当年非洲死于该病的人数为 140 万，全世界则是 200 万。到此书成书为止，全世界死于艾滋病的 2500 万人中，大多数都集中在非洲。到 2008 年为止，在非洲，还有 1400
156 万“艾滋孤儿”，即父母中的一方或双亲都已因艾滋病去世的孩子。在非洲，女性患艾滋病的比例要明显高于男性，女性占比 60%，男性则为 40%，或 1.5∶1。但是，现在也有证据表明，艾滋病疫情已经趋于稳定。比如，在非洲疫情最严重的地区，即南部非洲，2007 年，当地各个国家上报的成年人艾滋病流行率均出现显著下滑，都低于 4 年前，即 2003 年的数据。下降幅度最大的是斯威士兰王国，其 2003 年的流行率为 38.8%，2007 年则降至 26.1%；排第二的是博茨瓦纳，2003 年的流行率为 37.3%，2007 年则为 23.9%；接下来的莱索托王国，则从 2003 年的 28.9% 降至 23.2%；南非从 21.5% 降至 18.1%；津巴布韦从 24.6% 降至 15.3%；纳米比亚从 21.3% 降至 15.3%；而马拉维则从 14.2% 降至 11.9%。总体来说，整个非洲的流行率都有轻微减少，其 2001 年的流行率为 5.8%，而到 2008 年则跌到了 5.2%。因为新病例的增速超过了死亡病例的增速，所以流行率的降低应该主要是源于撒哈拉以南非洲的发病率逐渐降低——非洲艾滋病疫情的顶峰时期出现在 20 世纪 90 年代中期，而到 2008 年，非洲全境的艾滋病感染数量已经下降了 25%。现在，更多人能接受抗逆转录病毒治疗，意味着非洲死于艾滋病的人数会有所减少。此外，这还意味着病患能活得更久，因此艾滋病毒携带者的人数会有所增加，但从流行率和发病率来看，数值有所下降。事实上，在一部分国家，艾滋病患者依然在总人口中占比较高，这表明，艾滋病疫情在未来的一段时间内，依然是非洲面临的主要健康危机。到2007年，南非还有将近600万艾滋病患者，是世界上艾滋病人口最多的国家。[24]

就艾滋病引发的危机来看，除了疾病规模，非洲的艾滋病传播方式也与西方国家不同——在非洲，艾滋病主要是通过异性恋性行为传播，而在一类国家，该病则主要通过同性恋性行为和吸毒传播。艾滋病在非洲普通人口中广为传播的主要途径是（无保护）异性性行为，而异性性行为是一种常见的性行为，甚至可以说是人在生理方面必要的行为。正是这种赤裸裸的现实导致了非洲的艾滋病疫情和西方大不相同，而且可能是当前艾滋病话语当中，最具争议的部分。因为非洲的艾滋病疫情显然暗示着，如果要让一类国家和二类国家的传染病模式都合理化，那么撒哈拉以南非洲的异性恋性行为必然要与欧美地区的异性恋性行为截然不同。这也正是我们在早期
非洲艾滋病研究中所获得的信息，比如澳大利亚研究者约翰·卡德 157
韦尔和帕特·卡德韦尔就在其发表的文章中传达出这一观点，而且始终在一些文章中以某种形式进行复述。但大多数情况下，人们是根据一些过时的证据，得出非洲人有乱交行为的结论，甚至完全根据道听途说，得出了这一结论，这些证据只造就了持续数个世纪之久的种族刻板印象，即非洲人是奇异而又性欲旺盛的人种。[25]但近年来，一些非洲艾滋病危机的研究者依然坚持认为，非洲人的性行为和西方

以及世界上其他国家有关键性差异，因此非洲人更容易感染艾滋病。这些研究者通过重点调查和数学模型证明了这一点。[26]但是，对极其个人的行为进行普遍归纳和比较，是一种很困难的行为，而且也很危险。如果非洲文化确实允许婚外性行为、允许年龄较小的青少年进行性行为，而且允许年长的男性对年轻女性进行性狩猎，那么类似的现象也同样广泛存在于西方文化中。但这显然并不意味着，在非洲，“高危”人群的性行为，比如性工作者、移民以及被迫离开传统乡村环境的城市居住者，不是非洲艾滋病流行的主要原因，他们至今依然是艾滋病感染的主要人群。[27]比如，南非卡尔顿维尔的临时矿工社区中，就有大约 65% 的人口在 1999 年的艾滋病检测中呈阳性，是全世界血清检测呈阳性比例最高的社群。毫无疑问，这些人会通过家庭和其他社会关系传播艾滋病。[28]最后，我们也要记住，非洲地区出现的艾滋病疫情非同寻常、前所未有，异性恋性行为已经不再是当地艾滋病泛滥唯一的原因；虽然异性恋性行为确实是原因之一，而且是重要的原因，但还存在其他原因，彼此之间不能轻易分开。

近来对于非洲艾滋病疫情的研究更关注贫困、饥荒和营养不
158 良，以及艾滋病人的机会性感染和联合感染，比如肺结核，性传染病（包括梅毒、淋病、衣原体以及软下疳），还有一系列寄生虫病（包括疟疾、利什曼原虫病、血吸虫病、丝虫病、非洲锥虫病、蠕虫病）。其中一些疾病，比如疟疾、血吸虫病和非洲锥虫病，都十分出名，在当地有着很长的历史，是非洲大陆的风土病。除了普遍贫困和营养不良外，此类疾病的流行也可以说是非洲和西方艾滋病疫情的重要不同点之一。所有这些因素与艾滋病及其病毒产生了协

同作用。性病和艾滋病感染之间的关系颇为明显，而且广为人知，因为两者都通过性行为传播，而前者会在生殖器部位产生炎症或皮损，使患者更容易感染艾滋病（可能性是一般情况的5倍）。性病也会使CD4免疫细胞聚集于生殖器部位——而CD4免疫细胞是艾滋病毒的靶子，从而导致精液中含有更多病毒。此外，产前检查也表明，性病在非洲颇为普遍，而且人们往往不进行治疗，也不去诊断，女性病人尤其如此。但人们不了解的是，其他疾病，包括营养不良，虽然通常不直接与艾滋病相关，但也可能导致病人以生物学方式直接感染艾滋病。比如，血吸虫病是一种寄生虫病，这种寄生虫存在于自然或人工水体中的蜗牛身上。该病会影响生殖系统，使其产生损伤，而免疫细胞同样会集中在伤口处，协助艾滋病毒感染人体，就和性病的情况一样；另外，这一疾病是世界上第二常见的热带疾病，而绝大多数病患都在非洲。血吸虫病在近几十年来甚至越来越流行于非洲，因为当地新建了水库，并实施了一些其他工程项目，增加了地表水面积，从而将该病从郊区传染到城市当中。在非洲地区赤道附近，还有其他寄生虫病也十分流行，而且病情严重，比如疟疾。这些疾病也会使艾滋病人体内的病毒数量骤增，甚至刺激免疫系统，激发休眠中的病毒，使其开始复制。营养不良和维生素缺乏也会加快病毒的复制，削弱上皮屏障抵御病毒的能力，增加母婴传播的可能性。肺结核则是非洲艾滋病人的首位死因，也会反过来增加未感染艾滋病的人感染该病的可能性，因为其对免疫系统有影响；事实上，非洲的肺结核病例大多都不是艾滋病人，在年轻人当中尤为肆虐。艾滋病和肺结核都是潜伏性疾病，两者都可能因为联合感染而激活彼此。除了肺结核，艾滋病也可能让病人更容易感染以上所有疾病。和艾滋病及肺结核一样，其中一些疾病并无症状，研究者在寻找感染艾滋病的特定危险行为时，也都有可能忽视这些疾病。[29]

159 贫困与艾滋病之间也有协同作用，但是其方式更为迂回。贫穷迫使人们采取更有风险的行为，比如从事性工作或是搬迁（“生存策略”变成了“死亡策略”）。反过来，艾滋病也加深了贫困或营养不良，因为人们不得不将微薄的收入用于治疗或丧葬，而艾滋病也让人无法工作，甚至死亡，这些人本该是赚钱养家之人，或是承担照顾者的角色。[30] 即使西方的贫困人口规模远远小于非洲的贫困人口规模，但贫困和艾滋病之间的协同关系对于两方而言却都是一大问题，因为如今在美国，最容易感染艾滋病的群体就是贫困的少数族裔。对于非洲人来说，艾滋病并非一种完全由行为问题导致的疾病，贫困、气候导致的饥荒，以及机会性感染都会引发该病，所以该病也是一种生态或环境疾病。和美国不同，该病在非洲远非一种深受道德文化影响的疾病，也不能通过比较，对其评头论足。

因此，现在人们呼吁，应当彻底重新考虑国际艾滋病政策，尤其是非洲的政策，比如（从 1996 年开始）联合国机构联合国艾滋病规划署（UNAIDS）就对相关政策进行了协调。有人认为，既然贫困往往让人们无法自由选择是否采取有风险的社会行为，而个人行为又显然受到文化观念的影响，尤其是在两性关系当中，那么干预措施就应当关注此类行为的根源（即贫困），或是关注生物方面的相关因素，比如营养不良，以及除了艾滋病之外的其他疾病——尤其是如果有合理的分配机制和稳定的政治条件，这些问题更容易解决，只要进行食品救济或分发现有的抗生素即可（耐多药性肺结核除外)。根据这一观点，我们已经失去了十多年时间，始终在采取不恰当的甚至基本上无效的艾滋病防御手段，这些手段现在也已经被更为有效的抗逆转录病毒治疗项目取代。为了回应这一观点，一些人指出，乌干达和津巴布韦等地实施的改变行为运动取得了成功【在乌干达，这一运动有个出名的简称，即“ABC”——禁欲(abstinence)，小心(be careful)，使用安全套(use condoms)】，有效降低了艾滋病的流行率。他们还指出，教育和咨询计划至少能有效减少高风险行为，增加安全套使用率，在坦桑尼亚、肯尼亚、特立尼达和南非等国都是如此。[31]

但是究竟是政府计划改变了人们的行为习惯，还是人们仅仅出于对于艾滋病的公共意识和恐惧，而改变了行为，现在还存有争议。一些人也质疑，艾滋病流行率下降受到行为改变的影响更大，还是受到疫情已经充分发展的影响更大？但现在对于艾滋病防疫政策的关注点过度集中于贫困和营养不良，甚至不考虑其他因素，反而更加令人担心，因为没有任何一个原因能单独导致艾滋病疫情在非洲变得出奇严重。比如，南非是非洲最富有的国家，我们该如何解释艾滋病在南非格外流行？我们又如何解释该病在塞内加尔等贫穷国家的流行率反而特别低(塞内加尔三分之一的人口每天的生活费不到1美元)？我们如何回答为什么在世界上其他和非洲一样贫困的国家，比如印度和东南亚部分国家，艾滋病的感染率和死亡率都并不 160
像二类国家那么高？[32] 我们还要注意，曾经的南非总统姆贝基等人曾以贫穷为借口，否认艾滋病的存在，或推卸其责任，不愿为该病的患者提供所有可能有用的治疗。许多历史学家很快指出，这些人的观点证明了贫困和艾滋病之间存在密切的协同作用，而并非表明两者之间毫无关系，或者将贫困作为艾滋病流行的单一原因。[33]

在解释非洲艾滋病流行的原因时，人们把注意力都集中在了贫困和性行为上，而当地的艾滋病史却很少得到关注，这是因为当人们回答为什么非洲成为了世界上艾滋病最为严重的国家时，总认为第三大原因，也可能是最为决定性的因素，仅仅是“那里出现了第一例艾滋病例”。[34] 这一相对来说似乎不言而喻的事实其实颇为模糊，因为对于艾滋病毒是否起源于非洲仍有争议。一些学者谴责这一理论背后隐藏着种族歧视，其自然而然将非洲的黑人与猴子联系在一起，但也有切实的科学证据表明，就艾滋病而言，该理论确有道理。[35] 这种论调背后当然会有一些歧视的成分，这既是人性，也是疾病史上常见的现象。但这并不代表没必要真正了解非洲的艾滋病史。即使只是为了能为当地提供更有效的治疗防疫政策，也应当对艾滋病史有所了解。

在非洲，艾滋病早期的历史往往由其潜伏期长、无症状、病程缓慢的特点来构造，因此在一个医学并不发达，公共卫生系统远远落后于西方世界的大陆上，该病很难诊断，也很难作出针对性应对；而且，当地人刻意忽视了该病，或直接否认其存在（体现在许多人不愿意接受艾滋病检测），甚至在一些国家的政府决策层面都是如此，比如刚果民主共和国和津巴布韦，这往往使艾滋病更能无声无息地潜伏在人群当中。在美国，艾滋病相对迅速地被控制在了某些高危群体当中，比如同性恋者和吸毒者，但该病在非洲反而日益恶化，持续了十多年，直到 20 世纪 80 年代末和 90 年代，非洲的大部分地区都尚未解决该疫情。因此，艾滋病成功在非洲社会扎下根来，深入人群中，留下了广泛的影响。非洲人当中，许多不同的群体都受到了艾滋病的折磨，而不仅限于一两个“高危”群体，和美国完全不同。正如艾滋病与贫困和其他疾病之间存在协同关系，该病和非洲历史也存在一种双向的互动：艾滋病因为其自身的性质而对非洲大陆产生了独特影响，而同时，非洲在 20 世纪的现代化趋势也为 161
艾滋病在当地扎根做好了准备，包括殖民主义所留下的政治和社会经济影响、成功消除天花等疾病后人口的迅速增长、全新的跨国高速路网络带来的大规模城市化和人口迁移、对一度独立的动物栖息地进行生态侵袭，以及大规模医疗的出现，包括更广泛地进行输血和注射。这一切都直接或间接地协助了艾滋病的传播。就和黑死病一样，现在非洲的艾滋病大流行似乎注定会持续较长时间，而其最终结果如何，又会对非洲的历史产生怎样的影响，还是个谜题。[36]

在艾滋病方面，非洲和世界其他地区完全不同的另外一点是，艾滋病在非洲所面临的背景和环境格外复杂，无论是其历史，还是当今的现状，都是如此。赤道附近的西非是艾滋病的起源地，该病在当地很早就经历了充分的发展，现在疫情已经稳定下来，感染率一直维持在 6% 及以下。当地有利于艾滋病传播的条件包括，普遍存在的贫困现象，热带疾病的流行，部分城市中性网络分布广泛，比如金沙萨，还有血液制品和注射器的大规模使用。另外，割礼依然普遍存在（人们认为这样能限制性病传播），而且该地区出行困难，交通时常因战争而中断，都有可能缩小艾滋病的传染范围。[37]非洲东部则是该病紧接着传染到的地方，当地的艾滋病流行率现在稳定在 6% 及以下。20 世纪 90 年代，在乌干达等国家中，青少年和 20 多岁的人群中，流行率从较高的水平迅速下跌。这一地区的传染条件有，人口的迁徙——比如卡车司机和移民劳动力，他们沿着跨非公路来回、为移动人口提供服务的性工作者形成的产业、因内战而流离失所的士兵和难民、连接城市和郊区的人际关系网，以及基督教群体中迂腐的父系文化（尤其是在安全套的使用和割礼的问题上）。开明的艾滋病政策会带来有利效果，乌干达总统约韦里·穆塞韦尼带领下的政府就时常成为相应的例子。早在 1981 年，政府就开始对艾滋病进行公开诚恳的讨论，并采取“多方面”手段，以改变高危行为，比如在广告牌上写提倡“零放牧”的标语，即推广一夫一妻制。但这一切并非总是顺利推进，穆塞韦尼一度反对分发安全套，而且曾恶意污名化性工作者（将其塑造成“非洲城市女巫”的刻板形象），称其传播了艾滋病；他还曾想推崇传统的本土医疗方
162 案，尽管一些传统医生和其病人将该病归因为女巫施咒。[38] 在西非的部分国家中，艾滋病测试呈阳性的比例一开始就被控制在较低的水平，只有 1%—2%，甚至更低。其主要原因是，伊斯兰文化禁止滥交（虽然允许一夫多妻）、割礼比例高、人口集中在大城市，迁徙更少、女性赚钱的机会更多（因此不必成为性工作者），以及 HIV-2 型艾滋病的流行，这一毒株不如 HIV-1 毒株毒性大，传染性也较弱。这一地区当中，血清测试呈阳性的比例现在最高只有 3%—4%，出现在科特迪瓦、尼日利亚和乍得，当地移民劳动力最多，有更多的客户供养性工作者，而且经济更不稳定、贫困问题更为突出。[39]

我们已经分析了在非洲大陆上艾滋病流行率最高的国家中，非洲南部国家的数量，而且这些国家在过去的几年中，艾滋病流行率甚至更高。很多人认为，这主要是因为该地区曾被白人殖民，殖民时间比非洲其他地区更长。比如，南非的种族隔离制度直到 1994 年才被推翻。其他人则认为该疫情在当地极为严重，是因为人们对于

艾滋病保持沉默，无论刻意与否，这种沉默都导致该病暗中发展了许久，其发展时间超过了其他任何地区。但从某种角度来说，这一问题和政治问题并非毫无关联。两者其实有密切关系：非洲南部的许多国家在独立之后，接替的政府十分无能，无法解决艾滋病的问题。津巴布韦就是其中之一。从 20 世纪 80 年代起，津巴布韦就处于由罗伯特·穆加贝领导的独裁政府统治下，又饱受内战折磨；同样，近年来赞比亚、马拉维和坦桑尼亚也都由一党统治。斯威士兰依然实行落后的君主专制，由姆斯瓦蒂三世统治。[40] 但民主也无法保障政府实施更开明的艾滋病政策。南非之前实行种族隔离制度的政府在应对艾滋病时，表现出的是忽视、迂腐和不信任，而虽然非洲人国民大会通过选举进行的统治更为现代，但该国依然在完全控制艾滋病传播方面进行着艰难的斗争。

艾滋病在非洲南部尤为严重还有其他方面的原因，包括当地的钻石、黄金和铜矿带来了大量移民劳动力，女性因为贫困和缺乏工作机会而不得不从事性工作，城市化进程迅速和人口增长导致城市与乡村地区人口相互感染，以及人口当中社会和经济地位两极分化。[41] 艾滋病同时也加剧了这些社会和经济问题，反过来又恶化了该病在非洲南部造成的危机。因为艾滋病的感染率和死亡率都高得惊人，
当地人的预期寿命大幅缩短（多达 20—30 年）。该病改变了人口年 163
龄分布，加大了人口年龄两端的比重（艾滋病的感染者年龄基本集中于 15—49 岁），并以非正常的方式降低了人口和经济增长速度，甚至导致人口和经济出现负增长。一些人还声称，艾滋病已经威胁到了部分国家的安全。[42] 在非洲南部，由于艾滋病和社会经济的不利因素相互促进，其疫情几乎能够无限制发展。

南非在来自非洲人国民大会的前总统塔博·姆贝基的带领下（1999—2008 年），经由两任卫生部部长的支持和教唆，实施了独特甚至堪称奇异的艾滋病政策。其政策不但无法达到抑制艾滋病的目的，甚至可能恶化了艾滋病人在当地的处境。[43] 这一例子完美证明了，人们对于某种疾病的定义和观念会对该病产生重要而现实的影响。

姆贝基怀疑艾滋病毒并非艾滋病的致病病原体。世界各国第一次了解到其想法，是通过他所写的一封著名的公开信，该信写给世界各国的领导人，由姆贝基在 2000 年 4 月寄出，即第 13 届世界艾滋病会议在南非召开之前。姆贝基在会议上单独为彼得·迪斯伯格等持非致病病毒论的科学家开设了论坛。值得注意的是，姆贝基在信中利用反对种族隔离的言论来反对艾滋病毒是病源的观点。他还声称，因为非洲的艾滋病危机与西方世界不同，其主要通过异性恋性行为传播，且规模更大，所以有必要采取独特的“非洲方式”来解决。这一立场实际上和乌干达的穆塞韦尼在其艾滋病演讲中所表达的观点一致，尽管两者之间经常相互对比，看似有显著差异。[44] 姆贝基的部分观点其实可以说有一定道理，比如在非洲的艾滋病危机中，贫困的影响比之前想象的更为深刻，或至少比之前承认的更剧烈，但最后，这些观点只成了政治借口，或者说是为了直接拒绝西方药物和疫苗，而故作姿态。姆贝基认为，制药工业之所以提供疫苗和药物，是为了从这场被夸大其词的疫情中获利，这是一种新的种族帝国主义。然而之前早已证明，抗逆转录病毒药物不仅能够延长艾滋病人的生命，还能大幅降低母婴传播比例，而且现在制药公司降价销售抗艾滋病药物，甚至以成本价出售（一些药物甚至一年治疗所需用量也只需花费 100 美元甚至更少，而原本售价是 1.2 万美元）。制药公司曾在南非法院上诉，要求保护药物专利，不允许通用制造，但最终以失败告终（于 2001 年撤销）。讽刺的是，虽然对于抗逆转录病毒药物的需求迫切，但姆贝基先是反对配给此类药物，后来又延迟药物配给，导致南非产生了新的种族隔离：只有数
千名艾滋病人能够买得起此类药物，而其他数百万名艾滋病患者实 164
际上都注定会早早离世。许多人也观察到，姆贝基对于抗逆转录病毒药物的厌恶十分虚伪，他一方面认为该药会对艾滋病人产生潜在的危害，另一方面又同时推进一种本土药物的生产，即韦罗德尼（Virodene），该药已经被证明是一种有毒的药物。此外，姆贝基辩解称，政府缺乏足够的资金来支持抗逆转录病毒药物的配给，但政府每年在不必要的国防支出上就要投入数百万兰特。而非洲南部的其他国家，包括博茨瓦纳、纳米比亚、斯威士兰和赞比亚，都成功推行了抗逆转录病毒疗法，让数千名病人得到了治疗，占符合接受治疗条件病人的 13%—50%，这一情况更降低了姆贝基言论的可信度。西非的许多国家也推行了此类项目。2004 年，乌干达政府根据病人需求，为 40% 的病人提供了治疗，其免费药物来自国际上的捐赠（绝大多数来自美国），这些资源是乌干达争取所得。[45] 若不是许多艾滋病人正处在性命攸关的阶段，南非的其他艾滋病相关事宜简直令人啼笑皆非，比如卫生部部长曼托·查巴拉拉·姆西芒曾提出，艾滋病是一种和营养相关的疾病（该观点似乎来自其顾问热拉尔多），可以通过混合食用柠檬、姜、橄榄油、大蒜根和甜菜根等食物来进行治疗。

对于艾滋病的否认是一个悲剧，但其中也有一线希望，即这种

政策在非洲的艾滋病人中激起了政治运动，他们要求接受更多的治疗，这与 10 年前美国同性恋运动的目的类似。该运动起源于南非，以“治疗行动运动”的出现为起点，由艾滋病活动家萨基·艾哈迈德领导。该运动迫使姆贝基政府在 2003 年改变了政策，至少给出了口头承诺，让更多人接受抗逆转录病毒治疗。而此类为艾滋病人发声的政治运动从此以后也出现在了其他国家，包括埃塞俄比亚、尼日利亚、纳米比亚和肯尼亚。鸡尾酒疗法的推广在非洲还得益于通用药物制造商的帮助，比如印度的西普拉公司，该公司降低了各类药物的价格，并将药物混合成一片药片，更容易服用（从而降低因不完全遵从医嘱而使药物产生耐药性的可能）。非政府组织也提供了资金，建立了药物分发机制，来协助药物分发，相关组织包括比尔盖茨基金会和无国界医生组织等。[46]2008 年，最新的联合国艾滋病规划署报告称，现在 44% 的非洲艾滋病患者获得了抗逆转录病毒药物治疗，而 5 年前，只有 2% 获得治疗。[47] 这一进步延长了艾滋病患者的期望寿命，减少了艾滋病孤儿和母婴传播，可能还减轻了艾滋病导致的歧视，降低了对于艾滋病检测的抗拒。但也有人担心，
165 治疗的普及并不会减少艾滋病感染新病例的数量，因为现在该病能够传播的时间更长，而且该药物所需的经费也会分走其他健康和社会经济问题所需的资源，而这些问题中，有一部分也是艾滋病的帮凶。[48]2010 年，研究者发现，抗逆转录病毒疗法项目在许多非洲国家陷入了停滞，或不再有起色，乌干达就是一例。因为随着全球经济退化，针对此类国家中艾滋病治疗的外来捐赠遭到了限制，援助也渐渐转向治疗花费更少的疾病，比如肺炎、痢疾、疟疾、囊虫病和破伤风。这一情况会导致的结果令人沮丧：在非洲，人们好不容

易在与艾滋病的战斗中取得了胜利，但却在不远的未来，胜利将重新被颠覆。[49]

将非洲的艾滋病危机与世界其他地区分别开来的最后一点是，当地的女性和儿童特别容易感染该病，在西非尤其如此。[50]我们已经看到，非洲的艾滋病发病率在女性中尤其高，和一类国家恰恰相反，而联合国艾滋病规划署也报告称，在一部分非洲国家，青少年女性特别容易感染此病，比如在肯尼亚，当地年轻女性的感染率是年轻男性的 3 倍。[51]除了生理上对于艾滋病更易感，身患艾滋病的女性也往往是父权文化和性别不平等的受害者。父权文化和性别不平等在非洲大陆上十分常见，当地对于女性解放运动尚不了解，该运动仅贯穿了西方的近代史。但也有人认为，西方文化与非洲文化不同，西方的女权主义对于非洲文化而言，无论如何也并不适用或无法落地。[52]在这种情况下，他们认为，无论是拥有许多性伴侣的性工作者，还是只有一个性伴侣的已婚女性，都很难说服性伴侣采取安全的性行为，比如使用安全套，这既有经济原因（为了招揽客人），也有社会原因（让伴侣戴安全套表明不信任对方）。在非洲，女性，尤其是性工作者和寡妇，也更容易因为艾滋病遭到歧视，或成为艾滋病的替罪羊。但是，已婚女性显然也并不能保障不被伴侣感染，因为伴侣也可能有滥交行为，因此有时，婚姻本身对于女性而言也是一种“高危”行为。而在非洲的许多国家中，女性缺乏就业机会，因此许多贫困的单身女性和寡妇会采取另一种感染艾滋病的高危行为，即成为性工作者，或是为了换取“礼物”而与人发生性关系。女性结婚和发生第一次性关系的年龄小，为了支付必要的费用，比如学费，而产生的经济压力，甚至还有和处女上床能够治愈艾滋的谣言，都让年轻女性面临更大的感染风险。非洲的女性还承担着绝大多数照顾艾滋病人的责任，因此进一步限制了其就业和受教育的机会。尤其令人心碎的是，老年女性也承担着心理压力和
166 经济压力，比如祖母们必须在为自己去世的孩子悲伤的同时，照料其失去父母的孙辈。[53] 事实证明，在照顾非洲的无数“艾滋孤儿”时，家庭成员承担的责任并不平均，而如何抚养这些孩子，对于国家机构而言也是挑战。因为耻辱或贫困，这些孩子可能在长大的过程中，遭到社会的排挤。

但在艾滋病泛滥的年代中，非洲的女性和孩子也依然有希望：现在身患艾滋病的父母更容易获得抗逆转录病毒治疗，从而延长寿命，而该病也对文化进行了许多改变，增加了许多机会，让女性从中受益。比如，在坦桑尼亚，据称艾滋病疫情强化了家庭关系和伴侣的忠诚度，让更多人愿意接受安全套，女性接受教育的机会有所增加，并在法律上能够继承遗产。此外，女性还成立了女性俱乐部和其他为女性服务的社区小组、组织。因为这一疾病，整个社会都开始意识到女性所面临的特殊问题。[54]2005 年，南非当时的总统雅各布・祖马因犯强奸罪而接受了审判，并由此产生了草根女权运动。祖马被宣判无罪，但其在审判当中的证词却反映了一些更大的问题亟待解决，即女性所承受的压迫使其特别容易感染艾滋病。根据祖马的证词，他因为被害人挑逗性的穿着和行为，而“不得不”与其发生性关系（他进一步申明，否认一位具有挑逗性的女性“简直是等着被强奸”，不合逻辑）。他还陈述道，他并不担心会感染艾滋病，虽然被害人携带艾滋病毒，但他在施暴后洗了澡。这一案件最重要的是表现出了解决性别不平等和性暴力问题的必要性，因为该国也

是全世界强奸罪最为高发的地区。[55]

其他第二类国家的情况

在加勒比地区，艾滋病研究的重心基本上集中在海地和古巴，但其实艾滋病病例在整个加勒比地区都有发现。因为艾滋病在此主要是通过异性性行为传播，所以加勒比地区也被归类为二类国家，和撒哈拉以南的非洲地区为同类。但将加勒比地区的艾滋病疫情与非洲地区的疫情关联起来，还有其他原因：在这两个地区，贫穷、营养不良、缺少干净的饮用水、性传染病，以及其他在当地流行的疾病都对艾滋病的传播有所影响。许多加勒比地区的国家也面临着医生比例低、大众难以获得足够的医疗服务等问题，而且就和非洲一样，性工作者和移民劳动力是艾滋病“高危”人群的主要组成部分。比如，联合国艾滋病规划署报告称，在 2008 年，圭亚那有 27% 的性工作者感染了艾滋病，而在多米尼加共和国，从邻国海地前来的、在当地甘蔗庄园工作的糖厂移民也格外容易感染艾滋病。 167
除了非洲以外，和其他地区相比，加勒比地区的女性艾滋病感染率较高，现有病例中大约一半是女性，而且和非洲一样，年轻女性当中，艾滋病尤为流行；就血清检测阳性比例而言，加勒比地区也紧随非洲之后，现在占整体人口的 1%，而这只是非洲数据的五分之一。[56] 在整个 20 世纪，直到艾滋病传染到美国之前，加勒比始终都处于帝国主义的影响之下。艾滋病在该地区的传播，以及当地对艾滋病的反应，都受到帝国主义长期统治的影响，这一点也和非洲相似，非洲则是在艾滋病出现前的 10 年中才渐渐摆脱了欧洲的控制。

但是加勒比地区的艾滋病发展情况也有其独特性。在这一方面，海地和古巴的例子较常见，也最有代表性。由于当地有性旅游产业的国际交易，包括儿童卖淫（在拉丁美洲十分猖獗），研究者一般认为加勒比地区，尤其是海地，在国际艾滋病大流行中，扮演着重要的节点角色，甚至整个百慕大三角洲都可以说是一个中转点。比如，正如人们所知，艾滋病很可能在20世纪60年代到70年代，由来自比属刚果的法语劳工传入海地；根据这一假设，该病毒接着传染到欧美，媒介是同性恋性旅游产业，该产业在贫困的海地长期存在。[57]但其他人指出，艾滋病直到1980年以后才出现在海地，这也正是其在美国出现的时间，因此，也有可能是美国将该病出口到了海地。（1986年，在加勒比海盆周围，艾滋病例最多的5个国家——海地、多米尼加共和国、巴哈马、特立尼达和多巴哥，以及墨西哥，也正好是和美国在旅游贸易业方面经济来往最密切的国家。[58]）无论如何，虽然海地人自称并未参与到同性恋性行为或静脉注射吸毒当中，但因为在疫情早期，美国疾病预防控制中心将海地人作为艾滋病感染的四大“高危”人群之一，所以美国的海地移民几乎在整个80年代中，都遭受到了严重的歧视。当时出现了种种传闻，如出租车司机会隐瞒身份，学生遭到欺辱、殴打，员工遭到解雇或被拒绝聘用等。正如接下来的研究和对于研究对象的重新采访所发现，至少在最开始的时候，这种歧视最为不公平，因为海地当地的艾滋病传播情况和美国等一类国家十分类似，即病患中的绝大多数是发生同性性行为的男性，或者是双性恋男性，接着该病才逐渐传播到异性恋群体当中。（现在在特立尼达和多巴哥以及牙买加，进行过同性性行为的男性中，该病的流行率依然较高。）和拉丁美洲其他国家相比，在首都太子港之外，海地的艾滋病毒携带者数量较低，甚至和美国的部分城市比起来亦是如此，比如纽约。在 168
美国和海地都存在对彼此的种族歧视和误解。在美国，有传言称，海地的伏都教会进行奇异的鲜血仪式，当地还有食人的风俗，两者都是艾滋病传播的途径，这一传言十分可笑，但美国人却深信不疑。而海地人则相信美国阴谋论，认为其实力强大的北方邻国故意制造了该病，并将其传染出来，以进一步奴役海地。[59] 从哥伦布时代起，天主教文化在拉美就十分流行，但其却阻碍了一些防疫措施的实施，比如提高安全套使用率。海地的艾滋病感染率在 20 世纪 80 年代晚期急速下降，在那之前，采样的人口当中有 12% 是艾滋病患者，占比达到了该国的巅峰。而在邻国多米尼加共和国，联合国艾滋病规划署报告称，当地近来艾滋病感染数量有所下降，是因为人们改变了性行为，比如使用安全套的频率更高，以及减少了交换性伴侣的行为。但是，海地依然是当地的艾滋病疫情中心。在加勒比地区，海地的艾滋病患者数量远超他国，现在达到了 12 万，占加勒比地区艾滋病人口的一半，而且其艾滋病毒携带者的数量则是邻国多米尼加的两倍。[60] 海地的旅游经济也受到了艾滋病的打击。该病在 1981 年至 1983 年首次出现在海地，接着游客数量就下跌了 75%。对于海地人的歧视经久不息，直到 1990 年，海地人依然不允许在美国献血。[61] 在乔治 ·W. 布什在任时期，加勒比地区通过请求美国，从艾滋病紧急支援基金中获得了 150 亿美金的援助，但这一援助并非毫无代价，加勒比地区被迫采取婚前禁欲项目来防疫，而不能采取其他经验证实更为有效的防疫手段，比如分发安全套和进行教育。[62]

在加勒比地区，另一场不同寻常的艾滋病疫情则发生在古巴。美国曾对当地实施了长达 10 年的贸易禁令，目的是对抗由菲德尔·卡斯特罗领导的共产主义政府。一些人可能认为，古巴的艾滋病病例少是因为外交隔离，但事实并非如此。（至今，古巴也只有 6000 多名艾滋病患者，而病毒携带率则仅为 0.1%，比美国低了 6 倍。）古巴的第一例艾滋病病例可能是一名在非洲服役的士兵，当地有成千上万人在非洲服役，如埃塞俄比亚和安哥拉，也可能是一名参加国际文化交流项目的人员。而大多数学者则达成了一致意见，认为古巴在防控艾滋病方面的成功，主要依靠大规模检测。检测对象最初仅限于高危人群，比如侨民和旅游产业工作者，后来逐渐扩大到全国所有人口，而所有艾滋病检测呈阳性的人员都会被隔离到
169 特殊的“疗养院”中，这种疗养院遍布古巴的每一个省份。[63] 古巴的做法在世界上独一无二，但其实这一做法也并非凭空想象得来，其主要的动机是为了进行宣传，表明自己在公共卫生方面超越了美国。对于古巴来说，艾滋病提供了绝佳的机会，因为该病看上去像是美国“腐败”行为的产物，比如同性恋；古巴的应对方式也并非史无前例，在 19 世纪的肺结核流行时期，疗养院就十分常见，而 20 世纪 90 年代，纽约市也曾小规模采取了隔离制度，来控制肺结核疫情。艾滋病对于美国来说是一个转折点，美国社会开始重视个人权利，甚至超过了对公共健康的重视，而古巴的政策则恰恰相反。人权组织批评了古巴的疗养院制度，因为其无限期实施强制隔离措施，而被隔离的人则基本不具备传染性，只会通过刻意的亲密行为感染他人；而且强制隔离会导致伴侣分离，甚至亲子分离，只要家里有一个人感染了艾滋病，便会遭此横祸，十分不人道。哈瓦那城

外的洛斯科科斯疗养院就是一例。该疗养院一开始是军队官员的休闲娱乐场所，因此很容易进行改造，成为为感染艾滋病的士兵进行服务的机构。[64]20世纪90年代早期，古巴开始改造疗养院系统，同时还加强了艾滋病教育，一些人认为政府早在一开始就应该采取这些措施。这些改变一方面是为了应付国际压力；另一方面也是因为古巴最主要的经济政治伙伴苏联于1991年解体，由此在古巴引发了经济危机；此外，采取新的措施也是为了应对国内声势越来越大的反对运动，该运动称为“摇滚客”，参与者是爱好这种亚文化音乐的年轻人，他们故意给自己注射被艾滋病毒感染的血液，作为一种政治反抗，而被隔离者的配偶为了陪伴其所爱之人，也会故意感染艾滋病，从而增加了这一运动的参与人数。虽然这一群体的数量相对较少，到1992年也不过200人，但摇滚客吸引了国际媒体的注意力。然而连美国的古巴裔也不愿参与到这种奇怪的反对运动中，一些人甚至认为这种行为是无理取闹。现在，据报告称，古巴的大多数艾滋病人都住在他们自己的社区中，在当地门诊部门接受治疗，而疗养院则成为了教育培训中心，为艾滋病人在最初的3个月内提供相关培训，有些也为在外工作生活的人提供了住所。古巴现在也
开始推进抗逆转录病毒治疗项目。因为存在贸易禁令，古巴的药物 170
基本上都是自行生产，并以低价出售给加勒比地区的其他国家。[65]加勒比地区另一国家的艾滋病数量也正呈增长趋势，即波多黎各，该国的艾滋病传播主要是通过静脉注射吸毒。2006年，吸毒感染占当地男性新感染病例的40%，而女性中则是27%。[66]

在中美和南美地区，艾滋病的传播方式和美国及其他一类国家类似，即主要通过同性性行为和静脉注射吸毒传播。但也有例外，

比如洪都拉斯，该国很早就成为了艾滋病在南美的疫情中心。艾滋病在那里主要通过异性性行为传播，在性工作者中尤为猖獗。[67]和美国一样，在中美和南美，男性病人的感染率和病毒携带率超过女性病人，但这并非不会改变。在中美和南美，同性性行为据称可能会被隐瞒，这是因为拉美对于同性性行为的定义和理解不同。拉美的血清检测当中，呈阳性的比例很低，这一点也和美国类似，现在这一比例只有 0.6%，几乎和美国的数据一致。和美国相同的另外一点是，当地接受抗逆转录病毒治疗的艾滋病患者比例也稍高于平均值，到 2008 年为止，54% 的患者都接受了治疗。但是，拉美也存在许多问题，会成为艾滋病传播的帮凶，就和非洲及加勒比地区的情况类似。问题包括，广泛存在的贫困以及收入两极分化、营养不良、环境导致对于特定疾病易感，如疟疾、存在大量移民劳动力，以及和前者相关的性剥削和卖淫高发。[68]一些中美洲国家，尤其是尼加拉瓜、萨尔瓦多、危地马拉和巴拿马，近来也受到了美国的军事干预，或在艾滋病疫情暴发前及暴发时，国内出现了社会动荡。直到最近为止，南美的许多国家一直都处于野蛮的独裁政府统治之下，或因为毒枭和军事集团横行，而经历了国内的暴力动乱，比如哥伦比亚和秘鲁。[69]那么，我们应该怎样解释这些国家在抗击艾滋病方面取得的成功?

有一个国家吸引了艾滋病研究者的绝大多数目光：巴西，该国可以提供答案。巴西是拉美面积最大、人口最多的国家，以自由的性文化著称，贫富差距大，毒品使用流行，在城市的贫民窟中还有流浪儿童这一易感群体。其近年来始终处于军事独裁之下，公共卫生体系缺乏资金，因此巴西抗击艾滋病的前景并不乐观。但从 20 世纪80年代下半叶起，巴西的艾滋病防疫政策就开始同时强调治疗和预防，甚至更注重治疗。而其他贫困的第三世界发展中国家则并未采取类似的应对方式。1991年，巴西政府开始向艾滋病人分发齐多夫定；1996年，三联药物疗法在温哥华的国际艾滋病大会上发布，巴西政府采取了前所未有的政策，向所有有需要的病人提供免费的鸡尾酒治疗，令世界瞩目。这是世界各国中，首个采取这一措施的国家。巴西的例子证明，在发展中国家中，艾滋病疗程也能体现高依从性，从而降低产生耐药性的比例。当地数百个艾滋病非政府组织督促政府修改了法律，以普及抗逆转录病毒疗法，许多组织一开始都是出现在同性恋群体中，成员来自巴西社会里较为富裕的阶层，不容易遭到污名化。随着该病传染到该国越来越多的地区，感染者不再仅限于高危群体，任何群体都可能感染此病，尤其是穷人。巴西政客面临的政治压力也越来越大，必须采取积极的手段应对疫情。虽然当地的非政府组织进行了示威活动，并为艾滋病人的诉讼提供资金，但地方和中央政府也进行了积极回应，通过实施大胆的抗逆转录病毒疗法项目解决了大多数矛盾。从某种意义上来说，该国1988年的宪法就决定了政府会采取相应措施，宪法规定所有市民都享有接受医疗服务的权利，而艾滋病是这一年轻的民主政体首次遇到的巨大考验（该政府成立于1985年）。尽管花费巨大，但投资抗逆转录病毒疗法十分值得，因为病人无须住院（住院治疗的花费更高），也因为该疗法能减少血液中的病毒含量，从而降低出现新感染的风险，让病人能够在社会当中保持活跃，而非丧失生产力，进一步消耗国内经济。[70] 171

但更大的挑战来自于巴西外部。1994年，巴西签署了《与贸易有关的知识产权协定》（Trade-Related Aspects of Intellectual Property Rights，TRIPS）；1996 年，该国通过了工业产权法，承认了医药专利。为了支撑起免费药物配给项目，巴西开始用国内的设备制造抗逆转录病毒药物的仿制药，并通过本土的药房网络对其进行配给，这绝非易事。为了在法律上为仿制药正名，巴西在《与贸易有关的知识产权协定》中设置了例外情况，即如果在“国家紧急情况”下，可以违背该协定，并且其药物生产于 1997 年以前，即国家专利法生效前，因此不受影响。但是，制药工业在美国政府和世界贸易组织的支持下，威胁巴西政府称，将起诉巴西，并实施关税制裁，因为
172 制药行业认为巴西的做法会开启多米诺效应，导致其他第三世界国家也进行效仿，绕开西方抗逆转录病毒药物的昂贵价格。最后，美国的制药公司，包括百时美施贵宝公司、默克、罗氏集团和雅培等，和巴西进行了谈判，商定制药公司大幅降低药价（每年治疗费用降至 140 美元），而巴西则同意暂停生产仿制药，并声明专利药生产必须获得许可，由此打破了僵局。对于第三世界国家来说，这是一场彻彻底底的胜利，让其有权利获得艾滋病的“奇迹”疗法，而此前只有富裕的西方世界可以享受。从某种意义上，也可以将这一胜利视为艾滋病政治活动的自然延展，该活动起源于 20 世纪 80 年代早期，从美国开始。巴西能够获得胜利，一部分是因为该国能够动员全世界其他国家与其站在同一阵营，甚至可以保住世界银行对于这一项目的贷款。巴西希望向其他的贫困国家输出物流和技术人才，以生产仿制药，尤其是向拉美、加勒比地区和撒哈拉以南非洲地区输出，但这一努力却始终阻碍重重。[71] 这场争端中，一方面，因为制药行业的贸易活动本质是为了促进公共卫生，“大制药厂”有社会

道德责任来帮助有需要的病人，尤其是这些公司是世界上利润最高的企业，而且在很大程度上依赖公共资金和机构，比如国家癌症研究所，来研究产品；另一方面，有人指出除非药企得到足够的利润，否则其会失去研发抗逆转录病毒药物和蛋白酶抑制剂的经济动力，而抗击艾滋病十分依赖此类药物。制药产业自身也声称，为了研发生产新药投入了数百万美金，为了收回成本，有必要收取高额药费，何况其研发生产的药物很多时候都无法上市。[72] 一些人也质疑，巴西的成功是否可以在世界其他地方复制，因为其背景十分独特。可以说巴西当时凑巧集齐了一系列条件，包括政治改革、拥有（虽然资金不足的）公共卫生设施、有生物医学知识、公共部门积极而包容，且能为艾滋病人考虑、有经济资本和政治意愿，以及能让相关项目开花结果的外交保障。巴西也克服了巨大困难，向世界展示了发展中国家能为国民提供西方式的艾滋病治疗。对于不看好第三世界国家之人而言，这是一个有力的反驳，并且给了其他国家的活动者希望和鼓励，使其督促政府推行类似的抗逆转录病毒项目，比如南非的活动家。此外，巴西也成为了先驱，让世界上更多人能接受到鸡尾酒疗法的治疗。巴西不仅给出了以上所述的建议和支持，而且采取了实际行动，大量购买了相关药物的活性原料，和药企进行降价谈判，从而让其他国家也能更容易获得抗逆转录病毒药物。[73] 173

值得一提的是，拉美地区还有另一个成功的案例，即墨西哥。和古巴一样，墨西哥是该地区艾滋病流行率最低的国家，当前在成年人口中艾滋病人口仅占 0.3%（巴西为 0.6%）。墨西哥能够取得这一成就，一部分是因为当地有采取积极行动的艾滋病非政府组织网络、政府免费分发抗逆转录病毒药物，以及天主教会默许了（或仁慈地无视了）当地的教育项目，与巴西情况类似。但除此以外，墨西哥也实施了一系列政策，对（合法）性工作者群体进行了密切监视和管理，减少了艾滋病的间接致病渠道，比如性病，减少了毒品的使用，并让人们更容易获得、更愿意使用安全套，其模式和泰国更像。[74] 因此，在墨西哥，已婚的家庭主妇感染艾滋病的概率据称是性工作者的 10 倍；从这一角度来说，该国依然面临着威胁，即艾滋病会在更多异性恋人中传播，并传到更偏僻的地区，该病在当地传播的主要媒介是移民劳动力、隐瞒同性性行为的人和吸毒者，这一威胁尤其存在于和美国接壤地区。[75]

第三类国家的情况

最后，让我们简单介绍一下第三类国家，当地的艾滋病疫情刚刚开始出现，与该病相关的历史尚待书写。有悲观的预言认为，艾滋病感染将在亚洲出现“第二次高峰”。到 2010 年，当地会出现数千万艾滋病患者，使其患病人数超过撒哈拉以南的非洲地区，尤其是在印度和中国。但这一预言并未成真。[76] 到 2008 年，该地区有 470 万人感染艾滋，大约一半都在印度。亚洲的艾滋病携带者人数现在依然仅次于非洲地区（这可能也不可避免，因为全世界 60% 的人口都居住于亚洲），但当地的疫情似乎已经渐趋平稳。总体来说，在 21 世纪，艾滋病感染的新病例和艾滋病相关死亡数量都在减少，但也有一些值得注意的例外，比如巴基斯坦和孟加拉。成年人中，血清检测呈阳性的比例也降到了不到 1%，泰国是唯一的例外。[77] 然而，泰国的案例被宣扬为亚洲控制艾滋病最成功的例子，而且其模式也影响到了周边国家，比如柬埔寨和老挝。在20世纪90年代，泰国艾滋病肆虐，当地的性产业和静脉吸毒者进一步激化了疫情，但是政府出台了针对性的措施，推进了艾滋病教育，在妓院中鼓励安全套的使用，成功控制了该病的传播。这一项目由政府官员最高领导层进行管控，领导者包括上议院议员米猜·威拉韦耶（他被亲切地戏称为“安全套先生”）。泰国也曾受益于数百个艾滋病非政府组织的积极活动，这些组织游说政府，使其采取措施，让人们更容易获得抗逆转录病毒药物，并且加量生产便宜的仿制药物，就算有专利保护措施，比如《与贸易有关的知识产权协定》，依然生效。此外，非政府组织还通过区域医院来协助发放抗逆转录病毒药物，为艾滋病人在泰国社会争取包容和接纳。[78] 在20世纪90年代，泰国 174
艾滋病检测呈阳性的比例为2%，艾滋病患者人数将近80万，现在前者降到了1.4%，后者则是60多万人，而在2000年至2003年，每年超过6万人死于艾滋病，现在该数字也减至3.1万。日韩的防疫效果同样令人瞩目，当地的艾滋病传染率接近0——到2008年为止，两国的人口达到上千万，但每年上报的艾滋病数量不过数千例（大多数人通过同性性行为和异性性行为感染了该病）。能获得这一结果，背后显然采取了一系列措施，包括实施艾滋病教育和认知项目，提供免费公益的艾滋病测试和咨询，以及通过公共卫生支持网络为病人提供抗逆转录病毒药物和其他医学服务。[79]

事实证明，针对性工作者的预防政策在印度南部也起到了稳定疫情的作用，措施主要是通过鼓励使用安全套来减少性病感染概率，但是在当地，长时间以来一直存在对艾滋病高危人群的歧视和暴力。同时，在印度东北部，艾滋病也是当地的风土病，该病传播的主要途径是静脉注射吸毒，在其邻国巴基斯坦和孟加拉也是如此。[80] 根据最近的联合国艾滋病规划署报告，一开始，中国的艾滋病疫情仅出现在静脉注射吸毒者当中，但之后，异性恋传播——主要通过地下性工作网络，开始取代吸毒，成为了最具风险的艾滋病致病行为。[81] 而中国也采取了一些减轻危害的防疫手段，比如使用美沙酮替代毒品，以及推行针具交换项目。

175 而放眼世界，东欧和中亚也令人担忧，当地的艾滋病疫情在 21 世纪飞速蔓延，从 2001 年至今增长了 66%，有 150 万人都感染了该病。乌克兰、俄罗斯和爱沙尼亚是当地艾滋病流行率最高的国家，其中每一个国家的成年公民中都有 1% 感染了该病。[82] 静脉注射吸毒至今为止是该病传播的主要途径，但异性性行为也在逐渐成为相关的高危行为，尤其是对于性工作者而言。苏联解体后，俄罗斯和其联邦国经历了社会经济崩溃，助长了艾滋病的传染。此外，艾滋病的帮凶还包括大量移民劳动力的流动、控制毒品和性走私的黑帮越来越多，以及肺结核疫情的蔓延，包括耐多药肺结核，该疾病在俄罗斯尤其是其监狱人口当中尤为肆虐。该地区唯一的希望在于扩大抗逆转录病毒治疗的覆盖范围，推广减轻有害效应的措施，两者在当地的覆盖率都低于全球的平均值。[83]

而在大洋洲地区，情况则截然不同。包括澳大利亚、新西兰和太平洋诸岛在内，当地艾滋病流行率将近为 0，该地区截止到 2008 年，一共只有 5.9 万艾滋病患者。唯一的例外是巴布亚新几内亚，大洋洲地区的艾滋病病例基本都集中在这一国家，而血清测试中，结果为阳性的比例也占据了总体人口的 1.5%。在该国，异性恋传播似乎是疫情出现的原因，但事实情况和疫情程度却基本未知，因为该国十分偏僻，人口差异大，很难获得确切信息。[84]（巴布亚新几内亚有 850 种不同的语言和部落。）中东和北非也都缺少可靠的流行病学数据，当地的艾滋病检测和抗逆转录病毒治疗都十分缺乏，而该病也往往和某些边缘化的“高危”群体联系起来，比如吸毒者、同性恋男性、妓女和移民劳动力。[85]我们能够获得的信息表明，该地区的疫情还在扩张阶段，在 21 世纪的前 10 年中，感染人数每年上升 65%，仅 2008 年一年，就出现了 3.5 万艾滋病新病例，占病例总数的 11%。[86]

艾滋病及其隐喻

总而言之，艾滋病始终是一种烈性病，常常会和历史上类似的疾病进行类比。我们自然而然会首先将艾滋病与其他历史上死亡率
极高的流行病进行比较，比如中世纪的黑死病，或者说鼠疫，因为 176
艾滋病对我们社会的各个方面都产生了影响。但之后我们也渐渐发现，艾滋病只通过固定的高危行为传播，因此慢慢不再将其与黑死病比较。现在，人们开始将艾滋病和其他慢性病进行比较，比如梅毒、癌症或肺结核，至少是和这些疾病中无法治愈的类型进行比较。[87]因此，艾滋病从某种意义上来说，包罗万象，和许多社会问题都有关联。比如，艾滋病传播所涉及的一些行为在道德上饱受谴责，这些行为也会传播梅毒以及部分类型的癌症。在艾滋病全面发作的最后阶段，病人会和麻风患者或天花患者一样毁容。贫困的生活状况十分有利于艾滋病的传播，肺结核亦是如此，在第三世界国家尤甚，因为肺结核还是艾滋病人的机会性感染病。在撒哈拉以南的非洲，

艾滋病的发展趋势似乎和1918年的大流感类似，因为两者的易感人群都是正值壮年的群体，是生产力最强的人群，而年纪很小的孩子和年纪较大的老人则感染率相对较低。艾滋病也会时不时刺激政府采取隔离措施，将病人边缘化，跟踪接触者和采取其他公共卫生措施，这些措施都会剥夺个人自由，就和鼠疫、霍乱、肺结核、梅毒肆虐期间，政府的应对手段类似。

作家苏珊·桑塔格在她的著作《艾滋病及其隐喻》（*AIDS and Its Metaphors*）中，对大量相关的历史进行了类比，但最终却得出了一种和人们的直觉恰恰相反的结论，认为要理解艾滋病和其他类似的疾病，比如癌症，就必须剥离其社会背景，最好是仅仅通过生物学来理解这些疾病，这样才能去除相关的污名，而疾病的污名化会削弱疾病本身的意义。[88]问题在于，无论是关于艾滋病通过异性恋性行为传染的传播途径，还是艾滋病的病源地，在生物学上都有客观的叙述，但我们已经分析过，这些叙述会对政治社会议程产生明显的影响。从一开始，艾滋病的社会构建和其独立客观的生物学性质就无法切割。其名称和疾病本身都还有所争议，而其起源、感染和传播途径都扎根于不同的社会发展趋势以及社会行为，在社会层面或是个人层面都是如此。[89]然而，虽然艾滋病确实集合了过往所有疾病的特点，但是该病也有其特殊性，将它和其他疾病区别开来。艾滋病和肺结核或梅毒等潜伏性疾病相比，更难感染（虽然在不同协同因素的作用下，这一点也可能改变），而这也会影响到实施保护公共卫生的措施是否紧迫。此外，艾滋病的症状更不明显，而且潜伏期非常长，进展缓慢，在此期间出现的机会性感染更可能掩盖掉感染艾滋病的事实，因此该病更容易潜伏在易感人群中，逐渐扩散成为流行病，尽管艾滋病不太容易传播开。艾滋病毒虽然也存在于精液中，但主要是一种血液病，而血液对于社会来说本身就是一 177
种奇特的存在，是象征着生命的珍贵体液。至少一开始，艾滋病和社会中的一部分亚群体关系密切，即同性恋。该群体直到艾滋病出现之前，都从未在疾病史上受到过许多关注，甚至在整个人类的历史上也是如此。艾滋病出现的时间正是20世纪60年代和70年代的性革命发生以后，该病在性和死亡之间建立起了强大而可怕的联系。尤其是，艾滋病永远改变了历史学家对疾病史的观点，该病出现之前，人们刚刚宣布战胜了天花等重大传染病，而医学界也开始将注意力转向慢性病，比如癌症和心脏病。虽然艾滋病最后似乎也加入了后者的行列，成为了一种慢性病，但其已经造成了破坏，而历史学家也无法再像过去一样认为，人类最终能战胜所有疾病，找到每一种病的治愈方法，尤其是随着艾滋病的出现，或者说在艾滋病出现的不久以后，又出现了其他奇怪的疾病，比如埃博拉、牛海绵状脑病（疯牛病），以及汉坦病毒肺综合征。事实上，艾滋病甚至改变了疾病的定义，迫使当代的历史学家以偏相对主义的方式来理解疾病史。对于老师来说，在课堂上提出各类和疾病相关的问题也同样效果颇佳，即使答案往往不可得，因为谜题尚待探索。综上所述，对于像我这样疯狂着迷于疾病的人来说，艾滋病是一种福利。但即便如此，我也衷心希望该病从未出现。

结论

在公元后第二个千年的尾声，也就是 1994 年，有两本书同时 179
向人们警告，“未来的疾病”将带来世界末日。普利策奖得主、作家劳里·加特勒（Laurie Garrett）在其作品中罗列了一系列可怕的疾病，这些疾病都“正出现在”一个“失衡的世界”中。她在最后一章中宣称，和我们这些巨大的宿主相比，微生物捕食者现在更占优势，而且除非我们以一种破坏性的方式改变环境，否则微生物将获得最终的胜利。[1] 而理查德·普雷斯顿（Richard Preston）则在其畅销书《血疫：埃博拉的故事》（*The Hot Zone*）中，描绘了埃博拉和马尔堡出血热同时在撒哈拉以南非洲的中部地区和弗吉尼亚州莱斯顿的实验室暴发【1995 年的电影《极度恐慌》（*Outbreak*）就改编自这一作品】。他在最后一页写道：“地球正在悲鸣，用它的免疫系统来对人类进行反击。”由此他表明，随着人们摧毁生态系统，比如热带雨林，地球也反转了它的角色，用新出现的致命疾病来“去除人类寄生所带来的感染”，艾滋病这一遍布全球的传染病就是其中之一。[2]一份新研究也延续了这一主题，声称我们所处的疾病环境正在恶化，原因在于生物多样性减少、自然栖息地被摧毁，世界正在“同化”，或者说病毒被传播到世界各地，取代了各地多种多样的生物，以至于我们越来越容易接触到奇怪的病毒。[3]生物多样性的丧失也可能会让我们失去潜在的治愈药物，比如新的抗生素。由于医院培养出了“超级病毒”，比如耐甲氧西林金黄色葡萄球（Methicillin-resistant staphylococcus aureus，MRSA），以及肺结核和
180 疟疾等病的耐药菌株，现在的人们比过去更急需全新的抗生素。对于入侵自然栖息地的后果，1994 年澳大利亚出现的亨德拉病毒就是一个很好的例子。该病毒出现的时候，非洲正在经历埃博拉的浩劫。两者都是前所未见的疾病，都是因为摧毁或入侵蝙蝠的栖息地，而导致一种出现在偏远环境中的奇特疾病如今能够经过同化，交叉感染到人类身上。或许这只不过是盖亚效应，即大自然母亲只是在全球范围内修正人口爆炸导致的失衡，因为到 2010 年，全球人口就将达到 70 亿。[4]上一次的大型修正行为出现在中世纪末期，即黑死病；因为从此以后人口增长几乎再无限制，或许我们可以认为，新的修正早该出现了。

未能尊重野生生态系统的边界是一个尤其严重的问题，因为据估计 60% 的疾病都是从动物身上交叉感染而来。导致这一情况的因素往往影响范围很大，既有环境原因，也有其他方面的原因，会影响到整个传染病史：包括全球变暖、贫困、战争等。我们似乎陷入了和微生物之间无穷无尽的战争之中，这场战争开始于 1.2 万年前的新石器时代初期，当时人类进入了农耕聚落时期，开始改变周遭

的自然环境以为自己所用。在一些学者的划分中，这不过是疾病生态的“第一次转型”，人类从此必须和毒性更强、传染性更厉害的疾病共存。“第二次转型”则发生在农业革命和工业革命时期，即18、19世纪。在这一时期，至少在西方，人口开始迅速增长，逐渐集中到城市地区。此外西方国家还在全世界各地建立了殖民地。这一切的背后，是粮食生产效率提高，城市创造了财富、工厂创造了就业岗位。“第三次转型”则正在进行，正如前文所述，是疾病环境全球化的产物。20世纪80年代到90年代出现了大量新疾病（比如艾滋病、埃博拉、疯牛病、汉坦病毒肺综合征、SARS和禽流感等），此外一些古老的疾病也再次出现（比如肺结核、疟疾、黄热病、血吸虫病和霍乱）。虽然绝大多数文献都认为此类疾病的出现是一种前所未见的新现象，值得警惕，但我们仍可以认为这些现象是数千年前古老病因的自然延伸，包括生活方式的改变、人口的迁移、破坏环境、社会不平等。我们跟疾病之间的斗争由来已久，现在只是进入了新阶段，这一阶段混合了之前两次转型的最糟糕问题：和新疾病环境接触更多，以及疾病在全球大量人口当中更容易传播、传播速 181
度也更快。不是每一次转型都一定会影响所有人的健康，比如，在第二次转型中，肺结核、天花和霍乱病例数量开始骤降，医学的新发展对此有所贡献，比如疫苗的发明和细菌理论的提出，但这并不是唯一的原因，而发展中国家受利于这些新发明和发现的时间远远晚于发达国家。[5]

在此，我想提醒读者，这些观点都可以回溯到历史学家威廉·麦克尼尔在《瘟疫与人》中最早提出的论点：对于环境来说，人类可以类比为“宏观寄生生物”，而致病微生物则寄生在人类身上，这两种关系颇为类似，而且相互影响。就算我们果真在和疾病的斗争中取得胜利，麦克尼尔也认为这种胜利是暂时的，因为消灭了疾病而导致的人口“激增”会接着在食物供给和其他资源的供给方面带来巨大压力，最终还是需要纠正，这是一种全球体系下的新马尔萨斯理论。[6]虽然人口增长的速率近年来有所减缓，但据估计，世界人口到 2050 年还是会达到 80 亿—90 亿，而到 21 世纪末则会增长到 90 亿—100 亿。唯一可能的例外是，出现意料之外的灾难性大瘟疫（或其他自然或人为灾害）导致人口减少。[7]我们似乎很难通过自己的能力限制甚至逆转人口增长。因此，在不久的未来，疾病在人类历史中将仍扮演不可或缺的角色。

在未来的疾病史中会出现的主题，我在第一章中就有所涉及。人们现在可以通过相对廉价的航空运输来旅行，只需一天时间，就可以到达世界的任何角落。这样的旅行会持续传播疾病，就像沿着蒙古的贸易路线传播的黑死病一样，但是现在疾病传播的速度大大加快，即使是一度只在偏远地区出现的奇特疾病，现在也能传播到我们身边。现代医学也会发现自己在成功预防和治愈传染病方面仍有限制，尤其是在今天，因为几乎每天都在出现许多全新的疾病。

182 然而，我也曾在绪论中提到，和其他大多数作者比起来，对于人类和疾病之间的斗争，我个人抱有更大希望，持乐观的态度，有信心能够取得一定成功，或者可以用任何类似说法来表达我的这一立场。[8]或许一部分原因是我住在佛蒙特州，这里在过去的一个多世纪中，滥伐林木和生物多样性丧失都有所改善，现在本州的绿化覆盖率达到 80%，而在 1880 年时，只有 20%。许多动物物种，比如驼鹿、白尾鹿、黑熊和火鸡，都重新回到了这里，现在变得颇为常见。但是我持乐观态度的主要原因还是我在本书开篇提到的主题：在历史上，人类已经证明，他们有能力仅仅通过文化上对于疾病的认知，来改变风土病和大规模流行病的进程。对我而言，许多历史学家都还只关注生物学上和微生物的斗争，只看到了持续发展的技术令人瞩目的一面，比如基因工程，但微生物进化加速也意味着，获得“强有力”的超级药物来对付超级细菌，可能只是个不切实际的幻想。[9]很有可能在未来应对疾病时，我们永远需要采取一部分文化手段。这也是为什么历史上对于疾病的应对，即本书所涉及的内容十分重要，能为我们提供参考。2003 年 SARS 的暴发就是个很好的例子，表明了大规模流行病能够成功受到控制，尽管其传播速度极快，令人害怕。其方法就是行之有效的隔离和国家之间的信息共享；我们对于全球恐怖主义做足了准备，在应对疾病方面也能从中受益。（在此案例中，SARS 恐慌在几个月内就销声匿迹，但其所包含的危险却也有所显示，在短短的数月之内，37 个国家的 8000 人遭到感染，其中死亡人数达到了 800。）然而，不得不说，许多关于疾病生物恐怖主义的书籍都是过度夸张，因为绝大多数疾病本身的传播方式也十分可怕。[10]我们或许可以感到一丝安慰，因为人们曾经成功幸存于恐怖的黑死病，而中世纪的黑死病平均死亡率达到 50%—60%。欧洲的隔离措施采取得较少，但也对 18 世纪最终控制住鼠疫疫情产生了一定作用。而我们的祖先也都普遍相信来世的存在，从而让他们在心理上对于疾病带来的大规模死亡“打了预防针”。英国医生约翰·斯诺的例子表明，在 19 世纪中期，老派的侦测工作也能追踪霍乱，并成功抗疫，即使细菌理论尚未出现，还未能让我们以一种现代生物学的方式去理解疾病。我们现在在医学上

183 所面临的一些困难，比如耐多药肺结核或禽流感的新毒株，都来源于我们自身，要么是因为病人没有按既定的疗程服用抗生素，要么是因为我们以错误的方式大规模消费家禽，而只要改变行为，就可以解决这些问题。现在，像艾滋病一类的疾病仍然无法通过医学治疗痊愈，或许我们应该将其视为贫穷的后果之一，南非前总统、艾滋病的否认者塔博·姆贝基就是这么认为。我们要开动创造力去解决贫困问题，这一问题正在第三世界国家肆虐，比如第三世界国家的病人很难承担抗逆转录病毒治疗的费用，但抗逆转录病毒疗法能让他们重新成为对社会有用的人。他们缺乏经济能力，因此很难改变危险的社会行为，导致越来越多人患病。此外，肺结核病例的减少出现在抗生素发明的几乎一个世纪以前，也证明了社会文化方面的改变有利于控制疾病的传染。我们或许不得不在文化上做出改变，和某些疾病取得平衡，比如艾滋病。

本书想强调的另外一点是，我们应该通过比较来研究传染病，这样才能让我们理解不同疾病之间的异同。比如，鼠疫和霍乱都被认为是极为可怕的致死性疾病，原因是它们的出现往往让人措手不及，致死率高，而且症状令人恶心。对于这些尤其可怕的疾病，社会也采取了各种措施进行应对，包括针对铲除污秽的狂热运动，以及毫无理智地指控他人投毒。另外，肺结核和流感的发病过程则相对缓慢，症状少，而且轻微，容易让人产生轻视。当此类疾病突然暴发，社会受到的打击就更为剧烈。由于疫情和常规情况完全不同，社会甚至可能否认疫情，或者避开、污名化受害者。如今，否认或轻视疫情也产生了实际影响，导致抗生素药物疗程完成率低下，疫苗注射率低，而这只增加了病原体的毒性和传染性。天花的例子表明，在“处女地”上肆虐的某种疾病可能对其他社会的群体影响甚微，甚至毫无影响。此类疾病能够被当作文化武器、生物武器。艾滋病则与过去的梅毒类似，通过难以被社会接受的行为传播（但在艾滋病中，这些行为并非唯一传播原因），比如异性恋和同性恋之间的滥交行为，以及静脉注射吸毒，因此二者都成为了相关社会道德问题的隐喻。[11] 但一些人也认为，我们过于关注艾滋病相关的道德问题和性行为，而忽视了其背后存在的贫困问题，而且我们有道德义务解决贫困等问题，而非仅仅改变“高危”社会行为，比如鼓励更多使用安全套或提倡禁欲，尤其是一些国家在文化上并不支持此类行为。[12]

我选择在此书中讨论这些疾病，因为通过这些疾病我们能吸取 184
许多教训。这些教训虽然都是从某一特定疾病中得出，但却能够广泛应用于其他出现在我们身边的疾病，无论现在还是将来都是如此。让我们共同期待，我们能够在学习疾病带来的教训方面，成为合格的学生。

注释

绪论

1. 这一用法应该起源于 17 世纪，而在 19 世纪末 20 世纪初逐渐固定，当时第三次鼠疫世界大流行激起了科学界对鼠疫的研究兴趣。见 Lawrence I. Conrad, “Plague in the Early Medieval Near East” (PhD diss., Princeton University, 1981), 41。

2.Michael W. Dols, *The Black Death in the Middle East* (Princeton, N.J.: Princeton University Press, 1977), 315。阿拉伯语和希伯来语中有相应的术语。

3.E. Fuller Torrey and Robert H. Yolken, *Beasts of the Earth: Animals, Humans, and Disease* (New Brunswick, N.J.: Rutgers University Press, 2005), 15–20, 28–30.

4. Torrey and Yolken, *Beasts of the Earth*, 38–43, 49–52; William H. McNeill, *Plagues and Peoples*, updated ed. (New York: Anchor Books, 1998), 54–93; Robert Sallares, *The Ecology of the Ancient Greek World* (Ithaca, N.Y.: Cornell University Press, 1991), 227–44.

5. McNeill, *Plagues and Peoples*, 62, 84–92; Sheldon Watts, *Disease and Medicine in World History* (New York: Routledge, 2003), 56.

6. Watts, *Disease and Medicine in World History*, 16.

7. Donald R. Hopkins, "Ramses V: Earliest Known Victim?" World Health Organization, May 1980, at http://whqlibdoc.who.int/smallpox/WH_5_1980_p22.pdf (accessed June 24, 2010).

8. Kenneth F. Kiple, *The Cambridge World History of Human Disease* (Cambridge: Cambridge University Press, 1993), 345–47.

9.《圣经》中使用了许多不同旧希伯来语词汇来指称疾病大流行。见 Conard, "Plague," 43–44。

10. James Orr, "Plague," Bible History Online, at www.bible-history.com/isbe/P/ PLAGUE (accessed June 24, 2010).

11. Conrad, "Plague," 42–63.

12. Jo N. Hays, *Epidemics and Pandemics: Their Impacts on Human History* (Santa Barbara, Calif.: ABC–CLIO, 2005), 5.

13. Kiple, *Cambridge World History of Human Disease*, 408–9.

14. Kiple, *Cambridge World History of Human Disease*, 347–53; Carol Benedict, *Bubonic Plague in Nineteenth-Century China* (Stanford, Calif.: Stanford University Press, 1996), 101–5.

15. Kiple, *Cambridge World History of Human Disease*, 263–69, 347–53, 373–75, 390–92, 409–12.

16. 相关讨论见 J. C. F. Poole and A. J. Holladay, "Thucydides and the Plague of Athens," *Classical Quarterly* 29 (1979): 282–300; Sallares, *Ecology of the Ancient Greek World*, 245–46; and James Longrigg, "Epidemic, Ideas and Classical Athenian Society," in *Epidemics and Ideas: Essays on the Historical Perception of Pestilence*, ed. T. Ranger and P. Slack, 21–44 (Cambridge: Cambridge University Press, 1992), 33–36。

17. 关于导致雅典大瘟疫的疾病，见 Conard, "Plague," 64n59 中所引，此外还有 James Longrigg, "The Great Plague of Athens," *History of Science* 18

(1980): 209–25, and Sallares, *Ecology of the Ancient Greek World*, 244–51。关于雅典瘟疫是否由天花导致将在第二章进行讨论。

18. Thucydides, *The History of the Peloponnesian War*, II:53, 已出版英文版：R. Crawley (London: Longmans, Green, 1874)。

19. Sallares, *Ecology of the Ancient Greek World*, 246; Longrigg, "Epidemic," 41–43.

20. Longrigg, "Epidemic," 32–33.

21. 比如，见 J. V. A. Fine, *The Ancient Greeks: A Critical History* (Cambridge, Mass.: Harvard University Press, 1983), 464; McNeill, *Plagues and Peoples*, 121; D. Kagan, *The Peloponnesian War* (New York: Viking Press, 2003), 78–79; Victor Davis Hanson, *A War Like No Other: How the Athenians and Spartans Fought the Peloponnesian War* (New York: Random House, 2005), 65–88。

22. Thucydides, *History of the Peloponnesian War*, III:87; Sallares, *Ecology of the Ancient Greek World*, 258–59; Hanson, *A War Like No Other*, 79–80.

23. Hanson, *A War Like No Other*, 77–78.

24. 修昔底德对其他古典时期作者在疾病写作中的影响，见 Longrigg, "Epidemic," 27。

25. 从实证主义理论出发，研究疾病影响的著作有：Hans Zinsser, *Rats, Lice and History* (Boston: Little, Brown, 1934); Henry E. Sigerist, *Civilization and Disease* (Chicago: University of Chicago Press, 1943); and Frederick F. Cartwright, *Disease and History* (New York: Thomas Y. Crowell Co., 1972)。

26. 犹见于 Charles-Edward Amory Winslow, *The Conquest of Epidemic Disease: A Chapter in the History of Ideas* (Princeton, N.J.: Princeton University Press, 1943); 以及 L. Fabian Hirst, *The Conquest of Plague: A Study of the Evolution of Epidemiology* (Oxford, UK: Clarendon Press, 1953)。

27. McNeill, *Plagues and Peoples*, 22–23.

28. William H. McNeill, *The Rise of the West: A History of the Human Community* (Chicago: University of Chicago Press, 1963).

29. McNeill, *Plagues and Peoples*, 19–21。关于"哥伦布大交换"的重要性，相关研究首见于 Alfred W. Crosby, *The Columbian Exchange: Biological and Cultural Consequences of 1492* (Westport, Conn.: Greenwood Press, 1972)，其中不止讨论了病原体。克罗斯比之后在全球层面研究了这一议题，见 Crosby, *Ecological Imperialism: The Biological Expansion of Europe, 900–1900* (Cambridge: Cambridge University Press, 1986)，其中表明疾病只是影响历史发展的因素之一。

30. McNeill, *Plagues and Peoples*, 24–27.

31. 相对主义学派作品见 Robert P. Hudson, *Disease and Its Control: The Shaping of Modern Thought* (Westport, Conn.: Greenwood Press, 1983); Claudine Herzlich and Janine Pierret, *Illness and Self in Society*, trans. E. Forster (Baltimore: Johns Hopkins University Press, 1987); Allan M. Brandt, "AIDS and Metaphor: Toward the Social Meaning of Epidemic Disease," in *In Time of Plague: The History and Social Consequences of Lethal Epidemic Disease*, ed. A. Mack, 91–110 (New York: New York University Press, 1991); and Charles E. Rosenberg, *Explaining Epidemics and Other Studies in the History of Medicine* (Cambridge: Cambridge University Press, 1992), esp. 278–318。

32. Hudson, *Disease and Its Control*, x.

33. McNeill, *Plagues and Peoples*, 291–95.

34. McNeill, *Plagues and Peoples*, 9–17.

35. 尤其是 Richard Preston, *The Hot Zone* (New York: Random House, 1994); and Laurie Garrett, *The Coming Plague: Newly Emerging Diseases in a World Out of Balance* (Harmondsworth, UK: Penguin, 1994)。一些电影也持同样观点，比如 *Outbreak*（1995）和 *I Am Legend* (2007)。而对这一主题更温和兼听的观点则见于 Jo N. Hays, *The Burdens of Disease: Epidemics and Human Response in Western History* (New Brunswick, N.J.: Rutgers University Press, 1998), esp. 240–77; and Arno Karlen, *Man and Microbes: Disease and Plagues in History and Modern Times* (New York: Putnam, 1995), esp. 1–11, 215–30。

36. Sallares, *Ecology of the Ancient Greek World*, 224.

37. 相关的经典作品，见 David Arnold, *Colonizing the Body: State Medicine and Epidemic Disease in Nineteenth-Century India* (Berkeley: University of California Press, 1993); O. A. Bushnell, *The Gifts of Civilization: Germs and Genocide in Hawaii* (Honolulu: University of Hawaii Press, 1993); Sheldon Watts, *Epidemics and History: Disease, Power and Imperialism* (New Haven, Conn.: Yale University Press, 1997); and Suzanne Austin Alchon, *A Pest in the Land: New World Epidemics in a Global Perspective* (Albuquerque: University of New Mexico Press, 2003)。麦克尼尔在《瘟疫与人》(215 页）中尤其反对殖民主义 / 帝国主义影响论（即使以前也有人拥护这一理论）。

38. 尤其见 P. D. Curtin, *Death by Migration: Europe's Encounter with the Tropical World in the Nineteenth Century* (Cambridge: Cambridge University Press, 1989)。

39. McNeill, *Plagues and Peoples*, 194; William H. McNeill, "Migration Patterns and Infection in Traditional Societies," in *Changing Disease Patterns and Human Behavior*, ed. N. F. Stanley and R. A. Joske, 27–36 (London: Academic Press, 1980), 34.

40. David Herlihy,*The Black Death and the Transformation of the West*, ed.S.K.Cohn Jr. (Cambridge, Mass.: Harvard University Press, 1997); and Samuel K. Cohn Jr., *The Black Death Transformed: Disease and Culture in Early Renaissance Europe* (London: Arnold, 2002)。对于鼠疫是"一线曙光"的重新评估，见 John Aberth, *From the Brink of the Apocalypse: Confronting Famine, War, Plague and Death in the Later Middle Ages*, 2nd ed. (London: Routledge, 2010), 206–10。

41. Sallares, *Ecology of the Ancient Greek World*, 262.

42. 比如，Brian Fagan, *The Little Ice Age: How Climate Made History, 1300–1850* (New York: Basic Books, 2000), and Brian Fagan, *The Great Warming: Climate Change and the Rise and Fall of Civilizations* (New York: Bloomsbury Press, 2008)。

43. 阿尔弗雷德 · 杰 · 博莱特在其著作《鼠疫与天花》的第二版（2004

版）中，将副标题“传染病的兴衰”（*The Rise and Fall of Epidemic Disease*）改成了“人类历史对传染病的影响”（*The Impact of Human History on Epidemic Disease*），这也许标志了疾病史研究的一项重大改变，虽然他的新兴趣点主要是疾病作为生物恐怖主义武器的作用。见 Alfred Jay Bollet, *Plagues and Poxes: The Impact of Human History on Epidemic Disease* (New York: Demos, 2004), 1–13。

44. Sallares, *Ecology of the Ancient Greek World*, 262.

45. Jo N.Hays, “Historians and Epidemics: Simple Questions, Complex Answers,” in *Plague and the End of Antiquity: The Pandemic of 541–750*, ed. L. K. Little, 33–58 (Cambridge: Cambridge University Press, 2007), 42–46.

46. 这一观点主要根据是，三次鼠疫世界大流行都是由同一种疾病导致：见 A. Cunningham, “Transforming Plague: The Laboratory and the Identity of Infectious Disease,” in *The Laboratory Revolution in Medicine*, ed. A. Cunningham and P. Williams, 209–44 (Cambridge: Cambridge University Press, 1992), 209; D. Harrison, “Plague, Settlement and Structural Changes at the Dawn of the Middle Ages,” *Scandia* 59 (1993): 19; and Jon Arrizabalaga, “Facing the Black Death: Perceptions and Reactions of University Medical Practitioners,” in *Practical Medicine from Salerno to the Black Death*, ed. L. García-Ballester, R. French, J. Arrizabalaga, and A. Cunningham, 237–88 (Cambridge: Cambridge University Press, 1994), 239。但这一观点并不为邓肯（C. J. Duncan）、斯科特（S. Scott）和罗伯特·萨拉斯（Robert Sallares）所接受，见 C. J. Duncan and S. Scott, *Biology of Plagues: Evidence from Historical Populations* (Cambridge: Cambridge University Press, 2001), 53; and Robert Sallares, “Ecology, Evolution, and Epidemiology of Plague,” in *Plague and the End of Antiquity: The Pandemic of 541–750*, ed. L. K. Little, 231–89 (Cambridge: Cambridge University Press, 2007), 255–56。

47. Cohn, *Black Death Transformed*, 83–95.

48. 比如，1998 年至 2000 年，一支法国的团队就宣布其从 14 世纪至 16 世纪蒙彼利埃鼠疫患者的牙髓中分离出了耶尔森菌的 DNA，他们将此作为黑死病就是鼠疫的决定性证据：见 Michel Drancourt et al., “Molecular Identification by ‘Suicide PCR’ of *Yersinia pestis* as the Agent of Medieval Black Death,” *Proceedings of the National Academy of Science* 97 (2000): 12800–803。虽然他们作出的判断仍有争议，但现在在伦敦和德国也发现了类似的证据。见 Lester K. Little, Robert Sallares, and Michael McCormick in *Plague and the End of Antiquity: The Pandemic of 541–750*, ed. L. K. Little (Cambridge: Cambridge University Press, 2007), 19–20, 254, 294–97, 及脚注中的参考文献。

49. 比如即使威廉·麦克尼尔承认，美洲土著对疾病的态度在西班牙征服美洲时产生了影响，但他却也未能对比土著和欧洲人对于疾病的不同态度，从而辨析其作用。相反，他只是表明两者都认为疾病来自上天，并认为免疫力才是对疾病反应有所不同（或没有不同）的原因。见 McNeill, *Plagues and Peoples*, 20–21, 215–17。

50. 尤其见 Hays, *Burdens of Disease*, esp. 1–7; and Hays, “Historians and Epidemics,” 33–36, 52–56。

第一章　鼠疫

1.Lawrence I.Conrad, “Plague in the Early Medieval Near East” (PhD diss.,Princeton University, 1981), 488.

2. 根据 2004 年 2 月 20 日与约翰·塔尔及露辛达·马克的电话访谈所得。

3. 对于跳蚤在传播鼠疫中的作用，见 Kenneth L. Gage and Michael Y. Kosoy, “Natural History of Plague: Perspectives from More than a Century of Research,” *Annual Review of Entomology* 50 (2005): 505–28。其中作出了全面、最新的总结。更早的作品也值得关注，相关作品包括 Wu Lien-Teh, J. W. H. Chun, R. Pollitzer, and C. Y. Wu, *Plague: A Manual for Medical and Public Health Workers* (Shanghai, China: Weishengshu National Quarantine Service, 1936), 265–70；R. Pollitzer, *Plague* (Geneva: World Health Organization, 1954), 346–55；Graham Twigg, *The Black Death: A Biological Reappraisal* (New York: Schocken Books, 1984), 16–17。

4. 这类数据大多收集于第三次鼠疫世界大流行期间，是印度和埃及的数据，发表在《卫生杂志》上，但其他一系列作品中也收集了这些数据，方便获取，见 Ole J. Benedictow, *Plague in the Late Medieval Nordic Countries: Epidemiological Studies* (Oslo, Norway: Middelalderforlaget, 1992), 164； and Robert Sallares, "Ecology, Evolution, and Epidemiology of Plague," in *Plague and the End of Antiquity: The Pandemic of 541–750*, ed. L. K. Little, 231–89 (Cambridge: Cambridge University Press, 2007), 278。

5. 2004 年 2 月 20 日与约翰·塔尔的电话访谈所得。

6. Wu Lien-Teh (Liande), *A Treatise on Pneumonic Plague* (Geneva: Publications of the League of Nations, 1926), 162–64, 252–55, 296–306.

7. W.F.Gatacre,*Report on the Bubonic Plague in Bombay,1896–97*(Bombay, India: Times of India Steam Press, 1897), 138–39; J. K. Condon, *The Bombay Plague, Being a History of the Progress of Plague in the Bombay Presidency from September 1896 to June 1899* (Bombay, India: Education Society's Steam Press, 1900), 72–73; Lien-Teh, *Treatise on Pneumonic Plague*, 245; Lien-Teh et al., *Plague*, 309–16; Pollitzer, *Plague*, 411–18, 441. 马克称，自己在鼠疫症状刚出现时有一种强烈的不幸预感，或者说感到"完了"，否则她可能会把相关症状当成流感的症状。

8. Samuel K. Cohn Jr., "The Black Death: End of a Paradigm," *American Historical Review* 107 (2002): 716–17; Sallares, "Ecology," 240–41.

9. Condon, *The Bombay Plague*, 73; Lien-Teh et al., *Plague*, 158, 311, 314, 322; Pollitzer, *Plague*, 420–21, 424–27.

10. Gatacre, *Report on the Bubonic Plague*, 50; Sallares, "Ecology," 236.

11. Procopius of Caesarea, *History of the Wars*, II:xxii.17, trans. H. B. Dewing (London: W. Heinemann and Macmillan, 1914–1940); 以弗所的约翰所著文章英语版见 Pseudo-Dionysius of Tel-Mahre, *The Chronicle of Zuqnīn, Parts III and IV*, trans. A. Harrak (Toronto: Pontifical Institute of Mediaeval Studies, 1999), 104; and Pseudo-Dionysius of Tel-Mahre, *Chronicle, Part III*, trans. Witold Witakowski, Translated Texts for Historians 22 (Liverpool, UK: Liverpool University Press,

1996), 87。*boubon*（腹股沟）一词作为腹股沟肿块的术语，绝非在此第一次出现；这一症状在几个世纪前就在希波克拉底的《传染病》一书中有所讨论，其中记录了从公元前 5 世纪到公元前 4 世纪上半叶希腊医生的医案。

12. 中世纪的证据来源于 15 世纪德国的专著 “Master Berthold,” printed in Karl Sudhoff, “Pestschriften aus den ersten 150 Jahren nach der Epidemie des ‘schwarzen Todes’ 1348,” *Archiv für Geschichte der Medizin* 16 (1925): 93. For modern diagnosis, see Condon, *The Bombay Plague*, 73; Pollitzer, *Plague*, 421–23。2002 年 11 月，马克也在其身患鼠疫的时候注意到同样的现象。

13. Gatacre, *Report on the Bubonic Plague*, 141, 223; Condon, *The Bombay Plague*, 73–74; Pollitzer, *Plague*, 423.

14. Condon, *The Bombay Plague*, 77; Lien-Teh, *Treatise on Pneumonic Plague*, 241–59; Pollitzer, *Plague*, 441–42; Ole J. Benedictow, *The Black Death, 1346–1353: The Complete History* (Woodbridge, UK: Boydell Press, 2004), 28.

15. Gatacre, *Report on the Bubonic Plague*, 138, 223; Condon, *The Bombay Plague*, 76–77; Pollitzer, *Plague*, 439–40.

16. Conrad, “Plague,” 73–76; Sallares, “Ecology,” 251.

17. Robert Sallares, *The Ecology of the Ancient Greek World* (Ithaca, N.Y.: Cornell University Press, 1991), 252–53; Sallares, “Ecology,” 245–54.

18. 最近出现了一系列关于第一次鼠疫世界大流行的论文，比如利特尔的《鼠疫和古典时期的终结》，但其他一些作品也有参考价值，包括 Conrad’s “Plague” and Dionysios Stathakopoulos, *Famine and Pestilence in the Late Roman and Early Byzantine Empire: A Systematic Survey of Subsistence Crises and Epidemics* (Burlington, Vt.: Ashgate, 2004)。

19. Peter Sarris, “Bubonic Plague in Byzantium: The Evidence of Non-Literary Sources,” in *Plague and the End of Antiquity: The Pandemic of 541–750*, ed. L. K. Little, 119–34 (Cambridge: Cambridge University Press, 2007), 120–23。这篇文章讨论了第一次鼠疫世界大流行是否起源于非洲。

20. 详细历史见 Dionysios Stathakopoulos, “Crime and Punishment: The Plague in the Byzantine Empire, 541–749,” in *Plague and the End of Antiquity: The*

Pandemic of 541–750, ed. L. K. Little, 99–118 (Cambridge: Cambridge University Press, 2007), 99–105; Stathakopoulos, *Famine and Pestilence*, 113–24, 278–386; Conrad, "Plague," 91–311; Jean-Noël Biraben, *Les Hommes et la Peste en France et dans les Pays Européens et Méditerranéens*, 2 vols. (Paris: Mouton, 1975–1976), 1:27–32; Jean-Noël Biraben and Jacques Le Goff, "The Plague in the Early Middle Ages," in *Biology of Man in History: Selections from the Annales: Économies, Sociétés, Civilisations*, ed. and trans. E. Forster, R. Forster, O. Ranum, and P. M. Ranum, 48–80 (Baltimore: Johns Hopkins University Press, 1975), 58–60。

21.Procopius, *History of the Wars*, II:22.17; Pseudo-Dionysius of Tel-Mahre, *Chronicle of Zuqnīn*, 104; Pseudo-Dionysius of Tel-Mahre, *Chronicle*, 87–88。淋巴结肿块这一症状也在当时圣人的生平中有所提及，见 Stathakopoulos, *Famine and Pestilence*, 136n119。

22. Evagrius Scholasticus, *Ecclesiastical History*, IV:29, translated as *A History of the Church* (London: S. Bagster and Sons, 1846).

23. Michael G. Morony, " 'For Whom Does the Writer Write?' : The First Bubonic Plague Pandemic According to Syriac Sources," in *Plague and the End of Antiquity: The Pandemic of 541–750*, ed. L. K. Little, 59–86 (Cambridge: Cambridge University Press, 2007), 60–61; Lawrence I. Conrad, "*Tāʿūn and Wabā*: Conceptions of Plague and Pestilence in Early Islam," *Journal of the Economic and Social History of the Orient* 25 (1982): 291–301; Michael W. Dols, *The Black Death in the Middle East* (Princeton, N.J.: Princeton University Press, 1977), 315–19.

24. John Maddicott, "Plague in Seventh-Century England," in *Plague and the End of Antiquity: The Pandemic of 541–750*, ed. L. K. Little, 171–214 (Cambridge: Cambridge University Press, 2007), 183.

25. Procopius, *History of the Wars*, II:22.10–14.

26. Pseudo-Dionysius of Tel-Mahre, *Chronicle of Zuqnīn*, 95–97; Pseudo-Dionysius of Tel-Mahre, *Chronicle*, 76–77; Morony, " 'For Whom Does the Writer Write?' " 82.

27. Pseudo-Dionysius of Tel-Mahre, *Chronicle of Zuqnīn*, esp. 95–96,

100–103, 107; Pseudo-Dionysius of Tel-Mahre, *Chronicle*, 75–76, 81–85, 90.

28. Compare Procopius, *History of the Wars*, II:23.14–16 with Thucydides, *The History of the Peloponnesian War*, trans. R. Crawley (London: Longmans, Green, 1874), II:53.

29. Procopius, *History of the Wars*, II:22.27, 33–34; Thucydides, *History of the Peloponnesian War*, II:51.

30. Pseudo-Dionysius of Tel-Mahre, *Chronicle of Zuqnīn*, 97–98, 109–10; Pseudo- Dionysius of Tel-Mahre, *Chronicle*, 77–78, 93–94.

31. Thucydides, *History of the Peloponnesian War*, II:52.

32. 比如，许多读者可能还记得，2005 年卡特里娜飓风肆虐新奥尔良之后，美国政府的灾后处理做得十分糟糕。

33. Procopius, *History of the Wars*, II:23.6–13; Pseudo-Dionysius of Tel-Mahre, *Chronicle of Zuqnīn*, 107–8, 110; Pseudo-Dionysius of Tel-Mahre, *Chronicle*, 91–92, 94.

34. Pseudo-Dionysius of Tel-Mahre, *Chronicle of Zuqnīn*, 108, 111; Pseudo-Dionysius of Tel-Mahre, *Chronicle*, 91, 95–96.

35. Pseudo-Dionysius of Tel-Mahre, *Chronicle of Zuqnīn*, 106–8; Pseudo-Dionysius of Tel-Mahre, *Chronicle*, 89–92.

36. Pseudo-Dionysius of Tel-Mahre, *Chronicle of Zuqnīn*, 106–7; Pseudo-Dionysius of Tel-Mahre, *Chronicle*, 90.

37. Pseudo-Dionysius of Tel-Mahre, *Chronicle of Zuqnīn*, 109; Pseudo-Dionysius of Tel-Mahre, *Chronicle*, 93. See also Procopius, *History of the Wars*, II:23.12.

38. Pseudo-Dionysius of Tel-Mahre, *Chronicle of Zuqnīn*, 99–100, 105, 109; Pseudo-Dionysius of Tel-Mahre, *Chronicle*, 81, 88, 93; Procopius, *History of the Wars*, II:23.17–19.

39. Procopius, *History of the Wars*, II:22.29, 32–34.

40. Pseudo-Dionysius of Tel-Mahre, *Chronicle of Zuqnīn*, 112–13; Pseudo-Dionysius of Tel-Mahre, *Chronicle*, 97–98.

41. Pseudo-Dionysius of Tel-Mahre, *Chronicle of Zuqnīn*, 98–99; Pseudo-Dionysius of Tel-Mahre, *Chronicle*, 79; Scholasticus, *Ecclesiastical History*, VI:23.

42. Stathakopoulos, "Crime and Punishment," 113–14.

43. 尤见于《查士丁尼新敕》141，这一条例针对同性恋，发布于559年，在其发布的一年前，鼠疫第二次在首都暴发。这一文本的英语版在网上出版，见 Fred H. Blume and Timothy Kearley, *Annotated Justinian Code*, 2nd ed. (Laramie: University of Wyoming College of Law, 2009), at http://uwacadweb.uwyo.edu/blume&justinian (accessed August 3, 2010).

44. Josiah Cox Russell, "That Earlier Plague," *Demography* 5 (1968): 181–82.

45. 见 Guy Halsall, *Barbarian Migrations and the Roman West, 376–568* (Cambridge: Cambridge University Press, 2007), 507–15, 其中讨论了诸多相关因素，拉塞尔（Russell）认为鼠疫是唯一的原因，这一观点受到了批评，见 Stathakopoulos, "Crime and Punishment," 116–17。

46. Conrad, "Plague," 121–22, 134.

47. Procopius, *The Secret History*, trans. G. A. Williamson (London: Folio Society, 1990), 83–88。普罗科比在前面的章节中引用了几位目击证人的证词，包括皇帝的母亲，几位证人都以自己的亲身经历证明皇帝是魔鬼的化身，或有魔鬼的性格（58–60）。查士丁尼自己也曾身患鼠疫，但却幸存下来。这种理论在当时看来并非不合理，而查士丁尼的经历既可作为证明，也可作为反证。

48. Gregory of Tours, *History of the Franks*, X:1, trans. Lewis Thorpe (Harmondsworth, UK: Penguin, 1974).

49. *Chronicles* 21:14–27, discussed in Lester K. Little, "Life and Afterlife of the First Plague Pandemic," in *Plague and the End of Antiquity: The Pandemic of 541–750*, ed. L. K. Little, 3–32 (Cambridge: Cambridge University Press, 2007), 31–32.

50. Michael Kulikowski, "Plague in Spanish Late Antiquity," in *Plague and the End of Antiquity: The Pandemic of 541–750*, ed. L. K. Little, 150–70 (Cambridge: Cambridge University Press, 2007), 155–56, 160–70.

51. Kulikowski, "Plague in Spanish Late Antiquity," 167–68.

52. 关于伊姆瓦斯瘟疫的详细历史，见 Conrad, “Plague,” 167–246。

53. Conrad, “Plague,” 169–76; Lawrence I. Conrad, “Umar at Sargh: The Evolution of an Umayyad Tradition on Flight from the Plague,” in *Story-telling in the Framework of Non-fictional Arabic Literature*, ed. S. Leder, 488–528 (Wiesbaden, Germany: Harrassowitz, 1998); Dols, *Black Death*, 21–25.

54. Conrad, “Plague,” 460–65.

55. Michael W. Dols, “The Comparative Communal Responses to the Black Death in Muslim and Christian Societies,” *Viator* 5 (1974): 272–73, 279, 285.

56. Kulikowski, “Plague in Spanish Late Antiquity,” 164–65.

57. Stathakopoulos, “Crime and Punishment,” 107–8; John Haldon, “The Works of Anastasius of Sinai: A Key Source for the History of Seventh-Century East Mediterranean Society and Belief,” in *The Byzantine and Early Islamic Near East, Volume I: Problems in the Literary Source Material*, ed. A. Cameron and L. I. Conrad, 107–47 (Princeton, N.J.: Darwin Press, 1992), 143–44.

58. Paul the Deacon, *History of the Lombards*, II:4, trans. William Dudley Foulke (Philadelphia: University of Pennsylvania Press, 1974).

59. S. P. Brock, “North Mesopotamia in the Late Seventh Century: Book XV of John Bar Penkāyē's *Rīš Mellē*,” *Jerusalem Studies in Arabic and Islam* 9 (1987): 68–69; Morony, “ ‘For Whom Does the Writer Write?’ ” 76–77.

60. Stathakopoulos, “Crime and Punishment,” 116–18.

61. Russell, “That Earlier Plague,” 178–84。拉塞尔的观点所基于的理论是，第一次世界鼠疫大流行中鼠疫导致的死亡情况，可以通过第二次世界鼠疫大流行中的死亡情况模拟出来，但他没有足够证据进行证明。这一观点更加细致的版本是，西欧的崛起是基于鼠疫在不同地区导致的死亡情况不同，见 Biraben and Le Goff, “Plague in the Early Middle Ages,” 63。

62. Conrad, “Plague,” 293–94, 329–38, 415–89.

63. Richard Hodges and David Whitehouse, *Mohammed, Charlemagne and the Origins of Europe: Archaeology and the Pirenne Thesis* (Ithaca, N.Y.: Cornell University Press, 1983), 20–76; Michael McCormick, *Origins of the European*

Economy: Communications and Commerce, A.D. 300–900 (Cambridge: Cambridge University Press, 2001), 27–119.

64. McCormick, *Origins of the European Economy*, 40–41.

65. Conrad, "Plague," 449–89; Hodges and Whitehouse, *Mohammed, Charlemagne*, 52–53, 75–76.

66. Michael McCormick, "Toward a Molecular History of the Justinianic Pandemic," in *Plague and the End of Antiquity: The Pandemic of 541–750*, ed. L. K. Little, 290–312 (Cambridge: Cambridge University Press, 2007), 310–12.

67. John Norris, "East or West? The Geographic Origin of the Black Death," *Bulletin of the History of Medicine* 51 (1977): 10.

68. Michael W. Dols, "Ibn al-Wardi's *Risalah al-Naba' 'an al-Waba'*, a Translation of a Major Source of the History of the Black Death in the Middle East," in *Near Eastern Numismatics, Iconography, Epigraphy and History: Studies in Honor of George C. Miles*, ed. D. K. Kouymjian, 443–55 (Beirut, Lebanon: American University of Beirut, 1974), 448.

69. J. B. Hinnebusch, "Bubonic Plague: A Molecular Genetic Case History of the Emergence of an Infectious Disease," *Journal of Molecular Medicine* 75 (1997): 645–52; Sallares, "Ecology," 245–54.

70. Norris, "East or West?" 7–16; Benedictow, *Black Death*, 44–54.

71. 当时另一位鼠疫评论者、摩尔医生伊本·哈提玛，和阿尔瓦蒂一样宣称自己曾通过商人获得鼠疫的信息。1349 年 2 月，他在西班牙的阿尔梅里亚写道，卡法的热那亚人"遭到突厥和罗马军队围攻"。这表明来自拜占庭君士坦丁堡的希腊人们也加入了蒙古军队，参与了围攻。

72. H. H. Lamb, *Climate, History and the Modern World*, 2nd ed. (London: Routledge, 1995), 200; Dols, *Black Death*, 41; Norris, "East or West?" 4.

73. Dols, *Black Death*, 39.

74. Rosemary Horrox, trans. and ed., *The Black Death* (Manchester, UK: Manchester University Press, 1994), 17.

75. 就黑死病在欧洲和中东地区的感染地，读者可参考 Benedictow, *Black*

Death, 57–224, 其中现已补充了比拉邦的年表，出自 *Les Hommes et la Peste*, 1:71–85。

76. 关于这一话题的唯一一篇文章主要探讨了第一次鼠疫大流行中的流行病是腺鼠疫还是肺鼠疫，但绝非讨论这一疾病是否是鼠疫。见 T. L. Bratton, "The Identity of the Plague of Justinian: Part 1," *Transactions and Studies of the College of Physicians of Philadelphia* 3 (June 1981): 113–24。

77. 但我最不满意的是完全不参与讨论、还声称现代疾病和古代疾病不能匹配的人。这些人让我惊讶的原因是，他们无论有意与否，都是在压制对历史的探索。见绪论。

78. 比如小塞缪尔·K. 科恩的相对主义历史作品，*The Black Death Transformed: Disease and Culture in Early Renaissance Europe* (London: Arnold, 2002), 247。其中拒绝提出任何可能的疾病来替代鼠疫，而其他相对主义历史学家，如苏珊·斯科特和克里斯朵夫·J. 邓肯则创造出了一种疾病，来替代鼠疫，他们称为"出血性瘟疫"，看上去类似于埃博拉（由病毒导致）。但是我们不可能讨论一种幻想出的疾病。苏珊·斯科特和克里斯朵夫·J. 邓肯的观点见 Susan Scott and Christopher J. Duncan, in *Biology of Plagues: Evidence from Historical Populations* (Cambridge: Cambridge University Press, 2001), 384–89。

79. 法国人最初得到的结果、对其的批评，以及新的证据见 Little, "Life and Afterlife," 19–21, 和 McCormick, "Toward a Molecular History," 294–97。

80. 尤其见 William M. Bowsky, ed., *The Black Death: A Turning Point in History?* (New York: Holt, Rinehart and Winston, 1971)。

81. 见 Benedictow, *Black Death*, 245–384。

82. Massimo Livi Bacci, *The Population of Europe: A History*, trans. C. De Nardi and C. Ipsen (Oxford: Blackwell, 2000), 74; Stathakopoulos, "Crime and Punishment," 105.

83. Carlo M. Cipolla, *Miasmas and Disease: Public Health and the Environment in the Pre-Industrial Age*, trans. E. Potter (New Haven, Conn.: Yale University Press, 1992), 68.

84. John Aberth, *From the Brink of the Apocalypse: Confronting Famine, War,*

Plague and Death in the Later Middle Ages, 2nd ed. (London: Routledge, 2010), 96–99; C. N. Fabbri, "Continuity and Change in Late Medieval Plague Medicine: A Survey of 152 Plague Tracts from 1348 to 1599" (PhD diss., Yale University, 2006), 126; Cipolla, *Miasmas and Disease*, 6.

85. 对于医生对黑死病的回应，我在即将出版的作品中进行了更全面的研究，见 *Doctoring the Black Death: The Late Medieval Medical Response to Epidemic Disease*，将由 Rowman & Littlefield 出版社出版。

86. Dols, "Comparative Communal Responses," 275; Dols, *Black Death*, 109; Lawrence I. Conrad, "Epidemic Disease in Formal and Popular Thought in Early Islamic Society," in *Epidemics and Ideas: Essays on the Historical Perception of Pestilence*, ed. T. Ranger and P. Slack, 77–99 (Cambridge: Cambridge University Press, 1992).

87. 贾斯廷·斯滕斯在其关于传染理论的毕业论文中对此作出了最透彻的分析，见 "Infectious Ideas: Contagion in Medieval Islamic and Christian Thought" (PhD diss., Princeton University, 2007)，另一篇文章也做出了贴切分析，见 Marie-Hélène Congourdeau and Mohamed Melhaoui, "La Perception de la Peste en Pays Chrétien, Byzantine, et Musulman," *Revue des Études Byzantines* 59 (2001): 95–124。

88. Stearns, "Infectious Ideas," 182–99; Conrad, "Epidemic Disease," 86–91.

89. Stearns, "Infectious Ideas," 204–9; John Aberth, *The Black Death: The Great Mortality of 1348–1350. A Brief History with Documents* (Boston: Bedford/St. Martin's, 2005), 62–63.

90. Stearns, "Infectious Ideas," 32–43, 182–211; Aberth, *The Black Death*, 56.

91. Stearns, "Infectious Ideas," 204.

92. M. Isabel Calero Secall, "El Proceso de Ibn al-Jatīb," *Al-Qantas: Arab Studies Journal* 22 (2001): 437–38.

93. Gentile da Foligno, *Consilium contra Pestilentiam* (Colle di Valdelsa, c. 1479), 4–5.

94. Horrox, *The Black Death*, 182–84.

95. Sudhoff, "Pestschriften aus den ersten 150 Jahren nach der Epidemie des 'schwarzen Todes' 1348," *Archiv für Geschichte der Medizin* 4 (1911): 422.

96. Stearns, "Infectious Ideas," 208.

97. Aberth, *The Black Death*, 45, 51.

98. Sudhoff, "Pestschriften aus den ersten 150 Jahren nach der Epidemie des 'schwarzen Todes' 1348," *Archiv für Geschichte der Medizin* 16 (1925): 170.

99. Sudhoff, "Pestschriften aus den ersten 150 Jahren nach der Epidemie des 'schwarzen Todes' 1348," *Archiv für Geschichte der Medizin* 11 (1919): 44–47.

100. Sudhoff, "Pestschriften aus den ersten 150 Jahren nach der Epidemie des 'schwarzen Todes' 1348," *Archiv für Geschichte der Medizin* 5 (1912): 341–48.

101. Sudhoff, "Pestschriften aus den ersten 150 Jahren nach der Epidemie des 'schwarzen Todes' 1348," *Archiv für Geschichte der Medizin* 14 (1923): 159.

102. Stearns, "Infectious Ideas," 112–13.

103. Aberth, *The Black Death*, 115.

104. Aberth, *The Black Death*, 115.

105. Stearns, "Infectious Ideas," 204–5.

106. Stearns, "Infectious Ideas," 116–30.

107. Stearns, "Infectious Ideas," 138–41, 218.

108. 盖伦原本的格言是"我督促你，远远离开，不要早早归来"。但是这句话出自盖伦哪部作品却尚不清楚。见 Stathakopoulos, "Crime and Punishment," 111n93。

109. Sudhoff, "Pestschriften aus den ersten 150 Jahren nach der Epidemie des 'schwarzen Todes' 1348," *Archiv für Geschichte der Medizin* 16 (1925): 26.

110. Horrox, *The Black Death*, 203.

111. Foligno, *Consilium contra Pestilentiam*, 3.

112. Sudhoff, "Pestschriften aus den ersten 150 Jahren nach der Epidemie des 'schwarzen Todes' 1348," *Archiv für Geschichte der Medizin* 5 (1912): 333.

113. Horrox, *The Black Death*, 184.

114. Aberth, *The Black Death*, 77.

115. S. K. Wray, "Boccaccio and the Doctors: Medicine and Compassion in the Face of the Plague," *Journal of Medieval History* 30 (2004): 301–22.

116. Aberth, *The Black Death*, 76.

117. Aberth, *The Black Death*, 77.

118. Horrox, *The Black Death*, 28.

119. MS Vatic. Lat. 4589, fols. 138r–155v.

120. Aberth, *The Black Death*, 112–13.

121. Aberth, *The Black Death*, 110–14.

122. Stearns, "Infectious Ideas," 116–26, 189–97, 212–18.

123. Dols, "Comparative Communal Responses," 276–77; Dols, *Black Death*, 112–13.

124. Sudhoff, "Pestschriften aus den ersten 150 Jahren nach der Epidemie des 'schwarzen Todes' 1348," *Archiv für Geschichte der Medizin* 16 (1925): 26.

125. Aberth, *The Black Death*, 73.

126. MS Vatic. Lat. 4589, fols. 146r.–149r.

127. Sudhoff, "Pestschriften aus den ersten 150 Jahren nach der Epidemie des 'schwarzen Todes' 1348," *Archiv für Geschichte der Medizin* 11 (1919): 150.

128. Julian of Norwich, *Revelations of Divine Love*, in *A Book of Showings to the Anchoress Julian of Norwich*, ed. Edmund Colledge and James Walsh, chap. 27 (Toronto: Pontifical Institute of Mediaeval Studies, 1978).

129. Aberth, *The Black Death*, 123–24.

130. 尤其见 Norman Cohn, *The Pursuit of the Millennium: Revolutionary Messianism in Medieval and Reformation Europe and Its Bearing on Modern Totalitarian Movements* (New York: Harper, 1961), 124–48.

131. Dols, "Comparative Communal Responses," 273, 283–84; Dols, *Black Death*, 287–88, 294–95.

132. Dols, "Comparative Communal Responses," 285; Dols, *Black Death*, 296–97.

133. 我认为鞭笞运动主要是为了防疫和驱赶瘟疫，我在 *From the Brink of*

the Apocalypse, 133–56 中作了更详细的说明。

134. 比如，伊本·卡希尔描述了黑死病时期穆斯林的祈祷和游行，发生在叙利亚大马士革，见 Aberth, *The Black Death*, 110–12。

135. 多尔斯提到了这一问题，见 Dols, "Comparative Communal Responses," 274–75; 以及 Dols, *Black Death*, 288–89。

136. 关于迫害犹太人和鞭笞运动之间可能存在的关系，更全面的分析可参考 Aberth, *From the Brink of the Apocalypse*, 153–56。

137. 见 Aberth, *From the Brink of the Apocalypse*, 156–91, 其中对这一论点进行了更详细的解释。

138. Sudhoff, "Pestschriften aus den ersten 150 Jahren nach der Epidemie des 'schwarzen Todes' 1348," *Archiv für Geschichte der Medizin* 4 (1911): 215.

139. Congourdeau and Melhaoui, "La Perception," 124; Stearns, "Infectious Ideas," 238.

140. Stearns, "Infectious Ideas," 236–37.

141. Dols, "Comparative Communal Responses," 286–87.

142. Joseph-Jean de Smet, ed., *Recueil des Chroniques de Flandre*, 4 vols. (Brussels, 1837–1865), 2:280; Ibn Battūta, *Travels, A.D. 1325–1354*, trans. H. A. R. Gibb, 5 vols. (Cambridge, UK: Hakluyt Society, 1958–2000), 4:919.

143. Aberth, *The Black Death*, 115.

144. Escorial MS 1785, fols. 107r–v。这一阿拉伯语手稿由鲍登学院的拉塞尔·霍普里为我翻译。

145. Escorial MS 1785, fol. 107r.

146. Cohn, *The Black Death Transformed*, 49.

147. Carlo M. Cipolla, *Public Health and the Medical Profession in the Renaissance* (Cambridge: Cambridge University Press, 1976), 36–44; Carlo M. Cipolla, *Faith, Reason, and the Plague in Seventeenth-Century Tuscany*, trans. M. Kittel (Ithaca, N.Y.: Cornell University Press, 1979), 1–14; Paul Slack, *The Impact of Plague in Tudor and Stuart England* (London: Routledge and Kegan Paul, 1985), 228–32; Paul Slack, "Responses to Plague in Early Modern Europe:

The Implications of Public Health," in *In Time of Plague: The History and Social Consequences of Lethal Epidemic Disease*, ed. A. Mack, 111–32 (New York: New York University Press, 1991), 123; Brian Pullan, "Plague and Perceptions of the Poor in Early Modern Italy," in *Epidemics and Ideas: Essays on the Historical Perception of Pestilence*, ed. T. Ranger and P. Slack, 101–23 (Cambridge: Cambridge University Press, 1992).

148. Nancy Elizabeth Gallagher, *Medicine and Power in Tunisia, 1780–1900* (Cambridge: Cambridge University Press, 1983), 24–32.

149. Andrew Appleby, "The Disappearance of Plague: A Continuing Puzzle," *Economic History Review* 33 (1980): 167–69; Paul Slack, "The Disappearance of Plague: An Alternative View," *Economic History Review* 34 (1981): 469–76; Sheldon Watts, *Epidemics and History: Disease, Power and Imperialism* (New Haven, Conn.: Yale University Press, 1997), 34–39.

150. Aberth, *The Black Death*, 85.

151. Marchionne di Coppo Stefani, *Cronaca Fiorentina*, ed. Niccolò Rodolica, Rerum Italicarum Scriptores 30/1 (Città di Castello, 1903), 230.

152. Dols, *Black Death*, 248.

153. Aberth, *The Black Death*, 85; Pullan, "Plague and Perceptions of the Poor," 117.

154. Samuel K. Cohn Jr., *The Cult of Remembrance and the Black Death: Six Renaissance Cities in Central Italy* (Baltimore: Johns Hopkins University Press, 1992); Samuel K. Cohn Jr., "The Place of the Dead in Flanders and Tuscany: Towards a Comparative History of the Black Death," in *The Place of the Dead: Death and Remembrance in Late Medieval and Early Modern Europe*, ed. B. Gordon and P. Marshall, 17–43 (Cambridge: Cambridge University Press, 2000).

155. 见 Aberth, *From the Brink of the Apocalypse*, 210–75，其中对这一观点进行了更为详细的论述。

156. Stuart J. Borsch, *The Black Death in Egypt and England: A Comparative Study* (Austin: University of Texas Press, 2005), 19–20.

157. Dols, *Black Death*, 212–23; Borsch, *Black Death in Egypt and England*, 15, 24–25.

158. Dols, *Black Death*, 256–80.

159. Borsch, *Black Death in Egypt and England*, 10–11.

160. Borsch, *Black Death in Egypt and England*, 40–112.

161. Borsch, *Black Death in Egypt and England*, 24–39.

162. Borsch, *Black Death in Egypt and England*, 115.

163. Sudhoff, "Pestschriften aus den ersten 150 Jahren nach der Epidemie des 'schwarzen Todes' 1348," *Archiv für Geschichte der Medizin* 11 (1919): 144.

164. Sudhoff, "Pestschriften aus den ersten 150 Jahren nach der Epidemie des 'schwarzen Todes' 1348," *Archiv für Geschichte der Medizin* 11 (1919): 147–48, and 17 (1925): 82.

165. Aberth, *The Black Death*, 16–18, 112–14.

166. Carol Benedict, *Bubonic Plague in Nineteenth-Century China* (Stanford, Calif.: Stanford University Press, 1996), 17–71.

167. Myron Echenberg, *Plague Ports: The Global Urban Impact of Bubonic Plague, 1894–1901* (New York: New York University Press, 2007).

168. David Arnold, *Colonizing the Body: State Medicine and Epidemic Disease in Nineteenth-Century India* (Berkeley: University of California Press, 1993)。除了戴维·阿诺德的著作之外，还有一些文献也总结了第三次鼠疫大流行时，印度所面临的问题。见 Rajnarayan Chandavarkar, "Plague Panic and Epidemic Politics in India, 1896–1914," in *Epidemics and Ideas: Essays on the Historical Perception of Pestilence*, ed. T. Ranger and P. Slack, 203–40 (Cambridge: Cambridge University Press, 1992); and John Aberth, *The First Horseman: Disease in Human History* (Upper Saddle River, N.J.: Pearson/Prentice Hall, 2007), 76–85, 88–92, 96–97。

169. Aberth, *The First Horseman*, 85–87, 102–9.

170. Aberth, *The First Horseman*, 111.

171. Lien-Teh, *Treatise on Pneumonic Plague*, 421–26.

172. Arnold, *Colonizing the Body*, 70–77; Chandavarkar, “Plague Panic,” 223–26.

173. Lien-Teh, *Treatise on Pneumonic Plague*, 112.

174. Myron Echenberg, *Black Death, White Medicine: Bubonic Plague and the Politics of Public Health in Colonial Senegal, 1914–1945* (Portsmouth, N.H.: Heinemann, 2002), 58–89.

175. Echenberg, *Black Death, White Medicine*, 106–9.

176. Appleby, “The Disappearance of Plague,” 169–73。阿普尔比认为，中东鼠疫疫情的持续时间比欧洲更久，是因为两地的致病病原体是不同的耶尔森菌菌株。但是，斯莱克的回应也有借鉴价值。见 Slack, “The Disappearance of Plague,” 469–73。

177. Aberth, *The First Horseman*, 89.

178. Aberth, *The First Horseman*, 94.

179. Aberth, *The First Horseman*, 78–79.

180. Chandavarkar, “Plague Panic,” 206, 218–20, 232.

181. W. C. Rand, *Draft of Report to Government of Bombay* (n.p., n.d.), 3.

182. Chandavarkar, “Plague Panic,” 91.

183. Chandavarkar, “Plague Panic,” 99.

184. Chandavarkar, “Plague Panic,” 91, 94.

185. Chandavarkar, “Plague Panic,” 112.

186. Chandavarkar, “Plague Panic,” 84–85.

187. Chandavarkar, “Plague Panic,” 88–89.

188. Chandavarkar, “Plague Panic,” 93.

189.Chandavarkar, “Plague Panic,” 226–32.

190. Echenberg, *Plague Ports*, 16–107, 131–302.

191. Pullan, “Plague and Perceptions of the Poor,” 120–21.

192. Arnold, *Colonizing the Body*, 211.

193. Chandavarkar, “Plague Panic,” 232–33.

第二章　天花

1. Donald R. Hopkins, *The Greatest Killer: Smallpox in History* (Chicago: University of Chicago Press, 1983), 15.

2. Hopkins, *The Greatest Killer*, 15–16.

3. Hopkins, *The Greatest Killer*, 16–17.

4. E. Fuller Torrey and Robert H. Yolken, *Beasts of the Earth: Animals, Humans, and Disease* (New Brunswick, N.J.: Rutgers University Press, 2005), 41–42.

5. John Aberth, *From the Brink of the Apocalypse: Confronting Famine, War, Plague, and Death in the Later Middle Ages*, 2nd ed. (London: Routledge, 2010), 229–37.

6. Victor Davis Hanson, *A War Like No Other: How the Athenians and Spartans Fought the Peloponnesian War* (New York: Random House, 2005), 66, 70–71, 77–78.

7. Jo N. Hays, *Epidemics and Pandemics: Their Impacts on Human History* (Santa Barbara, Calif.: ABC–CLIO, 2005), 17–20.

8. Hopkins, *The Greatest Killer*, 168.

9. Suzanne Austin Alchon, *A Pest in the Land: New World Epidemics in a Global Perspective* (Albuquerque: University of New Mexico Press, 2003), 63–105.

10. 见 A good overview of the debate is available in Alchon, *A Pest in the Land,* 147–77。其中对于相关争议的总结十分到位。

11. David Noble Cook, *Born to Die: Disease and New World Conquest, 1492–1650* (Cambridge: Cambridge University Press, 1998), 13.

12. 其主要作品包括：John Duffy, *Epidemics in Colonial America* (Baton Rouge: Louisiana State University Press, 1953); Alfred W. Crosby, *The Columbian Exchange: Biological and Cultural Consequences of 1492* (Westport, Conn.: Greenwood Press, 1972); Alfred W. Crosby, *Ecological Imperialism: The Biological Expansion of Europe, 900–1900* (Cambridge: Cambridge University Press, 1986);

William McNeill, *Plagues and Peoples*, updated ed. (New York: Anchor Books, 1998)。

13. Hays, *Epidemics and Pandemics*, 84–85; Alchon, *A Pest in the Land*, 68–79.

14. Thomas M. Whitmore, *Disease and Death in Early Colonial Mexico: Simulating Amerindian Depopulation* (Boulder, Colo.: Westview, 1992), 208.

15. Alfred W. Crosby, "Conquistador y Pestilencia: The First New World Pandemic and the Fall of the Great Indian Empires," *Hispanic American Historical Review* 47 (1967): 321–37; McNeill, *Plagues and Peoples*, 208–41; Cook, *Born to Die*, 60–94.

16. Alchon, *A Pest in the Land*, 81–82.

17. John Hatcher, "Mortality in the Fifteenth Century: Some New Evidence," *Economic History Review* 39 (1986): 19–38.

18. Robert Hoeniger, *Der Schwarze Tod in Deutschland* (Berlin: Grosser, 1882), 176.

19. Alchon, *A Pest in the Land*, 110; Bernard R. Ortiz de Montellano, *Aztec Medicine, Health, and Nutrition* (New Brunswick, N.J.: Rutgers University Press, 1990), 37–38.

20. Ortiz de Montellano, *Aztec Medicine*, 129–92.

21. Alchon, *A Pest in the Land*, 109–45.

22. William P. Caferro, "Warfare and Economy in Renaissance Italy, 1350–1450," *Journal of Interdisciplinary History* 39 (2008): 173.

23. Aberth, *From the Brink of the Apocalypse*, 79–275.

24.The Annals of the Cakchiquels, trans. A. Recinos and D. Goetz (Norman: University of Oklahoma Press, 1953), 116.

25. David E. Stannard "Disease and Infertility: A New Look at the Demographic Collapse of Native Populations in the Wake of Western Contact," *Journal of American Studies* 24 (1990): 325–50; Alfred W. Crosby, "Hawaiian Depopulation as a Model for the Amerindian Experience," in *Epidemics and Ideas:*

Essays on the Historical Perception of Pestilence, ed. T. Ranger and P. Slack, 175–201 (Cambridge: Cambridge University Press, 1992).

26. McNeill, *Plagues and Peoples*, 216–17.

27. Kark Sudhoff, "Pestschriften aus den ersten 150 Jahren nach der Epidemie des 'schwarzen Todes' 1348," *Archiv für Geschichte der Medizin* 8 (1915): 247–52, and 17 (1925): 63–64.

28. Daniel T. Reff, *Disease, Depopulation, and Culture Change in Northwestern New Spain, 1518–1764* (Salt Lake City: University of Utah Press, 1991), 260–64.

29. Hopkins, *The Greatest Killer*, 29–41.

30. Elizabeth Fenn, *Pox Americana: The Great Smallpox Epidemic of 1775–1782* (New York: Hill and Wang, 2001).

31. Hopkins, *The Greatest Killer*, 46–96.

32. David Arnold, *Colonizing the Body: State Medicine and Epidemic Disease in Nineteenth-Century India* (Berkeley: University of California Press, 1993), 116–58; David Arnold, "Smallpox and Colonial Medicine in Nineteenth-Century India," in *Imperial Medicine and Indigenous Societies*, ed. D. Arnold, 45–65 (Manchester, UK: Manchester University Press, 1988).

33. Arnold, *Colonizing the Body*, 116–58; Myron Echenberg, *Plague Ports: The Global Urban Impact of Bubonic Plague, 1894–1901* (New York: New York University Press, 2007), 174–77.

34. Hopkins, *The Greatest Killer*, 304–10.

35. Lawrence K. Altman, "W.H.O. Panel Backs Gene Manipulation in Smallpox Virus," *New York Times*, November 12, 2004.

第三章　肺结核

1. E. Fuller Torrey and Robert H. Yolken, *Beasts of the Earth: Animals, Humans, and Disease* (New Brunswick, N.J.: Rutgers University Press, 2005),

42–43.

2. B. Rothschild et al., "Mycobacterium Tuberculosis Complex DNA from an Extinct Bison Dated 17,000 Years before the Present," *Clinical Infectious Diseases* 33 (2001): 305–11.

3. John Hatcher, "Mortality in the Fifteenth Century: Some New Evidence," *Economic History Review* 39 (1986): 30.

4. Rene Dubos and Jean Dubos, *The White Plague: Tuberculosis, Man and Society* (Boston: Little, Brown, 1952), 8; T. M. Daniel, *Captain of Death: The Story of Tuberculosis* (Rochester, N.Y.: University of Rochester Press, 1997), 27.

5. Dubos and Dubos, *White Plague*, 8; Daniel, *Captain of Death*, 30; F. B. Smith, *The Retreat of Tuberculosis, 1850–1950* (London: Croom Helm, 1988), 4–9; Jo N. Hays, *Epidemics and Pandemics: Their Impacts on Human History* (Santa Barbara, Calif.: ABC-CLIO, 2005), 201.

6. Thomas Dormandy, *The White Death: A History of Tuberculosis* (New York: New York University Press, 2000), 139–46; Smith, *Retreat of Tuberculosis*, 56–62.

7. Frank Ryan, *The Forgotten Plague: How the Battle against Tuberculosis Was Won— and Lost* (Boston: Little, Brown, 1992), 31–48, 209–23.

8. Dubos and Dubos, *White Plague*, 154–72; Dormandy, *White Death*, 339–49; Lee B. Reichman and Janice Hopkins Tanne, *Timebomb: The Global Epidemic of Multi-Drug Resistant Tuberculosis* (New York: McGraw-Hill, 2002), 30–35.

9. Dubos and Dubos, *White Plague*, 28–43, 94–128; Smith, *Retreat of Tuberculosis*, 166–211; David S. Barnes, *The Making of a Social Disease: Tuberculosis in Nineteenth-Century France* (Berkeley: University of California Press, 1995), 23–47, 138–73; Dormandy, *White Death*, 73–84.

10. Reichman and Tanne, *Timebomb*, 87–107.

11. Barnes, *Making of a Social Disease*, 74–111.

12. Reichman and Tanne, *Timebomb*, 43–62.

13. Dubos and Dubos, *White Plague*, 69–76.

14. Dubos and Dubos, *White Plague*, 173–81; Mark Caldwell, *The Last Crusade: The War on Consumption, 1862–1954* (New York: Atheneum, 1988), 40–151; Smith, *Retreat of Tuberculosis*, 97–135; Dormandy, *White Death*, 147–86.

15. Smith, *Retreat of Tuberculosis*, 142–45; Dormandy, *White Death*, 249–63, 351–60.

16. Hays, *Epidemics and Pandemics*, 208–9.

17. Dubos and Dubos, *White Plague*, 197–207; Smith, *Retreat of Tuberculosis*, 212–35; Barnes, *Making of a Social Disease*, 112–37.

18. Dormandy, *White Death*, 13–25. 此外，见 Susan Sontag's *Illness as Metaphor* (New York: Picador/Farrar, Straus and Giroux, 1977)，其中，苏珊·桑塔格认为肺结核是一个“隐喻”，象征着对于浪漫死亡的想象，癌症则恰恰相反。

19. Dubos and Dubos, *White Plague*, 11–27, 44–66; Dormandy, *White Death*, 13–25, 85–100.

20. Paul Barber, *Vampires, Burial, and Death* (New Haven, Conn.: Yale University Press, 1988), 115.

21. Michael E. Bell, *Food for the Dead: On the Trail of New England's Vampires* (New York: Carroll and Graf, 2001); Joseph A. Citro, *Passing Strange: True Tales of New England Hauntings and Horrors* (Boston: Houghton Mifflin, 1996), 204–19; Joseph A. Citro, *Green Mountain Ghosts, Ghouls and Unsolved Mysteries* (Boston: Houghton Mifflin, 1994), 68–72.

22. 这一信息来自世界卫生组织官网 www.who.int/mediacentre/ factsheets/fs104/en。

23. 以下作品详细讨论了这一场疫情：Ryan, *Forgotten Plague*, 389–411; Richard Coker, *From Chaos to Coercion: Detention and the Control of Tuberculosis* (New York: St. Martin's Press, 2000); Reichman and Tanne, *Timebomb*, 139–54; Deborah Wallace and Rodrick Wallace, "The Recent Tuberculosis Epidemic in New York City: Warning from the De-Developing World," in *The Return of the White Plague: Global Poverty and the "New" Tuberculosis*, ed. M. Gandy and A. Zumla,

125–46 (London: Verso, 2003)。

24. Reichman and Tanne, *Timebomb*, 142–53.

25. Reichman and Tanne, *Timebomb*, 149.

26. Coker, *From Chaos to Coercion*, 83–119, 141–89.

27. Judith Walzer Leavitt, *Typhoid Mary: Captive to the Public's Health* (Boston: Beacon Press, 1996), esp. 39–125.

28. Reichman and Tanne, *Timebomb*, 63–125.

29. 信息来源于美国国际开发署（USAID）官网，www.usaid.gov/our_work/global_health/id/tuberculosis/countries/eande/russia_profile.html。此外，见 Vivien Stern, "*The House of the Dead* Revisited: Prisons, Tuberculosis and Public Health in the Former Soviet Bloc," in *The Return of the White Plague: Global Poverty and the "New" Tuberculosis*, ed. M. Gandy and A. Zumla, 178–91 (London: Verso, 2003)。

30. Coker, *From Chaos to Coercion*, 6–11.

31. Reichman and Tanne, *Timebomb*, 176–77.

32. Reichman and Tanne, *Timebomb*, 181–86。Aeras 全球肺结核疫苗基金会所研发的疫苗就受到了类似的审判。该基金会位于马里兰州罗克维尔。

33. Léopold Blanc and Mukund Uplekar, "The Present Global Burden of Tuberculosis," in *The Return of the White Plague: Global Poverty and the "New" Tuberculosis*, ed. M. Gandy and A. zumla, 95–111(London: rerso, 2003),106–7.

第四章　霍乱

1. Robert D. Morris, *The Blue Death: Disease, Disaster, and the Water We Drink* (New York: HarperCollins, 2007), 120–30; Christopher Hamlin, *Cholera: The Biography* (Oxford: Oxford University Press, 2009), 19–23.

2. Jo N. Hays, *Epidemics and Pandemics: Their Impacts on Human History* (Santa Barbara, Calif.: ABC–CLIO, 2005), 230.

3. Hays, *Epidemics and Pandemics*, 214; R. J. Morris, *Cholera 1832: The*

Social Response to an Epidemic (New York: Holmes and Meier, 1976), 15–16; Michael Durey, *The Return of the Plague: British Society and the Cholera, 1831–2* (Dublin: Gill and Macmillan, 1979), 216–18; Morris, *The Blue Death*, 80–81.

4. Hays, *Epidemics and Pandemics*, 193–200, 211–38, 267–79, 303–14, 321–29, 345–54, 369–75, 421–26.

5. Morris, *The Blue Death*, 257–92.

6. 我十分感激乔·N. 海斯（Jo N. Hays）以及他的历史论文，见 "Nineteenth-Century Cholera in Twentieth-Century Historical Writing," page 2。2008 年 1 月 3 日到 6 日，我参加了在首都华盛顿举行的美国历史协会年会。当时，我组织了一场小组讨论，主题为"疾病的世界史"，海斯在小组讨论时发表了这篇文章。此外，见 Roderick E. McGrew, *Russia and the Cholera, 1823–1832* (Madison: University of Wisconsin Press, 1965), 7–9; Morris, *Cholera 1832*, 170–84; Durey, *Return of the Plague*, 107–20; François Delaporte, *Disease and Civilization: The Cholera in Paris, 1832* (Cambridge, Mass.: MIT Press, 1986), 139–95; Catherine J. Kudlick, *Cholera in Post-Revolutionary Paris: A Cultural History* (Berkeley: University of California Press, 1996), 75–81。

7. Delaporte, *Disease and Civilization*, 47–72; Kudlick, *Cholera in Post-Revolutionary Paris*, 31–64, 176–219; William Coleman, *Death Is a Social Disease: Public Health and Political Economy in Early Industrial France* (Madison: University of Wisconsin Press, 1982), 171–80; Richard J. Evans, "Epidemics and Revolutions: Cholera in Nineteenth-Century Europe," in *Epidemics and Ideas: Essays on the Historical Perception of Pestilence*, ed. T. Ranger and P. Slack, 149–73 (Cambridge: Cambridge University Press, 1992).

8. McGrew, *Russia and the Cholera*, esp. 98–158.

9. Durey, *Return of the Plague*, 155–84.

10. Richard J. Evans, *Death in Hamburg: Society and Politics in the Cholera Years, 1830–1910* (Oxford: Oxford University Press, 1987), esp. 470–568。汉堡在 5 年后推行的"拆除贫民窟"政策也是这一观点的反例。政府声称河边的房屋不卫生，因而将其夷为平地，住在那里的工人们被迫搬迁，结果引起了这群政

治“危险”分子的激烈反抗。

11. Frank M. Snowden, *Naples in the Time of Cholera, 1884–1911* (Cambridge: Cambridge University Press, 1995), 149–54, 285–59.

12. David Arnold, *Colonizing the Body: State Medicine and Epidemic Disease in Nineteenth-Century India* (Berkeley: University of California Press, 1993), 168–99; David Arnold, “Cholera and Colonialism in British India,” *Past and Present* 113 (1986): 128–45; Hays, *Epidemics and Pandemics*, 267.

13. Arnold, *Colonizing the Body*, 179–89; Hays, *Epidemics and Pandemics*, 197–98.

14. Sheldon Watts, *Epidemics and History: Disease, Power and Imperialism* (New Haven, Conn.: Yale University Press, 1997), 200–212。沃茨进一步论证道，商业利益推动了工程项目的进展，比如地铁和运河，这实际上导致了印度霍乱疫情的恶化。

15. Arnold, *Colonizing the Body*, 171–78.

16. Hays, *Epidemics and Pandemics*, 345, 349–50; Reynaldo C. Ileto, “Cholera and the Origins of the American Sanitary Order in the Philippines,” in *Imperial Medicine and Indigenous Societies*, ed. D. Arnold, 125–48 (Manchester, UK: Manchester University Press, 1988); Rodney Sullivan, “Cholera and Colonialism in the Philippines, 1899–1903,” in *Disease, Medicine, and Empire: Perspectives on Western Medicine and the Experience of European Expansion*, ed. R. M. MacLeod and M. J. Lewis, 284–300 (London: Routledge, 1988).

17. Nancy Elizabeth Gallagher, *Medicine and Power in Tunisia, 1780–1900* (Cambridge: Cambridge University Press, 1983), 40–64.

18. Morris, *Cholera 1832*, 206–10; Morris, *The Blue Death*, 75–95.

19. Alfred Jay Bollet, *Plagues and Poxes: The Impact of Human History on Epidemic Disease*, 2nd ed. (New York: Demos, 2004), 40, 62.

20. Charles E. Rosenberg, *The Cholera Years* (Chicago: University of Chicago Press, 1962), 192–212; Durey, *Return of the Plague*, 77–100.

21. Morris, *Cholera 1832*, 210; Morris, *The Blue Death*, 96–108.

22. Evans, *Death in Hamburg*, 490–507.

23. Hays, *Epidemics and Pandemics*, 426.

24. Morris, *Cholera 1832*, 166–70.

25. Hays, *Epidemics and Pandemics*, 424–26.

26. Norman Howard-Jones, "Cholera Therapy in the Nineteenth Century," *Journal of the History of Medicine and Allied Sciences* 27 (1972): 373–95.

第五章　流感

1. Dorothy A. Pettit and Janice Bailie, *A Cruel Wind: Pandemic Flu in America, 1918–1920* (Murfreesboro, Tenn.: Timberland Books, 2008), 2–18。读者可以参考 Kilbourne, *Influenza* (New York: Plenum Medical Book, 1987)，其中对流感的生物学特征进行了详细的科学讨论。

2. Paul Tambyah and Ping-Chung Leung, eds., *Bird Flu: A Rising Pandemic in Asia and Beyond?* (Singapore: World Scientific Publishing, 2006), 7–8, 60–62.

3. Pettit and Bailie, *A Cruel Wind*, 4.

4. 关于流感疫情如何发生并传播，还有另一种假设。这种假设的基础见 R. Edgar Hope-Simpson, *The Transmission of Epidemic Influenza* (New York: Plenum, 1992)。

5. 比如，汤姆·奎因就对 18 世纪之前的疾病进行了讨论，见 *Flu: A Social History of Influenza* (London: New Holland Publishers, 2008), 39–57。

6. Howard Phillips and David Killingray, eds., *The Spanish Influenza Pandemic of 1918–19: New Perspectives* (New York: Routledge, 2003), 8–9, 40–41; Jo N. Hays, *Epidemics and Pandemics: Their Impacts on Human History* (Santa Barbara, Calif.: ABC– CLIO, 2005), 386–87.

7. Phillips and Killingray, *Spanish Influenza Pandemic*, 5–7; Hays, *Epidemics and Pandemics*, 385–88.

8. Kilbourne, *Influenza*, 268–70.

9. Alfred W. Crosby, *America's Forgotten Pandemic: The Influenza of 1918*,

2nd ed. (Cambridge: Cambridge University Press, 2003), esp. 311–28.

10. E. Fuller Torrey and Robert H. Yolken, *Beasts of the Earth: Animals, Humans, and Disease* (New Brunswick, N.J.: Rutgers University Press, 2005), 114–16.

11. Quinn, *Flu*, 39–57; W. I. B. Beveridge, *Influenza: The Last Great Plague: An Unfinished Story of Discovery* (New York: Prodist, 1977), 24–26.

12. Ken Albala, *Eating Right in the Renaissance* (Berkeley: University of California Press, 2002), 122–23.

13. Quinn, *Flu*, 59–83; K. David Patterson, *Pandemic Influenza, 1700–1900: A Study in Historical Epidemiology* (Totowa, N.J.: Rowman & Littlefield, 1986), 11–28.

14. Quinn, *Flu*, 85–121; Patterson, *Pandemic Influenza*, 29–82; Hays, *Epidemics and Pandemics*, 394.

15. 克罗斯比此书的标题最初是 *Epidemic and Peace, 1918* (Westport, Conn.: Greenwood Press, 1976)。2003 年出版了第二版，名为《被遗忘的美国瘟疫》(*America's Forgotten Pandemic*)，由剑桥大学出版社出版。同一时间出版的，还有另一部更为通俗的作品，其在历史的学术性上不如前者可靠，这部作品是 Richard Collier, *The Plague of the Spanish Lady: The Influenza Pandemic of 1918–1919* (New York: Atheneum, 1974)。此外还有一些作品更为出名，内容是近代叙述性历史，包括 Gina Kolata, *Flu: The Story of the Great Influenza Pandemic of 1918 and the Search for the Virus that Caused It* (New York: Farrar, Straus and Giroux, 1999); John M. Barry, *The Great Influenza: The Epic Story of the Deadliest Plague in History* (New York: Viking Penguin, 2004); Pettit and Bailie, *A Cruel Wind*。

16. Hays, *Epidemics and Pandemics*, 387, 389; Quinn, *Flu*, 151; I. D. Mills, "The 1918–1919 Influenza Pandemic: The Indian Experience," *Indian Economic and Social History Review* 23 (1986): 1–40.

17. Phillips and Killingray, *Spanish Influenza Pandemic*, 221–29.

18. Phillips and Killingray, *Spanish Influenza Pandemic*, 86–98.

19. Phillips and Killingray, *Spanish Influenza Pandemic*, 110–31, 156–72; Hays, *Epidemics and Pandemics*, 387, 391; Crosby, *America's Forgotten Pandemic*, 227–63.

20. Pettit and Bailie, *A Cruel Wind*, 232–37; Phillips and Killingray, *Spanish Influenza Pandemic*, 39–46.

21. Mike Davis, *The Monster at Our Door: The Global Threat of Avian Flu* (New York: Owl Books, 2005), 50.

22. Quinn, *Flu*, 132–33, 156–59.

23. Felissa R. Lashley and Jerry D. Durham, eds., *Emerging Infectious Diseases: Trends and Issues*, 2nd ed. (New York: Springer, 2007), 133–57, 185–96, 325–36.

24. Crosby, *America's Forgotten Pandemic*, 295–308; Quinn, *Flu*, 140.

25. Pettit and Bailie, *A Cruel Wind*, 62–64, 231–32; Barry, *The Great Influenza*, 91–97, 453–56.

26. Alfred Jay Bollet, *Plagues and Poxes: The Impact of Human History on Epidemic Disease*, 2nd ed. (New York: Demos, 2004), 105–11; Quinn, *Flu*, 126–31.

27. Phillips and Killingray, *Spanish Influenza Pandemic*, 73–85, 132–55, 173–201.

28. Hays, *Epidemics and Pandemics*, 387.

29. Quinn, *Flu*, 195–96.

30. Phillips and Killingray, *Spanish Influenza Pandemic*, 139–41; 202–17

31. Phillips and Killingray, *Spanish Influenza Pandemic*, 49–69.

32. Quinn, *Flu*, 140–45; June E. Osborn, ed., *History, Science and Politics: Influenza in America, 1918–1976* (New York: Prodist, 1977), 23.

33. Crosby, *America's Forgotten Pandemic*, 319–23; Kolata, *Flu*, 53–54.

34. Quinn, *Flu*, 161–71; Kilbourne, *Influenza*, 16–19.

35. Kilbourne, *Influenza*, 326–27; Bollet, *Plagues and Poxes*, 113; Osborn, *History, Science and Politics*, 24; Martin A. Levin and Mary Bryna Sanger, *After the Cure: Managing AIDS and Other Public Health Crises* (Lawrence: University Press

of Kansas, 2000), 51–52.

36. Kilbourne, *Influenza*, 328–29; Bollet, *Plagues and Poxes*, 113–14; Osborn, *History, Science and Politics*, 25–51; Levin and Sanger, *After the Cure*, 52–55; Davis, *The Monster at Our Door*, 40–42.

37. Kilbourne, *Influenza*, 314–15, 329–31; Bollet, *Plagues and Poxes*, 115; Osborn, *History, Science and Politics*, 63–64.

38. Kilbourne, *Influenza*, 331.

39. Osborn, *History, Science and Politics*, 66–70.

40. Davis, *The Monster at Our Door*, 43–44.

41. Kilbourne, *Influenza*, 329; Bollet, *Plagues and Poxes*, 115–16; Levin and Sanger, *After the Cure*, 56–70.

42. www.who.int/csr/disease/avian_influenza.

43. Tambyah and Ping-Chung, *Bird Flu*, 7–8, 25–33, 64–66; Davis, *The Monster at Our Door*, 45–54; Quinn, *Flu*, 177–84.

44. Joseph Mercola and Pam Killeen, *The Great Bird Flu Hoax: The Truth They Don't Want You to Know about the "Next Big Pandemic"* (Nashville: Nelson Books, 2006), 1–55, 99–123.

45. Quinn, *Flu*, 188–89, 203–4.

46. Quinn, *Flu*, 182–85; Mercola and Killeen, *The Great Bird Flu Hoax*, 4–6.

47. Davis, *The Monster at Our Door*, 97–114; Mercola and Killeen, *The Great Bird Flu Hoax*, 56–98.

48. Tambyah and Ping-Chung, *Bird Flu*, 140–42; Quinn, *Flu*, 189, 199–202.

49. Tambyah and Ping-Chung, *Bird Flu*, 99–118, 127–146; Quinn, *Flu*, 173–77, 185–87, 190–95; Mercola and Killeen, *The Great Bird Flu Hoax*, 158–94.

50. 关于 2009 年流感大流行的信息见 WHO、CDC 和欧洲 CDC 的官网 www.who.int/csr/disease/swineflu; www.cdc.gov/H1N1FLU; www.ecdc.europa.eu/en/healthtopics/H1N1。

51. Richard Wenzel, "What We Learned from H1N1's First Year," *New York Times*, April 13, 2010.

52. Wenzel, "What We Learned."

第六章　艾滋病

1. 关于艾滋病毒更详细的生物学研究，见 Edward Alcamo, *AIDS: The Biological Basis*, 3rd ed. (Sudbury, Mass.: Jones and Bartlett, 2003), 30–83; Hung Y. Fan, Ross F. Conner, and Luis P. Villarreal, *AIDS: Science and Society*, 5th ed. (Sudbury, Mass.: Jones and Bartlett, 2007), 17–54。

2. Alcamo, *AIDS*, 84–108; Fan, Conner, and Villarreal, *AIDS*, 67–84; James Chin, *The AIDS Pandemic: The Collision of Epidemiology with Political Correctness* (Oxford, UK: Radcliffe, 2007), 46–50.

3. Alcamo, *AIDS*, 120–34; Fan, Conner, and Villarreal, *AIDS*, 117–29; Chin, *The AIDS Pandemic*, 61–66; John Aberth, *The First Horseman: Disease in Human History* (Upper Saddle River, N.J.: Pearson/Prentice Hall, 2007), 119–20.

4. Alcamo, *AIDS*, 260–84; Jonathan Engel, *The Epidemic: A Global History of AIDS* (New York: HarperCollins, 2006), 63–66.

5. Alcamo, *AIDS*, 212–53; Fan, Conner, and Villarreal, *AIDS*, 84–92.

6. *The River: A Journey to the Source of HIV and AIDS* (Boston: Little, Brown, 1999)。此书推广了这一理论。虽然该理论现在已经被完全推翻，但霍珀并未将其撤回。

7. Alcamo, *AIDS*, 13–18; Helen Epstein, *The Invisible Cure: Africa, the West, and the Fight against AIDS* (New York: Farrar, Straus and Giroux, 2007), 39–48; John Iliffe, *The African AIDS Epidemic: A History* (Athens: Ohio University Press, 2006), 3–9; Jo N. Hays, *Epidemics and Pandemics: Their Impacts on Human History* (Santa Barbara, Calif.: ABC–CLIO, 2005), 446–47.

8. Alcamo, *AIDS*, 34, 73; Fan, Conner, and Villarreal, *AIDS*, 13–14; Chin, *The AIDS Pandemic*, 50–52.

9. Mirko D. Grmek, *History of AIDS: Emergence and Origin of a Modern Pandemic*, trans. R. C. Maulitz and J. Duffin (Princeton, N.J.: Princeton University

Press, 1990), 108–9; Iliffe, *The African AIDS Epidemic*, 6.

10. 关于 20 世纪 80 年代艾滋病在美国的情况，见 Randy Shilts, *And the Band Played On: Politics, People, and the AIDS Epidemic* (New York: St. Martin's Press, 1987); Engel, *The Epidemic*, 5–210; Martin A. Levin and Mary Bryna Sanger, *After the Cure: Managing AIDS and Other Public Health Crises* (Lawrence: University Press of Kansas, 2000), 119–40; Kenneth J. Doka, *AIDS, Fear, and Society: Challenging the Dreaded Disease* (Bristol, Pa.: Taylor and Francis, 1997), 61–81。

11. Michael Fumento, *The Myth of Heterosexual AIDS* (New York: Basic Books, 1991); Engel, *The Epidemic*, 197–201.

12. 绝大多数与艾滋病相关的欧美社会、法律和文化问题，在下列作品中都经过了全面探讨：Elizabeth Fee and Daniel M. Fox, eds., *AIDS: The Burdens of History* (Berkeley: University of California Press, 1988); Peter Aggleton, Peter Davies, and Graham Hart, eds., *AIDS: Individual, Cultural and Policy Dimensions* (Basingstoke, UK: Falmer Press, 1990); Douglas A. Feldman, ed., *Culture and AIDS* (New York: Praeger, 1990); Dorothy Nelkin, David P. Willis, and Scott V. Parris, eds., *A Disease of Society: Cultural and Institutional Responses to AIDS* (Cambridge: Cambridge University Press, 1991); Elizabeth Fee and Daniel M. Fox, eds., *AIDS: The Making of a Chronic Disease* (Berkeley: University of California Press, 1992); Albert R. Jonsen and Jeff Stryker, eds., *The Social Impact of AIDS in the United States* (Washington, D.C.: National Academy Press, 1993); Virginia Berridge and Philip Strong, eds., *AIDS and Contemporary History* (Cambridge: Cambridge University Press, 1993); Brenda Almond, ed., *AIDS: A Moral Issue—The Ethical, Legal and Social Aspects*, 2nd ed. (New York: St. Martin's Press, 1996); Doka, *AIDS, Fear, and Society*, esp. 99–114; Lawrence O. Gostin, *The AIDS Pandemic: Complacency, Injustice, and Unfulfilled Expectations* (Chapel Hill: University of North Carolina Press, 2004)。

13. Engel, *The Epidemic*, 76–86, 189–92, 233–34, 276–78.

14. 数据来源于 www.avert.org/。但是，读者也可以和 2007 年的数据进行比较，见 www.unaids.org/。

15. Susan Hunter, *AIDS in America* (New York: Palgrave Macmillan, 2006).

16. 数据来源于 www.avert.org/。

17. 英国埃姆村有一些 1665 年鼠疫幸存者的后代，对他们的基因分析发现，所有人的趋化因子受体都产生了某种基因突变，称为“德尔塔 32”基因突变。该理论就来源于这一发现，但尚不清楚这一基因突变是否能让人对鼠疫免疫。见 Irwin W. Sherman, *The Power of Plagues* (Washington, D.C.: ASM Press, 2006), 97–99。

18. Engel, *The Epidemic*, 160–66, 282–87; Samuel V. Duh, *Blacks and AIDS: Causes and Origins* (Newbury Park, Calif.: Sage, 1991); Jacob Levenson, *The Secret Epidemic: The Story of AIDS and Black America* (New York: Pantheon Books, 2004); Dooley Worth, “Minority Women and AIDS: Culture, Race, and Gender,” in *Culture and AIDS*, ed. D. A. Feldman, 111–35 (New York: Praeger, 1990).

19. Engel, *The Epidemic*, 202–3; Jeanine M. Buzy and Helene D. Gayle, “The Epidemiology of HIV and AIDS in Women,” in *Women's Experiences with HIV/AIDS: An International Perspective*, ed. L. D. Long and E. M. Ankrah, 181–204 (New York: Columbia University Press, 1996); Hunter, *AIDS in America*, 69–85; Diane Richardson, “AIDS Education and Women: Sexual and Reproductive Issues,” in *AIDS: Individual, Cultural and Policy Dimensions*, ed. P. Aggleton, P. Davies, and G. Hart, 169–79 (Basingstoke, UK: Falmer Press, 1990).

20. Engel, *The Epidemic*, 147–60; Hunter, *AIDS in America*, 133–47; Aggleton, Davies, and Hart, *AIDS*, 133–67; Anna Alexandrova, ed., *AIDS, Drugs and Society*, rev. ed. (New York: International Debate Education Association, 2004).

21. Benjamin Heim Shepard, “Shifting Priorities in US AIDS Policy,” in *The Global Politics of AIDS*, ed. P. G. Harris and P. D. Siplon, 171–99 (Boulder, Colo.: Lynne Rienner, 2007); Gostin, *The AIDS Pandemic*, 185.

22. 这篇专题文章准备于 1985 年，是对纽约的美国管理协会进行系列报告的一部分。

23. Iliffe, *The African AIDS Epidemic*, 12.

24. 近年来的数据来源于联合国艾滋病联合规划署官网，www.unaids.

org/。2003 年的数据则来自于 Aberth, *The First Horseman*, 129。

25. Eileen Stillwaggon, *AIDS and the Ecology of Poverty* (Oxford: Oxford University Press, 2006), 133–57; Nana K. Poku, *AIDS in Africa: How the Poor Are Dying* (Cambridge, UK: Polity Press, 2005), 57–58; Joseph R. Oppong and Ezekiel Kalipeni, "Perceptions and Misperceptions of AIDS in Africa," in *HIV and AIDS in Africa: Beyond Epidemiology*, ed. E. Kalipeni, S. Craddock, J. R. Oppong, and J. Ghosh, 47–57 (Oxford, UK: Blackwell, 2004), 48–50. 考德威尔的完整作品列表见斯蒂尔瓦根作品的参考文献第 234 页。

26. Epstein, *The Invisible Cure*, 49–65; Iliffe, *The African AIDS Epidemic*, 62–63.

27. 2009 年，联合国艾滋病联合规划署报告称，在撒哈拉以南非洲，"性工作者在许多国家的艾滋病传播中扮演了重要角色"，其引用的数据是，2008 年，性工作者在肯尼亚的新艾滋病感染病例中占 14%，在乌干达则占 10%。

28. Poku, *AIDS in Africa*, 76; Iliffe, *The African AIDS Epidemic*, 11–12.

29. Stillwaggon, *AIDS and the Ecology of Poverty*, 31–78; Anthony De. Harries, Nicola J. Hargreaves, and Alimuddin Zumla, "Tuberculosis and HIV Infection in Sub-Saharan Africa," in *The Return of the White Plague: Global Poverty and the "New" Tuberculosis*, ed. M. Gandy and A. Zumla, 112–24 (London: Verso, 2003), 116–18.

30. Poku, *AIDS in Africa*, 69–123; Iliffe, *The African AIDS Epidemic*, 112–25; Alan Whiteside, "Poverty and HIV/AIDS in Africa," in *Global Health and Governance: HIV/AIDS*, ed. N. K. Poku and A. Whiteside, 123–42 (Basingstoke, UK: Palgrave Macmillan, 2004).

31. Catherine Mathews, "Reducing Sexual Risk Behaviours: Theory and Research, Successes and Challenges," in *HIV/AIDS in South Africa*, ed. S. S. Abdool Karim and Q. Abdool Karim, 143–65 (Cambridge: Cambridge University Press, 2005); Douglas A. Feldman, *Global AIDS Policy* (Westport, Conn.: Bergin and Garvey, 1994). See also UNAIDS report for 2009 at www.unaids.org/.

32. Iliffe, *The African AIDS Epidemic*, 63–64, 127–29.

33. 比如，见 Stillwaggon, *AIDS and the Ecology of Poverty*, 3–17。

34. Iliffe, *The African AIDS Epidemic*, 58.

35. Richard Chirimuuta and Rosalind Chirimuuta, *AIDS, Africa, and Racism*, 2nd ed. (London: Free Association Books, 1989); Margaret Cerullo and Evelynn Hammonds, "AIDS in Africa: The Western Imagination and the Dark Continent," in *AIDS: Readings on a Global Crisis*, ed. E. R. Bethel, 45–54 (Boston: Allyn and Bacon, 1995).

36. Iliffe, *The African AIDS Epidemic*, 58–64; Susan Hunter, *Black Death: AIDS in Africa* (Basingstoke, UK: Palgrave Macmillan, 2003), esp. 49–146.

37. Iliffe, *The African AIDS Epidemic*, 10–18.

38. Iliffe, *The African AIDS Epidemic*, 19–32, 126–32; Maryinez Lyons, "Mobile Populations and HIV/AIDS in East Africa," in *HIV and AIDS in Africa: Beyond Epidemiology*, ed. E. Kalipeni, S. Craddock, J. R. Oppong, and J. Ghosh, 175–90 (Oxford, UK: Blackwell, 2004)。关于乌干达对艾滋病的应对，见 Maj-Lis Follér and Håkan Thörn, eds., *The Politics of AIDS: Globalization, the State and Civil Society* (New York: Palgrave Macmillan, 2008), 87–137; Amy S. Patterson, *The Politics of AIDS in Africa* (Boulder, Colo.: Lynne Rienner, 2006), 29–34; Tony Barnett and Piers Blaikie, *AIDS in Africa: Its Present and Future Impact* (New York: Guilford Press, 1992); Maryinez Lyons, "The Point of View: Perspectives on AIDS in Uganda," in *AIDS in Africa and the Caribbean*, ed. G. Bond, J. Kreniske, I. Susser, and J. Vincent, 131–46 (Boulder, Colo.: Westview, 1997)。

39. Iliffe, *The African AIDS Epidemic*, 48–57, 137; Joseph R. Oppong and Samuel Agyei-Mensah, "HIV/AIDS in West Africa: The Case of Senegal, Ghana, and Nigeria," in *HIV and AIDS in Africa: Beyond Epidemiology*, ed. E. Kalipeni, S. Craddock, J. R. Oppong, and J. Ghosh, 70–82 (Oxford, UK: Blackwell, 2004).

40. 津巴布韦和斯威士兰的研究，见 *The Politics of AIDS in Africa*, 44–57; Jake Batsell, "AIDS, Politics, and NGOs in Zimbabwe," in *The African State and the AIDS Crisis*, ed. A. S. Patterson, 59–77 (Burlington, Vt.: Ashgate, 2005)。但是，就政府在艾滋病疫情中的角色而言，帕特森的结论颇为模棱两可。

41. 关于非洲南部艾滋病疫情的详细总结，见 Iliffe, *The African AIDS Epidemic*, 33–47; and Ezekiel Kalipeni, Susan Craddock, and Jayati Ghosh, "Mapping the AIDS Pandemic in Eastern and Southern Africa: A Critical Overview," in *HIV and AIDS in Africa: Beyond Epidemiology*, ed. E. Kalipeni, S. Craddock, J. R. Oppong, and J. Ghosh, 58–69 (Oxford, UK: Blackwell, 2004)。

42. Poku, *AIDS in Africa*, 85–123; Folle'r and Thörn, *The Politics of AIDS*, 27–70; Doka, *AIDS, Fear, and Society*, 120–24; Robert L. Ostergard Jr., "Politics in the Hot Zone: AIDS and National Security in Africa," in *Global Health and Governance: HIV/AIDS*, ed. N. K. Poku and A. Whiteside, 143–60 (Basingstoke, UK: Palgrave Macmillan, 2004).

43. 和非洲南部艾滋病疫情的政治背景相关的文章和作品包括 Didier Fassin, *When Bodies Remember: Experiences and Politics of AIDS in South Africa*, trans. A. Jacobs and G. Varro (Berkeley: University of California Press, 2007); Nawaal Deane, "The Political History of AIDS Treatment," in *HIV/AIDS in South Africa*, ed. S. S. Abdool Karim and Q. Abdool Karim, 538–47 (Cambridge: Cambridge University Press, 2005); Patrick Furlong and Karen Ball, "The More Things Change: AIDS and the State in South Africa, 1987–2003," in *The African State and the AIDS Crisis*, ed. A. S. Patterson, 127–53 (Burlington, Vt.: Ashgate, 2005); Nicoli Nattrass, *The Moral Economy of AIDS in South Africa* (Cambridge: Cambridge University Press, 2004), 41–65; Virginia van der Vliet, "South Africa Divided against AIDS: A Crisis of Leadership," in *AIDS and South Africa: The Social Expression of a Pandemic*, ed. K. D. Kauffman and D. L. Lindauer, 48–96 (Basingstoke, UK: Palgrave Macmillan, 2004)。

44. Aberth, *The First Horseman*, 131–44.

45. Iliffe, *The African AIDS Epidemic*, 148–54.

46. Iliffe, *The African AIDS Epidemic*, 142–54; Follér and Thörn, *The Politics of AIDS*, 177–232; Patterson, *The Politics of AIDS in Africa*, 95–129.

47. 见联合国艾滋病规划署网站：www.unaids.org/（2010 年 2 月 11 日）。

48. Iliffe, *The African AIDS Epidemic*, 156–57; Nattrass, *Moral Economy of*

AIDS, 132–49.

49. Donald G. McNeil Jr., "At Front Lines, AIDS War Is Falling Apart," *New York Times*, May 9, 2010.

50. 相关文章包括 Geoff Foster, Carol Levine, and John Williamson, eds., *A Generation at Risk: The Global Impact of HIV/AIDS on Orphans and Vulnerable Children* (Cambridge: Cambridge University Press, 2005); Ezekiel Kalipeni, Susan Craddock, Joseph R. Oppong, and Jayati Ghosh, eds., *HIV and AIDS in Africa: Beyond Epidemiology* (Oxford, UK: Blackwell, 2004), 89–103, 133–43, 304–15; Emma Guest, *Children of AIDS: Africa's Orphan Crisis*, 2nd ed. (London: Pluto, 2003); Jeff Gow and Chris Desmond, eds., *Impacts and Interventions: The HIV/AIDS Epidemic and the Children of South Africa* (Pietermaritzburg, South Africa: University of Natal Press, 2002); Carolyn Baylies, Janet Bujra, et al., *AIDS, Sexuality and Gender in Africa: Collective Strategies and Struggles in Tanzania and Zambia* (London: Routledge, 2000); Long and Ankrah, *Women's Experiences with HIV/AIDS*; Felissa L. Cohen and Jerry D. Durham, eds., *Women, Children, and HIV/AIDS* (New York: Springer, 1993)。

51. 见联合国艾滋病规划署官网：www.unaids.org/（2010 年 2 月 11 日）。

52. Suzanne Leclerc-Madlala, "Global Struggles, Local Contexts: Prospects for a Southern African AIDS Feminism," in *The Politics of AIDS: Globalization, the State and Civil Society*, ed. M. Follér and H. Thörn, 141–43 (New York: Palgrave Macmillan, 2008).

53. Aberth, *The First Horseman*, 144–54.

54. Patricia D. Siplon and Kristin M. Novotny, "Overcoming the Contradictions: Women, Autonomy, and AIDS in Tanzania," in *The Global Politics of AIDS*, ed. P. G. Harris and P. D. Siplon, 87–107 (Boulder, Colo.: Lynne Rienner, 2007); Anne Outwater, "The Socioeconomic Impact of AIDS on Women in Tanzania," in *Women's Experiences with HIV/AIDS: An International Perspective*, ed. L. D. Long and E. M. Ankrah, 112–22 (New York: Columbia University Press, 1996); Baylies, Bujra, et al., *AIDS, Sexuality and Gender in Africa*.

55. Follér and Thörn, *The Politics of AIDS*, 139–76.

56. Stillwaggon, *AIDS and the Ecology of Poverty*, 90–98; Shawn Smallman, *The AIDS Pandemic in Latin America* (Chapel Hill: University of North Carolina Press, 2007), 27–31; UNAIDS, at www.unaids.org/ (accessed February 12, 2010).

57. Chin, *The AIDS Pandemic*, 31–36; Engel, *The Epidemic*, 50–51.

58. Paul Farmer, *AIDS and Accusation: Haiti and the Geography of Blame* (Berkeley: University of California Press, 1992), esp. 125–50; Paul Farmer, "AIDS and Accusation: Haiti, Haitians, and the Geography of Blame," in *Culture and AIDS*, ed. D. A. Feldman, 67–91 (New York: Praeger, 1990).

59. Farmer, *AIDS and Accusation*, 193–251; Smallman, *The AIDS Pandemic in Latin America*, 23–32.

60. 见联合国艾滋病规划署官网 www.unaids.org/（2010 年 2 月 11 日）。更早的数据则来自于 Farmer, *AIDS and Accusation*, 130–31。

61. Smallman, *The AIDS Pandemic in Latin America*, 25–27.

62. Smallman, *The AIDS Pandemic in Latin America*, 33; Shepard, "Shifting Priorities in US AIDS Policy," 189.

63. Engel, *The Epidemic*, 94–95, 这篇文章更倾向于完全相信古巴的数据，而多卡则对该数据进行了批判，见 Doka, *AIDS, Fear, and Society*, 99。

64. Smallman, *The AIDS Pandemic in Latin America*, 35–46; Doka, *AIDS, Fear, and Society*, 99.

65. Smallman, *The AIDS Pandemic in Latin America*, 46–66.

66. 见联合国艾滋病规划署官网 www.unaids.org/（2010 年 2 月 11 日）。

67. Smallman, *The AIDS Pandemic in Latin America*, 151–54.

68. Stillwaggon, *AIDS and the Ecology of Poverty*, 88–100.

69. Smallman, *The AIDS Pandemic in Latin America*, 146–57, 167–90.

70. Smallman, *The AIDS Pandemic in Latin America*, 67–92; Tim Frasca, *AIDS in Latin America* (Basingstoke, UK: Palgrave Macmillan, 2005), 187–209.

71. Smallman, *The AIDS Pandemic in Latin America*, 92–109; André de Mello e Souza, "Defying Globalization: Effective Self-Reliance in Brazil," in *The Global*

Politics of AIDS, ed. P. G. Harris and P. D. Siplon, 37–49 (Boulder, Colo.: Lynne Rienner, 2007).

72. Anton A. Van Niekerk and Loretta M. Kopelman, eds., *Ethics and AIDS in Africa: The Challenge to Our Thinking* (Walnut Creek, Calif.: Left Coast Press, 2006), 111–40; Nana K. Poku and Alan Whiteside, eds., *Global Health and Governance: HIV/AIDS* (Basingstoke, UK: Palgrave Macmillan, 2004), 27–41, 61–74.

73. Mello e Souza, "Defying Globalization," 49–63; Smallman, *The AIDS Pandemic in Latin America*, 109–12.

74. 见联合国艾滋病规划署官网 www. unaids.org/（2010 年 2 月 14 日）。根据其报告，到 2008 年为止，墨西哥的艾滋病防疫措施主要针对高危群体，包括性工作者、发生过同性恋性关系的男性，以及吸毒者。墨西哥是该地区少数采取此类措施的国家之一。

75. Smallman, *The AIDS Pandemic in Latin America*, 117–46; Frasca, *AIDS in Latin America*, 71–99.

76. Marika Vicziany, "The Political Economy of HIV/AIDS in India," in *The Global Politics of AIDS*, ed. P. G. Harris and P. D. Siplon, 109–36 (Boulder, Colo.: Lynne Rienner, 2007), 129; Susan Hunter, *AIDS in Asia: A Continent in Peril* (Basingstoke, UK: Palgrave Macmillan, 2005), 9–10.

77. 见联合国艾滋病规划署官网 www.unaids.org/ (2010 年 2 月 14 日)。

78. Chris Lyttleton, "AIDS and Civil Belonging: Disease Management and Political Change in Thailand and Laos," in *The Politics of Aids: Globalization, the State and Civil Society*, ed. M. Follér and H. Thörn, 255–73 (New York: Palgrave Macmillan, 2008); Engel, *The Epidemic*, 256–64.

79. 见联合国艾滋病规划署官网 www.unaids.org/(2010 年 2 月 15 日)。

80. David Wilson and Mariam Claeson, "Dynamics of the HIV Epidemic in South Asia," in *HIV and AIDS in South Asia: An Economic Development Risk*, ed. M. Haacker and M. Claeson, 3–40 (Washington, D.C.: World Bank, 2009), 14–22, 27–32; Vicziany, "The Political Economy of HIV/AIDS in India," 109–36.

81. 见联合国艾滋病规划署官网 www.unaids.org/ (2010 年 2 月 15 日)。

82. 见联合国艾滋病规划署官网 www.unaids.org/ (2010 年 2 月 15 日)。

83. Stillwaggon, *AIDS and the Ecology of Poverty*, 105–29; Olusoji Adeyi, ed., *Averting AIDS Crises in Eastern Europe and Central Asia: A Regional Support Strategy* (Washington, D.C.: World Bank, 2003), 15–35; Joana Godinho et al., *Reversing the Tide: Priorities for HIV/AIDS Prevention in Central Asia* (Washington, D.C.: World Bank, 2005), 11–38.

84. 见联合国艾滋病规划署官网 www.unaids.org/(2010 年 2 月 15 日)。

85. Carol Jenkins and David A. Robalino, *HIV/AIDS in the Middle East and North Africa: The Costs of Inaction* (Washington D.C.: World Bank, 2003), 25–36.

86. 见联合国艾滋病规划署官网 www.unaids.org/ (2010 年 2 月 15 日)。

87. Hays, *Epidemics and Pandemics*, 432; Doka, *AIDS, Fear, and Society*, 3–58.

88. Susan Sontag, *AIDS and Its Metaphors* (New York: Picador/Farrar, Straus and Giroux, 1989); Susan Sontag, *Illness as Metaphor* (New York: Picador/Farrar, Straus and Giroux, 1977).

89. Allan M. Brandt, "AIDS and Metaphor: Toward the Social Meaning of Epidemic Disease," in *In Time of Plague: The History and Social Consequences of Lethal Epidemic Disease*, ed. A. Mack, 91–110 (New York: New York University Press, 1991), 92–96.

结论

1. Laurie Garrett, *The Coming Plague: Newly Emerging Disease in a World Out of Balance* (Harmondsworth, UK: Penguin, 1994), 620.

2. Richard Preston, *The Hot Zone* (New York: Random House, 1994), 287−88.

3. Montira J. Pongsiri et al., "Biodiversity Loss Affects Global Disease Ecology," *BioScience* 59 (2009): 945−54.

4. Tom Quinn, *Flu: A Social History of Influenza* (London: New Holland Publishers,2008), 173−77, 191.

5. Ron Barrett and George Armelagos, *An Unnatural History of Emerging Infections*, 此书将由 Rowman & Littelfield 出版，其中对这一观点进行了充分的分析。

6. William H. Mcneill, *Plagues and Peoples*, updated ed. (New York: Anchor Books, 1998), 23–32, 293–95.

7. Dorothy H. Crawford, *Deadly Companions: How Microbes Shaped Our History* (Oxford: Oxford University Press, 2007),186.

8. Arno Karlen, in *Man and Microbe: Disease and Plagues in Histor and Modern Times* (New York: Putnam, 1995), 1–11, 215–30, 其中对人类未来和疾病的关系也表达了"谨慎的乐观"态度。

9. Crawford, Deadly Companions, 212.

10. 比如，正如我今天（2010 年 2 月 20 日）所写，美国司法部门宣布，2001 年的炭疽生物恐怖主义恐慌案将正式结案，此案中，美国有 5 名受害人死亡；FBI 的证据表明这一案件是美国国内事件，罪魁祸首是军队的一位生物学家布鲁斯·伊文斯，之后他以自杀谢罪。

11. 见 Susan Sontag's *AIDS and Its Metaphors* (New York, Picador/Farrar, Straus and Giroux, 1989), 93–183。

12. Eileen Stillwaggon, *ALDS and the Ecology of Poverty* (Oxford: Oxford University Press, 2006).

参考书目

一般参考物

Aberth, John. *The First Horseman: Disease in Human History*. Upper Saddle River, N.J.: Pearson/Prentice Hall, 2007.

Albala, Ken. *Eating Right in the Renaissance*. Berkeley: University of California Press, 2002.

Arnold, David. *Colonizing the Body: State Medicine and Epidemic Disease in Nineteenth-Century India*. Berkeley: University of California Press, 1993.

———, ed. *Imperial Medicine and Indigenous Societies*. Manchester, UK: Manchester University Press, 1988.

Barber, Paul. *Vampires, Burial, and Death*. New Haven, Conn.: Yale University Press, 1988.

Bell, Michael E. *Food for the Dead: On the Trail of New England's Vampires*. New York: Carroll and Graf, 2001.

Bollet, Alfred Jay. *Plagues and Poxes: The Impact of Human History on Epidemic Disease*. 2nd ed. New York: Demos, 2004.

Bushnell, O. A. *The Gifts of Civilization: Germs and Genocide in Hawaii*. Honolulu: University of Hawaii Press, 1993.

Cartwright, Frederick F. *Disease and History*. New York: Thomas Y. Crowell Co., 1972.

Cipolla, Carlo M. *Miasmas and Disease: Public Health and the Environment in the Pre-Industrial Age*. Translated by E. Potter. New Haven, Conn.: Yale University Press, 1992.

———. *Public Health and the Medical Profession in the Renaissance*. Cambridge: Cambridge University Press, 1976.

Citro, Joseph A. *Green Mountain Ghosts, Ghouls and Unsolved Mysteries*. Boston: Houghton Mifflin, 1994.

———. *Passing Strange: True Tales of New England Hauntings and Horrors*. Boston: Houghton Mifflin, 1996.

Coleman, William. *Death Is a Social Disease: Public Health and Political Economy in Early Industrial France*. Madison: University of Wisconsin Press, 1982.

Crawford, Dorothy H. *Deadly Companions: How Microbes Shaped Our History*. Oxford: Oxford University Press, 2007.

Crosby, Alfred W. *Ecological Imperialism: The Biological Expansion of Europe, 900–1900*. Cambridge: Cambridge University Press, 1986.

Curtin, P. D. *Death by Migration: Europe's Encounter with the Tropical World in the Nineteenth Century*. Cambridge: Cambridge University Press, 1989.

Drexler, Madeline. *Secret Agents: The Menace of Emerging Infections*. Washington, D.C.: Joseph Henry Press, 2002.

Fagan, Brian. *The Great Warming: Climate Change and the Rise and Fall of Civilizations*. New York: Bloomsbury Press, 2008.

———. *The Little Ice Age: How Climate Made History, 1300–1850*. New York: Basic Books, 2000.

Fine, J. V. A. *The Ancient Greeks: A Critical History*. Cambridge, Mass.: Harvard University Press, 1983.

Gallagher, Nancy Elizabeth. *Medicine and Power in Tunisia, 1780–1900*. Cambridge: Cambridge University Press, 1983.

Garrett, Laurie. *The Coming Plague: Newly Emerging Diseases in a World Out of Balance*. Harmondsworth, UK: Penguin, 1994.

Gregory of Tours. *History of the Franks*. Translated by Lewis Thorpe. Harmondsworth, UK: Penguin, 1974.

Halsall, Guy. *Barbarian Migrations and the Roman West, 376–568*. Cambridge: Cambridge University Press, 2007.

Hanson, Victor Davis. *A War Like No Other: How the Athenians and Spartans Fought the Peloponnesian War*. New York: Random House, 2005.

Hatcher, John. "Mortality in the Fifteenth Century: Some New Evidence." *Economic History Review* 39 (1986): 19–38.

Hays, Jo N. *The Burdens of Disease: Epidemics and Human Response in Western History*. New Brunswick, N.J.: Rutgers University Press, 1998.

———. *Epidemics and Pandemics: Their Impacts on Human History*. Santa Barbara, Calif.: ABC–CLIO, 2005.

———. "Historians and Epidemics: Simple Questions, Complex Answers." In *Plague and the End of Antiquity: The Pandemic of 541–750*, edited by L. K. Little, 33–58. Cambridge: Cambridge University Press, 2007.

Herzlich, Claudine, and Janine Pierret. *Illness and Self in Society*. Translated by E. Forster. Baltimore: Johns Hopkins University Press, 1987.

Hodges, Richard, and David Whitehouse. *Mohammed, Charlemagne and the Origins of Europe: Archaeology and the Pirenne Thesis*. Ithaca, N.Y.: Cornell University Press, 1983.

Hudson, Robert P. *Disease and Its Control: The Shaping of Modern Thought*. Westport, Conn.: Greenwood Press, 1983.

Kagan, D. *The Peloponnesian War*. New York: Viking Press, 2003.

Karlen, Arno. *Man and Microbes: Disease and Plagues in History and Modern Times*. New York: Putnam, 1995.

Kiple, Kenneth F. *The Cambridge World History of Human Disease*. Cambridge: Cambridge University Press, 1993.

Lashley, Felissa R., and Jerry D. Durham, eds. *Emerging Infectious Diseases: Trends and Issues*. 2nd ed. New York: Springer, 2007.

Leavitt, Judith Walzer. *Typhoid Mary: Captive to the Public's Health*. Boston: Beacon Press, 1996.

Longrigg, James. "Epidemic, Ideas and Classical Athenian Society." In *Epidemics and Ideas: Essays on the Historical Perception of Pestilence*, edited by T. Ranger and P. Slack, 21–44. Cambridge: Cambridge University Press, 1992.

Mack, Arien, ed. *In Time of Plague: The History and Social Consequences of Lethal Epidemic Disease*. New York: New York University Press, 1991.

MacLeod, Roy M., and Milton James Lewis, eds. *Disease, Medicine, and Empire: Perspectives on Western Medicine and the Experience of European Expansion*. London: Routledge, 1988.

McCormick, Michael. *Origins of the European Economy: Communications and Commerce, A.D. 300–900*. Cambridge: Cambridge University Press, 2001.

McNeill, William H. "Migration Patterns and Infection in Traditional Societies." In *Changing Disease Patterns and Human Behavior*, edited by N. F. Stanley and R. A. Joske, 27–36. London: Academic Press, 1980.

———. *Plagues and Peoples*. Updated ed. New York: Anchor Books, 1998.

———. *The Rise of the West: A History of the Human Community* (Chicago: University of Chicago Press, 1963.

Oldstone, Michael B. A. *Viruses, Plagues, and History: Past, Present and Future*. Revised and updated ed. Oxford: Oxford University Press, 2010.

Pongsiri, Montira J., et al. "Biodiversity Loss Affects Global Disease Ecology." *BioScience* 59 (2009): 945–54.

Preston, Richard. *The Hot Zone*. New York: Random House, 1994.

Ranger, Terence, and Paul Slack, eds. *Epidemics and Ideas: Essays on the Historical Perception of Pestilence*. Cambridge: Cambridge University Press, 1992.

Rosenberg, Charles E. *Explaining Epidemics and Other Studies in the History of Medicine*. Cambridge: Cambridge University Press, 1992.

Sallares, Robert. *The Ecology of the Ancient Greek World*. Ithaca, N.Y.: Cornell University Press, 1991.

Scholasticus, Evagrius. *Ecclesiastical History*. Translated as *A History of the Church* (London: S. Bagster and Sons, 1846.

Sherman, Irwin W. *The Power of Plagues*. Washington, D.C.: ASM Press, 2006.

Sigerist, Henry E. *Civilization and Disease*. Chicago: University of Chicago Press, 1943.

Sontag, Susan. *Illness as Metaphor*. New York: Picador/Farrar, Straus and Giroux, 1977.

Stanley, N. F., and R. A. Joske, eds. *Changing Disease Patterns and Human Behavior*. London: Academic Press, 1980.

Torrey, E. Fuller, and Robert H. Yolken. *Beasts of the Earth: Animals, Humans, and Disease*. New Brunswick, N.J.: Rutgers University Press, 2005.

Watts, Sheldon. *Disease and Medicine in World History*. New York: Routledge, 2003.

———. *Epidemics and History: Disease, Power and Imperialism*. New Haven, Conn.: Yale University Press, 1997.
Winslow, Charles-Edward Amory. *The Conquest of Epidemic Disease: A Chapter in the History of Ideas*. Princeton, N.J.: Princeton University Press, 1943.
Zinsser, Hans. *Rats, Lice and History*. Boston: Little, Brown, 1934.

鼠疫

Aberth, John. *The Black Death: The Great Mortality of 1348–1350. A Brief History with Documents*. Boston: Bedford/St. Martin's, 2005.
———. *From the Brink of the Apocalypse: Confronting Famine, War, Plague and Death in the Later Middle Ages*. 2nd ed. London: Routledge, 2010.
Amasuna Sárraga, M. V. *La Peste en la Corona de Castilla durante la Segunda Mitad del Siglo XIV*. Valladolid, Spain: Junta de Castilla y León, Ministry of Education and Culture, 1996.
Appleby, Andrew. "The Disappearance of Plague: A Continuing Puzzle." *Economic History Review* 33 (1980): 161–73.
Arrizabalaga, Jon. "Facing the Black Death: Perceptions and Reactions of University Medical Practitioners." In *Practical Medicine from Salerno to the Black Death*, edited by L. García-Ballester, R. French, J. Arrizabalaga, and A. Cunningham, 237–88. Cambridge: Cambridge University Press, 1994.
Bacci, Massimo Livi. *The Population of Europe: A History*. Translated by C. De Nardi and C. Ipsen. Oxford: Blackwell, 2000.
Battūta, Ibn. *Travels, A.D. 1325–1354*. Translated by H. A. R. Gibb. 5 vols. Cambridge, UK: Hakluyt Society, 1958–2000.
Benedict, Carol. *Bubonic Plague in Nineteenth-Century China*. Stanford, Calif.: Stanford University Press, 1996.
Benedictow, Ole J. *The Black Death, 1346–1353: The Complete History*. Woodbridge, UK: Boydell Press, 2004.
———. *Plague in the Late Medieval Nordic Countries: Epidemiological Studies*. Oslo, Norway: Middelalderforlaget, 1992.
Biraben, Jean-Noël. *Les Hommes et la Peste en France et dans les Pays Européens et Méditerranéens*. 2 vols. Paris: Mouton, 1975–1976.
Biraben, Jean-Noël, and Jacques Le Goff. "The Plague in the Early Middle Ages." In *Biology of Man in History: Selections from the Annales: Économies, Sociétés, Civilisations*, edited and translated by E. Forster, R. Forster, O. Ranum, and P. M. Ranum, 48–80. Baltimore: Johns Hopkins University Press, 1975.
Blume, Fred H., and Timothy Kearley. *Annotated Justinian Code*. 2nd ed. Laramie: University of Wyoming College of Law, 2009. http://uwacadweb.uwyo.edu/blume&justinian (accessed August 3, 2010).
Borsch, Stuart J. *The Black Death in Egypt and England: A Comparative Study*. Austin: University of Texas Press, 2005.
Bowsky, William M. *The Black Death: A Turning Point in History?* New York: Holt, Rinehart and Winston, 1971.

Bratton, T. L. "The Identity of the Plague of Justinian: Part 1." *Transactions and Studies of the College of Physicians of Philadelphia* 3 (June 1981): 113–24.

Brock, S. P. "North Mesopotamia in the Late Seventh Century: Book XV of John Bar Penkāyē's *Rīš Mellē*." *Jerusalem Studies in Arabic and Islam* 9 (1987): 68–69.

Caferro, William P. "Warfare and Economy in Renaissance Italy, 1350–1450." *Journal of Interdisciplinary History* 39 (2008): 167–209.

Calero Secall, Maria Isabel. "El Proceso de Ibn al-Jatīb." *Al-Qantas: Arab Studies Journal* 22 (2001): 421–62.

Chandavarkar, Rajnarayan. "Plague Panic and Epidemic Politics in India, 1896–1914." In *Epidemics and Ideas: Essays on the Historical Perception of Pestilence*, edited by T. Ranger and P. Slack, 203–40. Cambridge: Cambridge University Press, 1992.

Cipolla, Carlo M. *Faith, Reason, and the Plague in Seventeenth-Century Tuscany*. Translated by M. Kittel. Ithaca, N.Y.: Cornell University Press, 1979.

Cohn, Norman. *The Pursuit of the Millennium: Revolutionary Messianism in Medieval and Reformation Europe and Its Bearing on Modern Totalitarian Movements*. New York: Harper, 1961.

Cohn, Samuel K., Jr. "The Black Death: End of a Paradigm." *American Historical Review* 107 (2002): 703–38.

———. *The Black Death Transformed: Disease and Culture in Early Renaissance Europe*. London: Arnold, 2002.

———. *The Cult of Remembrance and the Black Death: Six Renaissance Cities in Central Italy*. Baltimore: Johns Hopkins University Press, 1992.

———. "The Place of the Dead in Flanders and Tuscany: Towards a Comparative History of the Black Death." In *The Place of the Dead: Death and Remembrance in Late Medieval and Early Modern Europe*, edited by B. Gordon and P. Marshall, 17–43. Cambridge: Cambridge University Press, 2000.

Condon, J. K. *The Bombay Plague, Being a History of the Progress of Plague in the Bombay Presidency from September 1896 to June 1899*. Bombay, India: Education Society's Steam Press, 1900.

Congourdeau, Marie-Hélène, and Mohamed Melhaoui. "La Perception de la Peste en Pays Chrétien, Byzantine, et Musulman." *Revue des Études Byzantines* 59 (2001): 95–124.

Conrad, Lawrence I. "Epidemic Disease in Formal and Popular Thought in Early Islamic Society." In *Epidemics and Ideas: Essays on the Historical Perception of Pestilence*, edited by T. Ranger and P. Slack, 77–99. Cambridge: Cambridge University Press, 1992.

———. "Plague in the Early Medieval Near East." PhD diss., Princeton University, 1981.

——— "*Ṭāʿūn* and *Wabāʾ*: Conceptions of Plague and Pestilence in Early Islam." *Journal of the Economic and Social History of the Orient* 25 (1982): 268–307.

———. "Umar at Sargh: The Evolution of an Umayyad Tradition on Flight from the Plague." In *Story-telling in the Framework of Non-fictional Arabic Literature*, edited by S. Leder, 488–528. Wiesbaden, Germany: Harrassowitz, 1998.

Cunningham, A. "Transforming Plague: The Laboratory and the Identity of Infectious Disease." In *The Laboratory Revolution in Medicine*, edited by A. Cunningham and P. Williams, 209–44. Cambridge: Cambridge University Press, 1992.

Dols, Michael W. *The Black Death in the Middle East*. Princeton, N.J.: Princeton University Press, 1977.

———. "The Comparative Communal Responses to the Black Death in Muslim and Christian Societies." *Viator* 5 (1974): 269–87.

———. "Ibn al-Wardi's *Risalah al-Naba' 'an al-Waba'*, a Translation of a Major Source of the History of the Black Death in the Middle East." In *Near Eastern Numismatics, Iconography, Epigraphy and History: Studies in Honor of George C. Miles*, edited by D. K. Kouymjian, 443–55. Beirut, Lebanon: American University of Beirut, 1974.

Drancourt, Michel, et al. "Detection of 400-Year-Old *Yersinia pestis* DNA in Human Dental Pulp: An Approach to the Diagnosis of Ancient Septicemia." *Proceedings of the National Academy of Science* 95 (1998): 12637–40.

———. "Molecular Identification by 'Suicide PCR' of *Yersinia pestis* as the Agent of Medieval Black Death." *Proceedings of the National Academy of Science* 97 (2000): 12800–803.

Duncan, Christopher J., and Susan Scott. *Biology of Plagues: Evidence from Historical Populations*. Cambridge: Cambridge University Press, 2001.

Echenberg, Myron. *Black Death, White Medicine: Bubonic Plague and the Politics of Public Health in Colonial Senegal, 1914–1945*. Portsmouth, N.H.: Heinemann, 2002.

———. *Plague Ports: The Global Urban Impact of Bubonic Plague, 1894–1901*. New York: New York University Press, 2007.

Fabbri, C. N. "Continuity and Change in Late Medieval Plague Medicine: A Survey of 152 Plague Tracts from 1348 to 1599." PhD diss., Yale University, 2006.

Gage, Kenneth L., and Michael Y. Kosoy. "Natural History of Plague: Perspectives from More than a Century of Research." *Annual Review of Entomology* 50 (2005): 505–28.

Gatacre, W. F. *Report on the Bubonic Plague in Bombay, 1896–97*. Bombay, India: Times of India Steam Press, 1897.

Gentile da Foligno. *Consilium contra Pestilentiam*. Colle di Valdelsa, Italy, c. 1479.

Guilleré, Christian. "La Peste Noire a Gérone (1348)." *Annals de Institut d'Estudis Gironins* 27 (1984): 87–161.

Haldon, John. "The Works of Anastasius of Sinai: A Key Source for the History of Seventh-Century East Mediterranean Society and Belief." In *The Byzantine and Early Islamic Near East, Volume I: Problems in the Literary Source Material*, edited by A. Cameron and L. I. Conrad, 107–47. Princeton, N.J.: Darwin Press, 1992.

Harrison, D. "Plague, Settlement and Structural Changes at the Dawn of the Middle Ages." *Scandia* 59 (1993): 15–48.

Herlihy, David. *The Black Death and the Transformation of the West*, edited by S. K. Cohn Jr. Cambridge, Mass.: Harvard University Press, 1997.

———. "Population, Plague and Social Change in Rural Pistoia, 1201–1430." *Economic History Review* 18 (1965): 225–44.

Hinnebusch, J. B. "Bubonic Plague: A Molecular Genetic Case History of the Emergence of an Infectious Disease." *Journal of Molecular Medicine* 75 (1997): 645–52.

Hirst, L. Fabian. *The Conquest of Plague: A Study of the Evolution of Epidemiology*. Oxford, UK: Clarendon Press, 1953.

Hoeniger, Robert. *Der Schwarze Tod in Deutschland*. Berlin: Grosser, 1882.

Horrox, Rosemary, trans. and ed. *The Black Death*. Manchester, UK: Manchester University Press, 1994.

Kulikowski, Michael. "Plague in Spanish Late Antiquity." In *Plague and the End of Antiquity: The Pandemic of 541–750*, edited by L. K. Little, 150–70. Cambridge: Cambridge University Press, 2007.

Julian of Norwich. *Revelations of Divine Love*. In *A Book of Showings to the Anchoress Julian of Norwich*, edited by Edmund Colledge and James Walsh, chap. 27. Toronto: Pontifical Institute of Mediaeval Studies, 1978.

Lamb, H. H. *Climate, History and the Modern World*. 2nd ed. London: Routledge, 1995.

Lien-Teh (Liande), Wu. *A Treatise on Pneumonic Plague*. Geneva: Publications of the League of Nations, 1926.

Lien-Teh, Wu, J. W. H. Chun, R. Pollitzer, and C. Y. Wu. *Plague: A Manual for Medical and Public Health Workers*. Shanghai, China: Weishengshu National Quarantine Service, 1936.

Little, Lester K. "Life and Afterlife of the First Plague Pandemic," in *Plague and the End of Antiquity: The Pandemic of 541–750*, edited by L. K. Little, 3–32. Cambridge: Cambridge University Press, 2007.

———, ed. *Plague and the End of Antiquity: The Pandemic of 541–750*. Cambridge: Cambridge University Press, 2007.

Maddicott, John. "Plague in Seventh-Century England." In *Plague and the End of Antiquity: The Pandemic of 541–750*, edited by L. K. Little, 171–214. Cambridge: Cambridge University Press, 2007.

McCormick, Michael. "Rats, Communications, and Plague." *Journal of Interdisciplinary History* 34 (2003): 1–25.

———. "Toward a Molecular History of the Justinianic Pandemic." In *Plague and the End of Antiquity: The Pandemic of 541–750*, edited by L. K. Little, 290–312. Cambridge: Cambridge University Press, 2007.

Morony, Michael G. "'For Whom Does the Writer Write?': The First Bubonic Plague Pandemic According to Syriac Sources." In *Plague and the End of Antiquity: The Pandemic of 541–750*, edited by L. K. Little, 59–86. Cambridge: Cambridge University Press, 2007.

Norris, John. "East or West? The Geographic Origin of the Black Death." *Bulletin of the History of Medicine* 51 (1977): 1–24.

Paul the Deacon. *History of the Lombards*. Translated by William Dudley Foulke. Philadelphia: University of Pennsylvania Press, 1974.

Pollitzer, R. *Plague*. Geneva: World Health Organization, 1954.

Procopius. *History of the Wars*. Translated by H. B. Dewing. London: W. Heinemann and Macmillan, 1914–1940.

———. *The Secret History*. Translated by G. A. Williamson. London: Folio Society, 1990.

Pseudo-Dionysius of Tel-Mahre. *Chronicle, Part III*. Translated by Witold Witakowski. Translated Texts for Historians 22. Liverpool, UK: Liverpool University Press, 1996.

———. *The Chronicle of Zuqnīn, Parts III and IV*. Translated by A. Harrak. Toronto: Pontifical Institute of Mediaeval Studies, 1999.

Pullan, Brian. "Plague and Perceptions of the Poor in Early Modern Italy." In *Epidemics and Ideas: Essays on the Historical Perception of Pestilence*, edited by T. Ranger and P. Slack, 101–23. Cambridge: Cambridge University Press, 1992.

Rand, W. C. *Draft of Report to Government of Bombay*. n.p., n.d.

Russell, Josiah Cox. "That Earlier Plague." *Demography* 5 (1968): 174–84.

Sallares, Robert. "Ecology, Evolution, and Epidemiology of Plague." In *Plague and the End of Antiquity: The Pandemic of 541–750*, edited by L. K. Little, 231–89. Cambridge: Cambridge University Press, 2007.

Sarris, Peter. "Bubonic Plague in Byzantium: The Evidence of Non-Literary Sources." In *Plague and the End of Antiquity: The Pandemic of 541–750*, edited by L. K. Little, 119–34. Cambridge: Cambridge University Press, 2007.

Slack, Paul. "The Disappearance of Plague: An Alternative View." *Economic History Review* 34 (1981): 469–76.

———. *The Impact of Plague in Tudor and Stuart England*. London: Routledge and Kegan Paul, 1985.

———. "Responses to Plague in Early Modern Europe: The Implications of Public Health." In *In Time of Plague: The History and Social Consequences of Lethal Epidemic Disease*, edited by A. Mack, 111–32. New York: New York University Press, 1991.

Smet, Joseph-Jean de, ed. *Recueil des Chroniques de Flandre*. 4 vols. Brussels, 1837–1865.

Stathakopoulos, Dionysios. "Crime and Punishment: The Plague in the Byzantine Empire, 541–749." In *Plague and the End of Antiquity: The Pandemic of 541–750*, edited by L. K. Little, 99–118. Cambridge: Cambridge University Press, 2007.

———. *Famine and Pestilence in the Late Roman and Early Byzantine Empire: A Systematic Survey of Subsistence Crises and Epidemics*. Burlington, Vt.: Ashgate, 2004.

Stearns, Justin. "Infectious Ideas: Contagion in Medieval Islamic and Christian Thought." PhD diss., Princeton University, 2007.

Stefani, Marchionne di Coppo. *Cronaca Fiorentina*, edited by Niccolò Rodolica. Rerum Italicarum Scriptores 30/1. Città di Castello, 1903.

Sudhoff, Karl. "Pestschriften aus den ersten 150 Jahren nach der Epidemie des 'schwarzen Todes' 1348." *Archiv für Geschichte der Medizin* 4 (1911), 5 (1912), 8 (1915), 11 (1919), 14 (1923), 16 (1925), 17 (1925).

Twigg, Graham. *The Black Death: A Biological Reappraisal*. New York: Schocken Books, 1984.

Wray, S. K. "Boccaccio and the Doctors: Medicine and Compassion in the Face of the Plague." *Journal of Medieval History* 30 (2004): 301–22.

天花

Alchon, Suzanne Austin. *A Pest in the Land: New World Epidemics in a Global Perspective*. Albuquerque: University of New Mexico Press, 2003.

Altman, Lawrence K. "W.H.O. Panel Backs Gene Manipulation in Smallpox Virus." *New York Times*, November 12, 2004.

The Annals of the Cakchiquels. Translated by A. Recinos and D. Goetz. Norman: University of Oklahoma Press, 1953.

Arnold, David. "Smallpox and Colonial Medicine in Nineteenth-Century India." In *Imperial Medicine and Indigenous Societies*, edited by D. Arnold, 45–65. Manchester, UK: Manchester University Press, 1988.

Cook, David Noble. *Born to Die: Disease and New World Conquest, 1492–1650*. Cambridge: Cambridge University Press, 1998.

Crosby, Alfred W. *The Columbian Exchange: Biological and Cultural Consequences of 1492*. Westport, Conn.: Greenwood Press, 1972.

———. "Conquistador y Pestilencia: The First New World Pandemic and the Fall of the Great Indian Empires." *Hispanic American Historical Review* 47 (1967): 321–37.

———. "Hawaiian Depopulation as a Model for the Amerindian Experience." In *Epidemics and Ideas: Essays on the Historical Perception of Pestilence*, edited by T. Ranger and P. Slack, 175–201. Cambridge: Cambridge University Press, 1992.

Duffy, John. *Epidemics in Colonial America*. Baton Rouge: Louisiana State University Press, 1953.

Fenn, Elizabeth. *Pox Americana: The Great Smallpox Epidemic of 1775–1782*. New York: Hill and Wang, 2001.

Hopkins, Donald R. *The Greatest Killer: Smallpox in History*. Chicago: University of Chicago Press, 1983.

Longrigg, James. "The Great Plague of Athens." *History of Science* 18 (1980): 209–25.

Ortiz de Montellano, Bernard R. *Aztec Medicine, Health, and Nutrition*. New Brunswick, N.J.: Rutgers University Press, 1990.

Poole, J. C. F., and A. J. Holladay. "Thucydides and the Plague of Athens." *Classical Quarterly* 29 (1979): 282–300.

Reff, Daniel T. *Disease, Depopulation, and Culture Change in Northwestern New Spain, 1518–1764*. Salt Lake City: University of Utah Press, 1991.

Stannard, David E. "Disease and Infertility: A New Look at the Demographic Collapse of Native Populations in the Wake of Western Contact." *Journal of American Studies* 24 (1990): 325–50.

Thucydides. *The History of the Peloponnesian War*. Translated by R. Crawley. London: Longmans, Green, 1874.

Whitmore, Thomas M. *Disease and Death in Early Colonial Mexico: Simulating Amerindian Depopulation*. Boulder, Colo.: Westview, 1992.

肺结核

Barnes, David S. *The Making of a Social Disease: Tuberculosis in Nineteenth-Century France*. Berkeley: University of California Press, 1995.

Blanc, Léopold, and Mukund Uplekar. "The Present Global Burden of Tuberculosis." In *The Return of the White Plague: Global Poverty and the "New" Tuberculosis*, edited by M. Gandy and A. Zumla, 95–111. London: Verso, 2003.

Caldwell, Mark. *The Last Crusade: The War on Consumption, 1862–1954*. New York: Atheneum, 1988.

Coker, Richard. *From Chaos to Coercion: Detention and the Control of Tuberculosis*. New York: St. Martin's Press, 2000.

Daniel, T. M. *Captain of Death: The Story of Tuberculosis*. Rochester, N.Y.: University of Rochester Press, 1997.

Dormandy, Thomas. *The White Death: A History of Tuberculosis*. New York: New York University Press, 2000.

Dubos, Rene, and Jean Dubos. *The White Plague: Tuberculosis, Man and Society*. Boston: Little, Brown, 1952.

Gandy, Matthew, and Alimudden Zumla, eds. *The Return of the White Plague: Global Poverty and the "New" Tuberculosis*. London: Verso, 2003.

Harries, Anthony De., Nicola J. Hargreaves, and Alimuddin Zumla. "Tuberculosis and HIV Infection in Sub-Saharan Africa." In *The Return of the White Plague: Global Poverty and the "New" Tuberculosis*, edited by M. Gandy and A. Zumla, 112–24. London: Verso, 2003.

Reichman, Lee B., and Janice Hopkins Tanne. *Timebomb: The Global Epidemic of Multi-Drug Resistant Tuberculosis*. New York: McGraw-Hill, 2002.

Rothschild, B., et al. "Mycobacterium Tuberculosis Complex DNA from an Extinct Bison Dated 17,000 Years before the Present." *Clinical Infectious Diseases* 33 (2001): 305–11.

Ryan, Frank. *The Forgotten Plague: How the Battle against Tuberculosis Was Won—and Lost*. Boston: Little, Brown, 1992.

Smith, F. B. *The Retreat of Tuberculosis, 1850–1950*. London: Croom Helm, 1988.

Stern, Vivien. "*The House of the Dead* Revisited: Prisons, Tuberculosis and Public Health in the Former Soviet Bloc." In *The Return of the White Plague: Global Poverty and the "New" Tuberculosis*, edited by M. Gandy and A. Zumla, 178–91. London: Verso, 2003.

Wallace, Deborah, and Rodrick Wallace. "The Recent Tuberculosis Epidemic in New York City: Warning from the De-Developing World." In *The Return of the White Plague: Global Poverty and the "New" Tuberculosis*, edited by M. Gandy and A. Zumla, 125–46. London: Verso, 2003.

霍乱

Arnold, David. "Cholera and Colonialism in British India." *Past and Present* 113 (1986): 118–51.

Delaporte, François. *Disease and Civilization: The Cholera in Paris, 1832*. Cambridge, Mass.: MIT Press, 1986.

Durey, Michael. *The Return of the Plague: British Society and the Cholera, 1831–2*. Dublin: Gill and Macmillan, 1979.

Evans, Richard J. *Death in Hamburg: Society and Politics in the Cholera Years, 1830–1910*. Oxford: Oxford University Press, 1987.

———. "Epidemics and Revolutions: Cholera in Nineteenth-Century Europe." In *Epidemics and Ideas: Essays on the Historical Perception of Pestilence*, edited by T. Ranger and P. Slack, 149–73. Cambridge: Cambridge University Press, 1992.

Hamlin, Christopher. *Cholera: The Biography*. Oxford: Oxford University Press, 2009.

Hays, Jo N. "Nineteenth-Century Cholera in Twentieth-Century Historical Writing." Annual meeting of the American Historical Association, Washington, D.C., January 3–6, 2008.

Howard-Jones, Norman. "Cholera Therapy in the Nineteenth Century." *Journal of the History of Medicine and Allied Sciences* 27 (1972): 373–95.

Ileto, Reynaldo C. "Cholera and the Origins of the American Sanitary Order in the Philippines." In *Imperial Medicine and Indigenous Societies*, edited by D. Arnold, 125–48. Manchester, UK: Manchester University Press, 1988.

Kudlick, Catherine J. *Cholera in Post-Revolutionary Paris: A Cultural History*. Berkeley: University of California Press, 1996.

McGrew, Roderick E. *Russia and the Cholera, 1823–1832*. Madison: University of Wisconsin Press, 1965.

Morris, R. J. *Cholera 1832: The Social Response to an Epidemic*. New York: Holmes and Meier, 1976.

Morris, Robert D. *The Blue Death: Disease, Disaster, and the Water We Drink*. New York: HarperCollins, 2007.

Rosenberg, Charles E. *The Cholera Years*. Chicago: University of Chicago Press, 1962.

Snowden, Frank M. *Naples in the Time of Cholera, 1884–1911*. Cambridge: Cambridge University Press, 1995.

Sullivan, Rodney. "Cholera and Colonialism in the Philippines, 1899–1903." In *Disease, Medicine, and Empire: Perspectives on Western Medicine and the Experience of European Expansion*, edited by R. M. MacLeod and M. J. Lewis, 284–300. London: Routledge, 1988.

流感

Barry, John M. *The Great Influenza: The Epic Story of the Deadliest Plague in History*. New York: Viking Penguin, 2004.

Beveridge, W. I. B. *Influenza: The Last Great Plague: An Unfinished Story of Discovery*. New York: Prodist, 1977.

Collier, Richard. *The Plague of the Spanish Lady: The Influenza Pandemic of 1918–1919*. New York: Atheneum, 1974.

Crosby, Alfred W. *America's Forgotten Pandemic: The Influenza of 1918*. 2nd ed. Cambridge: Cambridge University Press, 2003.

———. *Epidemic and Peace, 1918*. Westport, Conn.: Greenwood Press, 1976.

Davis, Mike. *The Monster at Our Door: The Global Threat of Avian Flu*. New York: Owl Books, 2005.

Hope-Simpson, R. Edgar. *The Transmission of Epidemic Influenza*. New York: Plenum, 1992.

Kilbourne, Edwin D. *Influenza*. New York: Plenum Medical Book, 1987.

Kolata, Gina. *Flu: The Story of the Great Influenza Pandemic of 1918 and the Search for the Virus that Caused It*. New York: Farrar, Straus and Giroux, 1999.

Mercola, Joseph, and Pam Killeen. *The Great Bird Flu Hoax: The Truth They Don't Want You to Know about the "Next Big Pandemic."* Nashville: Nelson Books, 2006.

Mills, I. D. "The 1918–1919 Influenza Pandemic: The Indian Experience." *Indian Economic and Social History Review* 23 (1986): 1–40.

Osborn, June E., ed. *History, Science and Politics: Influenza in America, 1918–1976*. New York: Prodist, 1977.

Patterson, K. David. *Pandemic Influenza, 1700–1900: A Study in Historical Epidemiology*. Totowa, N.J.: Rowman & Littlefield, 1986.

Pettit, Dorothy A., and Janice Bailie. *A Cruel Wind: Pandemic Flu in America, 1918–1920*. Murfreesboro, Tenn.: Timberland Books, 2008.

Phillips, Howard, and David Killingray, eds. *The Spanish Influenza Pandemic of 1918–19: New Perspectives*. New York: Routledge, 2003.

Quinn, Tom. *Flu: A Social History of Influenza*. London: New Holland Publishers, 2008.

Tambyah, Paul, and Ping-Chung Leung, eds. *Bird Flu: A Rising Pandemic in Asia and Beyond?* Singapore: World Scientific Publishing, 2006.

Wenzel, Richard. "What We Learned from H1N1's First Year." *New York Times*, April 13, 2010.

艾滋病

Abdool Karim, S. S., and Q. Abdool Karim, eds. *HIV/AIDS in South Africa*. Cambridge: Cambridge University Press, 2005.

Adeyi, Olusoji, ed. *Averting AIDS Crises in Eastern Europe and Central Asia: A Regional Support Strategy*. Washington, D.C.: World Bank, 2003.

Aggleton, Peter, Peter Davies, and Graham Hart, eds. *AIDS: Individual, Cultural and Policy Dimensions*. Basingstoke, UK: Falmer Press, 1990.

Alcamo, I. Edward. *AIDS: The Biological Basis*. 3rd ed. Sudbury, Mass.: Jones and Bartlett, 2003.

Alexandrova, Anna, ed. *AIDS, Drugs and Society*. Rev. ed. New York: International Debate Education Association, 2004.

Almond, Brenda, ed. *AIDS: A Moral Issue—The Ethical, Legal and Social Aspects*. 2nd ed. New York: St. Martin's Press, 1996.

Barnett, Tony, and Piers Blaikie. *AIDS in Africa: Its Present and Future Impact*. New York: Guilford Press, 1992.

Barnett, Tony, and Alan Whiteside. *AIDS in the Twenty-First Century: Disease and Globalization*. Basingstoke, UK: Palgrave Macmillan, 2002.

Batsell, Jake. "AIDS, Politics, and NGOs in Zimbabwe." In *The African State and the AIDS Crisis*, edited by A. S. Patterson, 59–77. Burlington, Vt.: Ashgate, 2005.

Baylies, Carolyn, Janet Bujra, et al. *AIDS, Sexuality and Gender in Africa: Collective Strategies and Struggles in Tanzania and Zambia*. London: Routledge, 2000.

Berridge, Virginia, and Philip Strong, eds. *AIDS and Contemporary History*. Cambridge: Cambridge University Press, 1993.

Bethel, Elizabeth Rauh. *AIDS: Readings on a Global Crisis*. Boston: Allyn and Bacon, 1995.

Bond, George, John Kreniske, Ida Susser, and Joan Vincent, eds. *AIDS in Africa and the Caribbean*. Boulder, Colo.: Westview, 1997.

Brandt, Allan M. "AIDS and Metaphor: Toward the Social Meaning of Epidemic Disease." In *In Time of Plague: The History and Social Consequences of Lethal Epidemic Disease*, edited by A. Mack, 91–110. New York: New York University Press, 1991.

Buzy, Jeanine M., and Helene D. Gayle. "The Epidemiology of HIV and AIDS in Women." In *Women's Experiences with HIV/AIDS: An International Perspective*, edited by L. D. Long and E. M. Ankrah, 181–204. New York: Columbia University Press, 1996.

Cerullo, Margaret, and Evelynn Hammonds. "AIDS in Africa: The Western Imagination and the Dark Continent." In *AIDS: Readings on a Global Crisis*, edited by E. R. Bethel, 45–54. Boston: Allyn and Bacon, 1995.

Chin, James. *The AIDS Pandemic: The Collision of Epidemiology with Political Correctness*. Oxford, UK: Radcliffe, 2007.

Chirimuuta, Richard, and Rosalind Chirimuuta. *AIDS, Africa, and Racism*. 2nd ed. London: Free Association Books, 1989.

Choi, Susanne Y. P., and Roman David. "Law Enforcement, Public Health, and HIV/AIDS in China," In *The Global Politics of AIDS*, edited by P. G. Harris and P. D. Siplon, 137–54. Boulder, Colo.: Lynne Rienner, 2007.

Cohen, Felissa L, and Jerry D. Durham. *Women, Children, and HIV/AIDS*. New York: Springer, 1993.

Deane, Nawaal. "The Political History of AIDS Treatment." In *HIV/AIDS in South Africa*, edited by S. S. Abdool Karim and Q. Abdool Karim, 538–47. Cambridge: Cambridge University Press, 2005.

Doka, Kenneth J. *AIDS, Fear, and Society: Challenging the Dreaded Disease*. Bristol, Pa.: Taylor and Francis, 1997.

Duh, Samuel V. *Blacks and AIDS: Causes and Origins*. Newbury Park, Calif.: Sage, 1991.

Engel, Jonathan. *The Epidemic: A Global History of AIDS*. New York: HarperCollins, 2006.

Epprecht, Marc. *Heterosexual Africa? The History of an Idea from the Age of Exploration to the Age of AIDS*. Athens: Ohio University Press, 2008.

Epstein, Helen. *The Invisible Cure: Africa, the West, and the Fight against AIDS*. New York: Farrar, Straus and Giroux, 2007.

Essex, Max, Souleymane Mboup, Phyllis Kanki, Richard Marlink, and Sheila Tlou, eds. *AIDS in Africa*. 2nd ed. New York: Kluwer Academic/Plenum Publishers, 2002.

Fan, Hung Y., Ross F. Conner, and Luis P. Villarreal. *AIDS: Science and Society*. 5th ed. Sudbury, Mass.: Jones and Bartlett, 2007.

Farmer, Paul. *AIDS and Accusation: Haiti and the Geography of Blame*. Berkeley: University of California Press, 1992.

———. "AIDS and Accusation: Haiti, Haitians, and the Geography of Blame." In *Culture and AIDS*, edited by D. A. Feldman, 67–91. New York: Praeger, 1990.

Fassin, Didier. *When Bodies Remember: Experiences and Politics of AIDS in South Africa*. Translated by A. Jacobs and G. Varro. Berkeley: University of California Press, 2007.

Fee, Elizabeth, and Daniel M. Fox, eds. *AIDS: The Burdens of History*. Berkeley: University of California Press, 1988.

———, eds. *AIDS: The Making of a Chronic Disease*. Berkeley: University of California Press, 1992.

Feldman, Douglas A., ed. *Culture and AIDS*. New York: Praeger, 1990.

———, ed. *Global AIDS Policy*. Westport, Conn.: Bergin and Garvey, 1994.

Follér, Maj-Lis, and Håkan Thörn, eds. *The Politics of AIDS: Globalization, the State and Civil Society*. New York: Palgrave Macmillan, 2008.

Foster, Geoff, Carol Levine, and John Williamson, eds. *A Generation at Risk: The Global Impact of HIV/AIDS on Orphans and Vulnerable Children*. Cambridge: Cambridge University Press, 2005.

Frasca, Tim. *AIDS in Latin America*. Basingstoke, UK: Palgrave Macmillan, 2005.

Fumento, Michael. *The Myth of Heterosexual AIDS*. New York: Basic Books, 1991.

Furlong, Patrick, and Karen Ball. "The More Things Change: AIDS and the State in South Africa, 1987–2003." In *The African State and the AIDS Crisis*, edited by A. S. Patterson, 127–53. Burlington, Vt.: Ashgate, 2005.

Godinho, Joana, et al. *Reversing the Tide: Priorities for HIV/AIDS Prevention in Central Asia*. Washington, D.C.: World Bank, 2005.

Gostin, Lawrence O. *The AIDS Pandemic: Complacency, Injustice, and Unfulfilled Expectations*. Chapel Hill: University of North Carolina Press, 2004.

Gould, Peter. *The Slow Plague: A Geography of the AIDS Pandemic*. Oxford, UK: Blackwell, 1993.

Gow, Jeff, and Chris Desmond, eds. *Impacts and Interventions: The HIV/AIDS Epidemic and the Children of South Africa*. Pietermaritzburg, South Africa: University of Natal Press, 2002.

Grmek, Mirko D. *History of AIDS: Emergence and Origin of a Modern Pandemic*. Translated by R. C. Maulitz and J. Duffin. Princeton, N.J.: Princeton University Press, 1990.

Guest, Emma. *Children of AIDS: Africa's Orphan Crisis*. 2nd ed. London: Pluto, 2003.

Haacker, Markus, and Mariam Claeson, eds. *HIV and AIDS in South Asia: An Economic Development Risk*. Washington, D.C.: World Bank, 2009.

Harris, Paul G., and Patricia D. Siplon, eds. *The Global Politics of AIDS*. Boulder, Colo.: Lynne Rienner, 2007.

Hoad, Neville. *African Intimacies: Race, Homosexuality, and Globalization*. Minneapolis: University of Minnesota Press, 2007.

Hooper, Edward. *The River: A Journey to the Source of HIV and AIDS*. Boston: Little, Brown, 1999.

Hunter, Susan. *AIDS in America*. New York: Palgrave Macmillan, 2006.

———. *AIDS in Asia: A Continent in Peril*. Basingstoke, UK: Palgrave Macmillan, 2005.

———. *Black Death: AIDS in Africa*. Basingstoke, UK: Palgrave Macmillan, 2003.

Iliffe, John. *The African AIDS Epidemic: A History*. Athens: Ohio University Press, 2006.

Itano, Nicole. *No Place Left to Bury the Dead: Denial, Despair, and Hope in the African AIDS Pandemic*. New York: Atria Books, 2007.

Jenkins, Carol, and David A. Robalino. *HIV/AIDS in the Middle East and North Africa: The Costs of Inaction*. Washington, D.C.: World Bank, 2003.

Jonsen, Albert R., and Jeff Stryker, eds. *The Social Impact of AIDS in the United States*. Washington, D.C.: National Academy Press, 1993.

Kalipeni, Ezekiel, Susan Craddock, and Jayati Ghosh. "Mapping the AIDS Pandemic in Eastern and Southern Africa: A Critical Overview." In *HIV and AIDS in Africa: Beyond Epidemiology*, edited by E. Kalipeni, S. Craddock, J. R. Oppong, and J. Ghosh, 58–69. Oxford, UK: Blackwell, 2004.

Kalipeni, Ezekiel, Susan Craddock, Joseph R. Oppong, and Jayati Ghosh, eds. *HIV and AIDS in Africa: Beyond Epidemiology*. Oxford, UK: Blackwell, 2004.

Kauffman, Kyle D., and David L. Lindauer, eds. *AIDS and South Africa: The Social Expression of a Pandemic*. Basingstoke, UK: Palgrave Macmillan, 2004.

Leclerc-Madlala, Suzanne. "Global Struggles, Local Contexts: Prospects for a Southern African AIDS Feminism." In *The Politics of AIDS: Globalization, the State and Civil Society*, edited by M. Follér and H. Thörn, 141–43. New York: Palgrave Macmillan, 2008.

Levenson, Jacob. *The Secret Epidemic: The Story of AIDS and Black America*. New York: Pantheon Books, 2004.

Levin, Martin A., and Mary Bryna Sanger. *After the Cure: Managing AIDS and Other Public Health Crises*. Lawrence: University Press of Kansas, 2000.

Long, Lynellyn D., and E. Maxine Ankrah, eds. *Women's Experiences with HIV/AIDS: An International Perspective*. New York: Columbia University Press, 1996.

Lyons, Maryinez. "Mobile Populations and HIV/AIDS in East Africa." In *HIV and AIDS in Africa: Beyond Epidemiology*, edited by E. Kalipeni, S. Craddock, J. R. Oppong, and J. Ghosh, 175–90. Oxford, UK: Blackwell, 2004.

———. "The Point of View: Perspectives on AIDS in Uganda." In *AIDS in Africa and the Caribbean*, edited by G. Bond, J. Kreniske, I. Susser, and J. Vincent, 131–46. Boulder, Colo.: Westview, 1997.

Lyttleton, Chris. "AIDS and Civil Belonging: Disease Management and Political Change in Thailand and Laos." In *The Politics of Aids: Globalization, the State and Civil Society*, edited by M. Follér and H. Thörn, 255–73. New York: Palgrave Macmillan, 2008.

Mathews, Catherine. "Reducing Sexual Risk Behaviours: Theory and Research, Successes and Challenges." In *HIV/AIDS in South Africa*, edited by S. S. Abdool Karim and Q. Abdool Karim, 143–65. Cambridge: Cambridge University Press, 2005.

McNeil, Donald G., Jr. "At Front Lines, AIDS War Is Falling Apart." *New York Times*, May 9, 2010.

Mello e Souza, André de. "Defying Globalization: Effective Self-Reliance in Brazil." In *The Global Politics of AIDS*, edited by P. G. Harris and P. D. Siplon, 37–49. Boulder, Colo.: Lynne Rienner, 2007.

Nattrass, Nicoli. *The Moral Economy of AIDS in South Africa*. Cambridge: Cambridge University Press, 2004.

Nelkin, Dorothy, David P. Willis, and Scott V. Parris, eds. *A Disease of Society: Cultural and Institutional Responses to AIDS*. Cambridge: Cambridge University Press, 1991.

Oppong, Joseph R., and Samuel Agyei-Mensah. "HIV/AIDS in West Africa: The Case of Senegal, Ghana, and Nigeria." In *HIV and AIDS in Africa: Beyond Epidemiology*, edited by E. Kalipeni, S. Craddock, J. R. Oppong, and J. Ghosh, 70–82. Oxford, UK: Blackwell, 2004.

Oppong, Joseph R., and Ezekiel Kalipeni. "Perceptions and Misperceptions of AIDS in Africa." In *HIV and AIDS in Africa: Beyond Epidemiology*, edited by E. Kalipeni, S. Craddock, J. R. Oppong, and J. Ghosh, 47–57. Oxford, UK: Blackwell, 2004.

Orubuloye, I. O., John C. Caldwell, and James P. M. Ntozi, eds. *The Continuing HIV/AIDS Epidemic in Africa: Responses and Coping Strategies*. Canberra: Australian National University, 1999.

Ostergard, Robert L., Jr. "Politics in the Hot Zone: AIDS and National Security in Africa." In *Global Health and Governance: HIV/AIDS*, edited by N. K. Poku and A. Whiteside, 143–60. Basingstoke, UK: Palgrave Macmillan, 2004.

Outwater, Anne. "The Socioeconomic Impact of AIDS on Women in Tanzania." In *Women's Experiences with HIV/AIDS: An International Perspective*, edited by L. D. Long and E. M. Ankrah, 112–22. New York: Columbia University Press, 1996.

Patterson, Amy S., ed. *The African State and the AIDS Crisis*. Burlington, Vt.: Ashgate, 2005.

———. *The Politics of AIDS in Africa*. Boulder, Colo.: Lynne Rienner, 2006.

Poku, Nana K. *AIDS in Africa: How the Poor Are Dying*. Cambridge, UK: Polity Press, 2005.

Poku, Nana K., and Alan Whiteside, eds. *Global Health and Governance: HIV/AIDS*. Basingstoke, UK: Palgrave Macmillan, 2004.

Renwick, Neil. "The 'Nameless Fever': The HIV/AIDS Pandemic and China's Women." In *Global Health and Governance: HIV/AIDS*, edited by N. K. Poku and A. Whiteside, 187–203. Basingstoke, UK: Palgrave Macmillan, 2004.

Richardson, Diane. "AIDS Education and Women: Sexual and Reproductive Issues." In *AIDS: Individual, Cultural and Policy Dimensions*, edited by P. Aggleton, P. Davies, and G. Hart, 169–79. Basingstoke, UK: Falmer Press, 1990.

Rushing, William A. *The AIDS Epidemic: Social Dimensions of an Infectious Disease*. Boulder, Colo.: Westview, 1995.

Shannon, Gary, Gerald Pyle, and Rashid Bashshur. *The Geography of AIDS: Origins and Course of an Epidemic*. New York: Guilford Press, 1991.

Shepard, Benjamin Heim. "Shifting Priorities in US AIDS Policy." In *The Global Politics of AIDS*, edited by P. G. Harris and P. D. Siplon, 171–99. Boulder, Colo.: Lynne Rienner, 2007.

Shilts, Randy. *And the Band Played On: Politics, People, and the AIDS Epidemic*. New York: St. Martin's Press, 1987.

Siplon, Patricia D., and Kristin M. Novotny. "Overcoming the Contradictions: Women, Autonomy, and AIDS in Tanzania." In *The Global Politics of AIDS*, edited by P. G. Harris and P. D. Siplon, 87–107. Boulder, Colo.: Lynne Rienner, 2007.

Smallman, Shawn. *The AIDS Pandemic in Latin America*. Chapel Hill: University of North Carolina Press, 2007.

Sontag, Susan. *AIDS and Its Metaphors*. New York: Picador/Farrar, Straus and Giroux, 1989.

Stillwaggon, Eileen. *AIDS and the Ecology of Poverty*. Oxford: Oxford University Press, 2006.

van der Vliet, Virginia. "South Africa Divided against AIDS: A Crisis of Leadership." In *AIDS and South Africa: The Social Expression of a Pandemic*, edited by K. D. Kauffman and D. L. Lindauer, 48–96. Basingstoke, UK: Palgrave Macmillan, 2004.

Van Niekerk, Anton A., and Loretta M. Kopelman, eds. *Ethics and AIDS in Africa: The Challenge to Our Thinking*. Walnut Creek, Calif.: Left Coast Press, 2006.

Vicziany, Marika. "The Political Economy of HIV/AIDS in India." In *The Global Politics of AIDS*, edited by P. G. Harris and P. D. Siplon, 109–36. Boulder, Colo.: Lynne Rienner, 2007.

Whiteside, Alan. "Poverty and HIV/AIDS in Africa." In *Global Health and Governance: HIV/AIDS*, edited by N. K. Poku and A. Whiteside, 123–42. Basingstoke, UK: Palgrave Macmillan, 2004.

Williams, Al Olufemi, ed. *AIDS: An African Perspective*. Boca Raton, Fla.: CRC Press, 1992.
Wilson, David, and Mariam Claeson. "Dynamics of the HIV Epidemic in South Asia." In *HIV and AIDS in South Asia: An Economic Development Risk*, edited by M. Haacker and M. Claeson, 3–40. Washington, D.C.: World Bank, 2009.
Worth, Dooley. "Minority Women and AIDS: Culture, Race, and Gender." In *Culture and AIDS*, edited by D. A. Feldman, 111–35. New York: Praeger, 1990.

索引

（页码为本书页边码）

图书在版编目（CIP）数据

瘟疫：历史上的传染病大流行 /（美）约翰·艾伯斯（John Aberth）著；徐依儿译. — 北京：中国工人出版社，2020.3

书名原文：*Plagues in World History*

ISBN 978-7-5008-7378-5

Ⅰ. ①瘟… Ⅱ. ①约… ②徐… Ⅲ. ①世界史 – 研究 Ⅳ. ①K107

中国版本图书馆CIP数据核字（2020）第038933号

著作权合同登记号：图字01-2020-1367

Published by agreement with the Rowman & Littlefield Publishing Group through the Chinese Connection Agency, a division of Beijing XinGuangCanLan ShuKan Distribution Company Ltd., a.k.a Sino-Star.

瘟疫：历史上的传染病大流行

出 版 人	王娇萍
责任编辑	邢 璐
责任印制	栾征宇
出版发行	中国工人出版社
地 址	北京市东城区鼓楼外大街45号 邮编：100120
网 址	http://www.wp-china.com
电 话	（010）62005043（总编室）（010）62005039（印制管理中心） （010）62004005（万川文化项目组）
发行热线	（010）62005996 82029051
经 销	各地书店
印 制	北京盛通印刷股份有限公司
开 本	880毫米×1230毫米 1/32
印 张	10.5
字 数	230千字
版 次	2020年10月第1版 2020年10月第1次印刷
定 价	58.00元